GW01402890

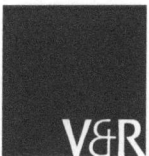

Schnittstellen

Studien zum östlichen und südöstlichen Europa

Herausgegeben von
Martin Schulze Wessel und Ulf Brunnbauer

Band 14

Maren Hachmeister

Selbstorganisation im Sozialismus

Das Rote Kreuz in Polen und
der Tschechoslowakei 1945–1989

Vandenhoeck & Ruprecht

Gedruckt mit freundlicher Unterstützung der *Graduiertenschule für Ost- und Südosteuropastudien* der Ludwig-Maximilians-Universität München.

Bibliografische Information der Deutschen Nationalbibliothek:
Die Deutsche Nationalbibliothek verzeichnet diese Publikation in
der Deutschen Nationalbibliografie; detaillierte bibliografische Daten
sind im Internet über http://dnb.de abrufbar.

© 2019, Vandenhoeck & Ruprecht GmbH & Co. KG, Theaterstraße 13, D-37073 Göttingen
Alle Rechte vorbehalten. Das Werk und seine Teile sind urheberrechtlich
geschützt. Jede Verwertung in anderen als den gesetzlich zugelassenen Fällen
bedarf der vorherigen schriftlichen Einwilligung des Verlages.

Umschlagabbildung: Entladen einer Hilfslieferung des Roten Kreuzes in Sopot
im Januar 1982 (Fotograf: Thierry Gassmann). ICRC Audiovisual Archives,
Bildnummer V-P-PL-D-00006-16.

Satz: textformart, Göttingen | www.text-form-art.de
Druck und Bindung: ⊕ Hubert & Co BuchPartner, Göttingen
Printed in the EU

Vandenhoeck & Ruprecht Verlage | www.vandenhoeck-ruprecht-verlage.com

ISSN 2566-6592
ISBN 978-3-525-31093-9

Inhalt

1. Einleitung

1.1 Fragestellungen und Methode

In dieser Arbeit frage ich nach Formen gesellschaftlicher Selbstorganisation im Staatssozialismus. Im Fokus der Betrachtung stehen Organisationen. Erstens sind Organisationen Merkmale moderner Gesellschaften. Ich betrachte sie als Instanzen von Koordination, Sozialisation und sozialer Kontrolle. Anhand der organisationalen Entwicklung meiner Beispiele lässt sich sozialer Wandel nachvollziehen. Zweitens prägen Organisationen den Alltag von Menschen. Auch im Staatssozialismus wirkten Organisationen entscheidend an der Gestaltung von Lebenswelten mit. Als »Werte-Erzieher« verliehen sie Eigenschaften wie z. B. Hilfsbereitschaft, Solidarität und Selbstbestimmung an Bedeutung. Drittens antworten Organisationen auf bestimmte gesellschaftliche Problemlagen, die nicht von Einzelpersonen bewältigt werden können.

Die interdisziplinäre Organisationsforschung behandelt Organisationen auch als Motoren des sozialen Wandels, da sie sich nachhaltig als Problemlöser in einer Gesellschaft etablieren können.[1] Organisationen definiert sie als »Von bestimmten Personen gegründetes, zur Verwirklichung von Zwecken planmäßig geschaffenes, hierarchisch verfasstes, mit Ressourcen ausgestattetes, relativ dauerhaftes und strukturiertes Aggregat (Kollektiv) arbeitsteilig interagierender Personen«[2]. Dabei verfüge eine Organisation »über wenigstens ein Entscheidungs- und Kontrollzentrum (…), welches die zur Erreichung des Organisationszweckes notwendige Kooperation zwischen den Akteuren steuert und dem als Aggregat Aktivitäten oder wenigstens Resultate zugerechnet werden können«[3]. Diese Definition trifft grundsätzlich auch auf Organisationen im Staatssozialismus zu.

Gegenstand dieser Arbeit sind zwei humanitäre Organisationen, die eine Kontinuität von der Zwischenkriegszeit (1918–1939) bis heute aufweisen und somit auch im Sozialismus tätig waren. Es handelt sich um die nationalen Rotkreuzgesellschaften Polens und der Tschechoslowakei, d. h. das Polnische Rote Kreuz (*Polski Czerwony Krzyż*, kurz: PCK) und das Tschechoslowakische Rote Kreuz (*Československý červený kříž*, kurz: ČSČK).

---

1 *Abraham*, Martin: Einführung in die Organisationssoziologie. Wiesbaden 2009, 11–31.
2 Ebd., 58–59.
3 Ebd.

In der Organisationsgeschichte von PCK und ČSČK lassen sich sowohl eigeninitiierte als auch staatlich initiierte Aktivitäten finden. Bei ihnen koexistierten institutionalisierte Netzwerke neben improvisierten und spontanen, ebenso wie landesweite neben lokalen Kampagnen und organisierte neben unorganisierten Aktivitäten. Beide Organisationen zeichneten sich im Zeitraum von 1945 bis 1989 durch ihren halbamtlichen Charakter aus. Sie waren staatliche Massenorganisationen und gleichzeitig Traditionsvereine, die der internationalen humanitären Rotkreuzbewegung angehörten. Sie verstanden sich dabei als zivilgesellschaftliche, humanitäre und apolitische Akteure. Solche Selbstzuschreibungen führten bei anderen Organisationen zur Liquidierung durch den Parteistaat. Die nationalen Rotkreuzgesellschaften PCK und ČSČK hingegen überlebten im Sozialismus. Aus diesem Grund hinterfrage ich sie in dieser Arbeit als Beispiele für zivilgesellschaftliche Strukturen im sozialistischen Staat.

In der Forschung zum Staatssozialismus werden sozialistische Massenorganisationen bisher nur selten unter dem Aspekt der Zivilgesellschaft betrachtet. Die klassische Definition von Ralf Dahrendorf und Jürgen Habermas, die Zivilgesellschaft als autonome und unabhängige Sphäre zwischen Staat, Markt und Familie beschreibt, greift hier deutlich zu kurz.[4] Marek Skovajsa schlägt daher eine breitere Definition vor, die auch institutionelle Vorgänger von Akteuren einschließt, die erst nach 1989 der klassischen (westlichen) Definition von Zivilgesellschaft entsprachen. Eine solche »Proto-Zivilgesellschaft« nimmt ausdrücklich staatliche Massenorganisationen in den Blick. Zudem eignet sie sich als deskriptiv-analytische Kategorie für ostmitteleuropäische Organisationen, die im 20. Jahrhundert Systemwechsel vom Kapitalismus zum Sozialismus und zurück erlebten.[5]

Einen vergleichbaren Ansatz vertritt Robert Paxton, der Zivilgesellschaft ebenfalls als normativen Maßstab zur Erforschung totalitärer Regime ablehnt. Er plädiert ausdrücklich dafür, die Kommunismusforschung über die Analyse intermediärer Organisationen (d. h. Organisationen zwischen Staat und Individuum) zu schärfen.[6] Hierauf aufbauend betrachte ich PCK und ČSČK als Organisationen, die nur teilweise staatlicher Kontrolle unterlagen und eine neutrale soziale Infrastruktur für die potentielle zukünftige Zivilgesellschaft repräsentierten.[7]

---

4 Siehe *Spieker,* Manfred: Katholische Kirche und Zivilgesellschaft in Osteuropa. Postkommunistische Transformationsprozesse in Polen, Tschechien, der Slowakei und Litauen. Paderborn 2003, 374.

5 *Skovajsa,* Marek: Independent and Broader Civil Society in East-Central European Democratizations. In: Taiwan Journal of Democracy 4 (2) 2008, 47–73.

6 *Paxton,* Robert: Der Faschismus in Europa. Wege der Forschung. München 2014, 38 f.

7 *Skovajsa:* Independent and Broader Civil Society in East-Central European Democratizations, 48.

Ich möchte in meiner Arbeit mit dem Begriff *Selbstorganisation* einen neuen Zugang für die Analyse zivilgesellschaftlicher Strukturen anbieten. Dieser Begriff hat folgende Vorteile: Erstens ist Selbstorganisation nicht so sehr an die westliche Vorstellung einer Bürgergesellschaft geknüpft. Im Gegensatz zur Zivilgesellschaft zielt Selbstorganisation also nicht per se auf demokratische Systeme ab. Organisationen, die zur Zeit des Staatssozialismus entstanden bzw. tätig waren, können so in die Betrachtung eingeschlossen werden. Zweitens erfasst der Begriff Selbstorganisation gleichermaßen formalisierte kollektive Aktivitäten (z. B. im Rahmen von Organisationen) und selbstorganisiertes Handeln einzelner Akteure (sog. *grassroots forms*[8]). Drittens ist der Begriff Selbstorganisation interdisziplinär anknüpfungsfähig. Selbstorganisation kann bereits mit einem intuitiven Begriffsverständnis interdisziplinär verwendet werden. Hinzu kommt ein Theoriekorpus, der vor allem aus den Naturwissenschaften, der Soziologie und der interdisziplinären Organisationsforschung stammt. Im Folgenden möchte ich kurz auf diese theoretischen Hintergründe eingehen.

Der Begriff Selbstorganisation stammt ursprünglich aus den Naturwissenschaften. Geprägt hat ihn der Physiker und Kybernetiker Heinz von Foerster, der 1959 einer spontanen Entstehung und Ausdifferenzierung von Ordnung innerhalb von Systemen auf den Grund ging. In Anlehnung an verschiedene naturwissenschaftliche Konzepte von Selbstorganisation unterscheidet er mit der Kybernetik drei Systemtypen: Physikalische Systeme, Funktionssysteme und Aktionssysteme.

Klaus Fuchs-Kittkowski charakterisiert physikalische Systeme als »nicht organisierte« und Funktionssysteme als »schon organisierte Systeme«.[9] Erstere seien nur technisch-kybernetische Systeme und zweitere nur lebende kybernetische Systeme. Bei ihnen setzt Fuchs-Kittkowski Information schon voraus. Aktionssysteme hingegen bezeichnet er als »sich selbst organisierende Systeme«, die Informationen und Werte zur Schaffung neuer Funktionen und zur Auseinandersetzung mit einer sich ständig verändernden Umwelt bilden können. Aktionssysteme können also eigene Werte und eigene Information generieren, indem sie auf ihre Umwelt reagieren – sie können sich selbst organisieren.[10]

---

8 Siehe *Brković*, Čarna: Introduction: Vernacular #Humanitarianisms, Thematic thread (25.09.2017). In: http://allegralaboratory.net/vernacular-humanitarianisms/ (letzter Aufruf: 28.05.2018).

9 *Fuchs-Kittkowski*, Klaus: Selbstorganisation und Gestaltung informationeller Systeme in sozialer Organisation. In: Ebeling, Werner: Selbstorganisation in Wissenschaft und Technik. Berlin 2009, 121–184.

10 *Fuchs-Kittkowski*: Selbstorganisation und Gestaltung informationeller Systeme in sozialer Organisation, 167.

Zwar gibt es im sozialwissenschaftlichen Sinne keine Theorie der »sich selbst organisierenden Systeme«. Trotzdem hat sich der Begriff inzwischen in Soziologie, Sozialpsychologie, Pädagogik oder beispielsweise in der Organisationsentwicklung etabliert.[11]

Selbstorganisation ist zunächst eine Kategorie, die eine dichotome Unterscheidung von Selbst- und Fremdorganisation suggeriert. Darüber hinaus erklärt der Begriff aber auch Phänomene spontaner Ordnung. In der Biochemie zeigt beispielsweise die sogenannte *Belousov-Zhabotinsky-Reaktion* das »spontane Entstehen von Strukturen« und das »spontane Entstehen von unterscheidbaren Zuständen«. Natürlich vernachlässigen solche naturwissenschaftlichen Konzepte die »menschlichen Faktoren«, welche für die Betrachtung von Organisationen wie PCK und ČSČK essentiell sind. Allerdings ermöglicht ein derart weit gefasster Begriff von Selbstorganisation auch Überlegungen dazu, welches »Selbst« sich organisiert bzw. organisiert wird und was genau unter einer Organisation zu verstehen ist.[12]

PCK und ČSČK betrachte ich in dieser Arbeit als vom Menschen ins Leben gerufene Organisationen. Im Sinne der soziologischen Systemtheorie von Niklas Luhmann sind sie somit *soziale Systeme*. Die Begriffe *Aktionssystem*, *soziales System* und *soziale Organisation* überlagern sich hier. Für Luhmann sind soziale Systeme von einer Umwelt umgeben, mit der sie in Verbindung stehen. Hauptaufgabe des Systems ist die Komplexitätsreduktion zum Zwecke der Erschaffung neuer innerer Komplexität (z. B. Funktionen, Strukturen). Dieser evolutionäre Vorgang ermögliche innerhalb des Systems eine gewisse Ordnung. Ordnung sei hier als höhere Komplexität zu verstehen, die erst aus der vorangegangenen Komplexitätsreduktion hervorgehe. Die Besonderheit bei Luhman besteht darin, dass soziale Systeme für ihn zudem aus Kommunikation und nicht wie in anderen Systemtheorien lediglich aus menschlichen Individuen bestehen. Individuen aus PCK und ČSČK konnten die Grenzen ihres sozialen Systems demnach mittels Kommunikation in der Gemeinschaft und Partizipation am sozialen Prozess auch überwinden.[13]

PCK und ČSČK waren demzufolge soziale Systeme, die auf innerer sowie äußerer Komplexität aufbauten. Sie generierten neue Strukturen, Funktionen, Informationen und Werte im Zusammenspiel von Individuum, Organisation und Umwelt. Die Fähigkeit von PCK und ČSČK zur Selbstorganisation erklärt ihre außerordentliche Anpassungsfähigkeit, aber auch ihre Tendenz, spontan neue Räume und Aufgaben für sich zu erschließen. Input für ihre

---

11 *Bolbrügge*, Gisela: Selbstorganisation und Steuerbarkeit sozialer Systeme. Weinheim 1997, 11.

12 Ebd.

13 *Fuchs-Kittkowski*: Selbstorganisation und Gestaltung informationeller Systeme in sozialer Organisation, 167.

Selbstorganisation erhielten die Organisationen aus ihrer Umwelt, wobei jedoch die herbeigeführte Veränderung aus ihrer inneren Komplexität heraus
entstand. Weiterführend erklärt die Organisationssoziologie, warum solche komple-
xen sozialen Systeme überhaupt in einer Gesellschaft entstehen und warum
sie überleben. Sie richtet den Blick auf die Beziehungen zwischen Organisation
und Individuum sowie auf organisationsinterne Beziehungen. Der Begriff
Selbstorganisation lässt sich mit diesen Überlegungen gut verbinden. Laut
Gregory Bateson ergibt sich Selbstorganisation beispielsweise daraus, dass
»Menschen sich Gedanken über ihr Handeln machen und Situationen unterschiedlich deuten«[14]. Dies aufgreifend erläutert auch Gisela Bolbrügge, dass
soziale Systeme selbstorganisiert sind, »weil die einzelnen Systemmitglieder
aufgrund von unterschiedlichen subjektiven Deutungen handeln. Während
die Handlungen für alle anderen Systemmitglieder beobachtbar sind, sind die
subjektiven Deutungen für die anderen Systemmitglieder nicht so einfach zugänglich. Deshalb sind die Handlungen anderer nicht prognostizierbar oder
›rational erklärbar‹.«[15]. Selbstorganisation sei somit das »Entstehen von Ordnung aufgrund des Verhaltens und Zusammenwirkens von Menschen ohne
planmäßiges Erlassen von Regeln durch damit beauftragte Instanzen«[16]. Die
organisationalen Beziehungen und das individuelle Handeln in der jeweiligen
Umwelt beeinflussten folglich, dass PCK und ČSČK entstanden und dass sie
im sozialistischen Staat überlebten. Trotz akribischer sozialistischer Voraus-
planung müsste bei PCK und ČSČK also Selbstorganisation, d. h. »nicht prog-
nostizierbare Ordnung« zu beobachten sein.

Bolbrügge nennt an dieser Stelle *Militärparade* und *Fußballspiel* als Beispiele. Während die Militärparade von oben gelenkt würde, sei das Fußballspiel – trotz einer gewissen Autorität des Trainers am Spielfeldrand – ein klas-
sisches Beispiel für Selbstorganisation.[17] Diese Arbeit soll ermitteln, inwiefern
PCK und ČSČK Akteure auf dem Spielfeld waren, während der Staat nur vom
Spielfeldrand aus zusah.

In PCK und ČSČK gab es zwar hierarchische Strukturen, die eine Lenkung
von oben ermöglichten. Dennoch arbeiteten Mitglieder dieser Organisationen
zumeist inhaltlich und projektbezogen. Die ehrenamtliche Blutspende, die
aus dem Zweiten Weltkrieg noch mit sehr militärisch geprägten Strukturen
hervorging, ist hierfür ein gutes Beispiel. Außerdem entwickelte sich in beiden
Organisationen eine umfangreiche soziale und gemeinwohlorientierte Tätigkeit, die an lokale Bedürfnisse und lokal begrenztes individuelles Engagement

---

14 Zitiert nach *Bolbrügge*: Selbstorganisation und Steuerbarkeit sozialer Systeme, 12.
15 Ebd., 87.
16 Ebd., 65.
17 Ebd., 64 f.

geknüpft war (z. B. Ferienlager für Kinder, Spendensammlungen, Lotterien etc.). In dieser Hinsicht handelte es sich bei Mitgliedern von PCK und ČSČK eindeutig um Menschen, die ihre soziale Umwelt deuteten und im Zusammenwirken mit anderen Menschen selbstorganisiert handelten.

Im Gegensatz zu diesen selbstorganisierten Tätigkeiten gab es in PCK und ČSČK auch Bereiche, in denen die organisationseigenen Hierarchien von oben nach unten steuerten. Im harmloseren Fall geschah dies zur Verbreitung von Informationen, wie etwa medizinischen Erkenntnissen, Leitlinien für die Erste Hilfe oder Hygienevorschriften für die Blutspende. Zur Zeit des Kriegsrechts in der Volksrepublik Polen und zur Zeit der Normalisierung in der Tschechoslowakei waren es jedoch nicht mehr nur die Organisationen selbst, die diese Steuerungskanäle nutzten. Gelegentlich lenkten hier auch die Kommunistischen Parteien. In diesem Zusammenhang ist zwar nicht von einer völligen Fremdorganisation zu sprechen, allerdings kann auch nicht mehr von Selbstbestimmung die Rede sein. Der Begriff Selbstorganisation ermöglicht hier auf den verschiedenen räumlichen Ebenen trotzdem eine Deutung.

Für diese Arbeit definiere ich Selbstorganisation als solche Tätigkeiten, die typischerweise autonom vom Staat stattfanden, gleichzeitig aber materiell oder ideell vom Staat flankiert werden konnten. Dabei erforderten diese Tätigkeiten ein hohes Maß an Eigeninitiative der Akteure. Tätigkeiten müssen hierbei als Abläufe aus vielen Einzelschritten betrachtet werden, z. B. Erkennen von Nachfrage, Konzeption, Planung, Finanzierung, Durchführung, Dokumentation usw. Solange der Staat nicht alle diese einzelnen Schritte übernahm, blieb Potential für Selbstorganisation. Ich gehe davon aus, dass die rechtliche und organisatorische Selbstständigkeit von PCK oder ČSČK erst dann erheblich eingeschränkt war, wenn wesentliche Entscheidungen der Organisation außerhalb der Organisation getroffen wurden.[18] Selbstorganisation vollzog sich somit im Rahmen von inhaltlichen, zeitlichen oder räumlichen Grenzen, die die Akteure im Einzelfall anpassten.

Unter Nicht-Selbstorganisation verstehe ich im Umkehrschluss alle fremdorganisierten Tätigkeiten, die auf alleinige Initiative oder Anweisung des Staates erfolgten, die ausschließlich staatliche Träger umsetzten und dokumentierten und die ausdrücklich nur die Ziele des Staates verwirklichten.

Die Bedingungen für Selbstorganisation wandelten sich im Zeitraum von 1945 bis 1989 in beiden Ländern. Bei PCK und ČSČK zeigte sich dies zum einen daran, dass sie sich entlang politischer Rahmenbedingungen entwickelten. Zum anderen lässt sich dieser Wandel auch an ihrer individuellen Organisationsentwicklung nachvollziehen.

Ziel dieser Arbeit ist es daher, Phasen der Selbstorganisation bei PCK und ČSČK zu identifizieren und gegenüber Phasen der parteistaatlichen Durch-

---

18 Vgl. *Abraham*: Einführung in die Organisationssoziologie, 27.

dringung abzugrenzen. Da die nationalen Rotkreuzgesellschaften eine hierarchische Struktur hatten, vermute ich zudem unterschiedliche Qualitäten von Selbstorganisation auf den verschiedenen räumlichen Ebenen. Aus diesem Grund versuche ich neben den *Phasen der Selbstorganisation* auch *Orte der Selbstorganisation* zu bestimmen.

Als Methode wähle ich in dieser Arbeit den historischen Vergleich. Zum einen ermöglicht mir ein Vergleich die nationalen Rotkreuzgesellschaften als Teilaspekte der polnischen und tschechoslowakischen Gesellschaft gegenüberzustellen. Dabei geht es zunächst darum, Gemeinsamkeiten und Unterschiede im Zeitraum von 1945 bis 1989 zu ermitteln. Ich nehme an, dass PCK und ČSČK nach Ende des Zweiten Weltkriegs ihre Arbeit zunächst unter ähnlichen Bedingungen aufnahmen, anschließend aber im sozialistischen Staat unterschiedliche Entwicklungswege einschlugen. Ich behandle diese Entwicklungswege als Indikatoren für Selbstorganisation, weil sie zeigen, dass es für diese beiden Organisationen keine vorgefertigten oder planbaren Strategien gab. Vielmehr entwickelten sie sich in Auseinandersetzung mit ihrer Umgebung. Einerseits könnte sich dies in Aushandlungsprozessen mit dem Staat bzw. staatlichen Behörden geäußert haben. Andererseits könnten auch Initiativen aus dem Inneren der Organisationen entstanden sein, ohne dass der Staat von außen auf sie einwirkte.

In meiner Arbeit gehe ich von einem Vorhandensein von Selbstorganisation im Sozialismus aus, wobei ich unterschiedliche Intensitäten und Qualitäten mitberücksichtige. Ich erwarte für die unterschiedliche Qualität sowie die zeitliche oder räumliche Verbreitung von Selbstorganisation folgende Ursachen: 1. Die Traditionsbindung von PCK und ČSČK: Beide Organisationen etablierten sich, indem sie sich auf Erfahrungen und bereits erprobte Abläufe verließen. Es gelang ihnen, frühere Erfahrungen mit Selbstorganisation in die sozialistische Zeit zu tradieren. 2. Die dringende Notwendigkeit der Leistungen von PCK und ČSČK: Beide Organisationen verfügten über Personal, Ressourcen und Know-how, das nach Kriegsende dringend benötigt wurde. Der Staat begrüßte ihre Tätigkeiten in den Bereichen Gesundheit und Sozialfürsorge und integrierte sie in die staatlichen Fürsorgestrategien. Beide Organisationen erschlossen sich auf Grundlage dieses Arrangements Räume für selbstorganisiertes Handeln. 3. Der Prestigefaktor: PCK und ČSČK genossen großen Rückhalt in der Öffentlichkeit. Darüber hinaus gehörten sie der internationalen Rotkreuzbewegung an. Das Internationale Komitee vom Roten Kreuz (IKRK) konnte ihnen gegenüber den Kommunistischen Parteien den Rücken decken. Außerdem nutzten die Kommunistischen Parteien selbst ihre nationalen Rotkreuzgesellschaften als Symbole für Fortschrittlichkeit und Modernität. 4. Der vermeintlich apolitische Charakter von PCK und ČSČK: In ihren Selbstdarstellungen betonten beide Organisationen stets, dass ihre Arbeit humanitär und apolitisch sei. Hieraus könnten sich Potentiale für Selbstorganisation ergeben haben. Aus diesem Grund ist besonders ein Vergleich von humanitären Organisationen im Staatssozialismus interessant.

Meine Arbeit gliedere ich nicht primär chronologisch, sondern thematisch. Anhand von vier Tätigkeitsbereichen von PCK und ČSČK möchte ich auf diese Weise Selbstorganisation als Teil ihrer Organisationsentwicklung untersuchen. Um somit die Zusammenhänge von Selbstorganisation, staatlicher Durchdringung und organisationaler Entwicklung zu beleuchten, habe ich folgende vier Themen ausgewählt: Suchdienste, Blutspende, Jugend und Eliten.

Die Suchdienste eignen sich als Beispiele für Selbstorganisation, weil PCK und ČSČK diese eigenverantwortlich und zunächst ohne materielle oder personelle Unterstützung ihrer Staaten einrichteten. Die Suchbüros beider Organisationen spielten eine wichtige Rolle bei den Repatriierungen von Kriegsgefangenen und sogenannten *Displaced Persons* nach 1945. In diesem Kapitel hinterfrage ich, inwiefern es sich hierbei um institutionalisierte Aktivitäten handelte, auf die der sozialistische Staat angewiesen war, und inwiefern diese Aktivitäten vom freiwilligen Engagement der Organisationen abhingen.

Anschließend stelle ich die ehrenamtliche Blutspende als ein weiteres Beispiel für Selbstorganisation vor, dessen Erfolgsgeschichte in meinem Untersuchungszeitraum begann. Die nationalen Rotkreuzgesellschaften PCK und ČSČK betonten bei der Blutspende vor allem Aspekte wie Freiwilligkeit und Unentgeltlichkeit, obwohl sie zum Teil umfangreiche materielle Unterstützung vom Staat erhielten. In diesem Kapitel blicke ich deshalb auf die ideelle Kompatibilität des *sozialistischen neuen Menschen* mit dem Konzept der Rotkreuzbewegung, das ich als den *Rotkreuzmenschen* bezeichnen werde. Meine These dazu ist, dass der sozialistische Staat auf die Kenntnisse und Netzwerke der beiden Organisationen allenfalls rhetorischen Einfluss nehmen konnte und die Blutspende ein hohes Maß an Selbstorganisation erforderte.

In meinem dritten thematischen Zugang widme ich mich der Rotkreuzjugend. Sozialistische Erziehung spielte in den Plänen aller sozialen Akteure eine große Rolle. PCK und ČSČK verfolgten mit ihrer Jugendarbeit aber nur teilweise die für diese Zeit typische Massenmobilisierung. Darüber hinaus wollten sie Jugendliche zu disziplinierten, gesunden, hilfsbereiten und eigenständigen Mitmenschen erziehen. Dafür gingen sie diverse Arrangements mit dem Staat ein, der im Bereich Jugend ein starkes eigenes Interesse hatte. Dieses Kapitel soll diese Arrangements nachzeichnen und feststellen, wie schmal der Grat zwischen Selbstorganisation und staatlicher Durchdringung für PCK und ČSČK hier zur Zeit des Staatssozialismus war. Da in der Regel die Hälfte aller Mitglieder in beiden Organisationen Jugendliche waren, erhoffe ich mir von diesem Kapitel auch allgemeine Aussagen über die Reichweite ihrer selbstorganisierten Aktivitäten.

Abschließend thematisiere ich Rotkreuzeliten, d. h. Personen in Leitungspositionen von PCK und ČSČK. Beide Organisationen halte ich dabei weniger für Beispiele des Elitenwandels, sondern eher für Beispiele der Elitenkontinuität. Das Kapitel soll verdeutlichen, dass der Staat in beiden Fällen keinen Elitenwandel erzwang und die Organisationen selbst auf Elitenkontinuität setzten. Ein Blick auf die Führungsetagen kann zudem Kommunikationswege zwischen den Organisationen und dem Staat veranschaulichen und (gegenseitige) Abhängigkeiten aufdecken. Meine These zu diesem Kapitel ist, dass Eliten ein Beispiel für Selbstorganisation sein konnten, solange sie in PCK und ČSČK nicht nur »von oben« gesteuert wurden, sondern auch über die Vorgaben ihrer jeweiligen Zentrale hinaus aktiv waren.

Die vier thematischen Bezüge dienen als Grundlage meines historischen Vergleichs. Anhand der Themen kann ich zum einen nachvollziehen, auf welchem Wege sich bestimmte Dienste der nationalen Rotkreuzgesellschaften (z. B. Suchdienste, Blutspende, Jugendarbeit) im Sozialismus institutionalisierten. Zum anderen offenbart der thematische Zugriff, auf wessen Initiative hin PCK und ČSČK solche Dienste anboten. Für die Erforschung von Selbstorganisation halte ich diese Vorgehensweise für besonders sinnvoll, weil ich damit das System staatlicher Massenorganisationen als reines »top-down-design« hinterfragen und nach Gelegenheiten der »bottom-up«-Verwirklichung suchen kann.

Mit dem Vergleich möchte ich am Schluss dieser Arbeit folgende Fragen beantworten: 1. Warum überlebten PCK und ČSČK im Staatssozialismus? 2. Welche gemeinsamen (bzw. unterschiedlichen) Strategien, Zeitpunkte und Standorte lassen sich für ihre Selbstorganisation identifizieren? 3. Wann und wo begrenzte (oder begünstigte) der sozialistische Staat die Selbstorganisation dieser Organisationen? 4. Stehen PCK und ČSČK exemplarisch für eine regionalspezifische Selbstorganisation im Sozialismus, die auch auf andere Organisationen zutrifft?

Vor dem Hintergrund der Aufstände von 1956 in Polen und Ungarn, sowie dem Prager Frühling im August 1968, sind Formen der Selbstorganisation besonders aussagekräftig. Sie geben Aufschluss über soziale Akteure, die sich nicht für Exil oder Untergrund entschieden, sich nicht dem sozialistischen Staat ergaben, sondern sich unter schwierigen politischen Bedingungen Handlungsfähigkeit bewahrten. Sollte sich im Rahmen dieser Arbeit herausstellen, dass PCK und ČSČK als Beispiele für Selbstorganisation im Sozialismus betrachtet werden können, so ist anzunehmen, dass sie beispielhaft für ein größeres Spektrum selbstorganisierter Bemühungen in der Region Ostmitteleuropa stehen.

Die Quellen dieser Arbeit sind vor allem Berichte, Protokolle und Tabellen aus den Archivbeständen zu den beiden nationalen Rotkreuzgesellschaften. Archivbestände zum PCK befinden sich im *Archiwum Akt Nowych* in Warschau und im polnischen Nationalarchiv (*Archiwum Narodowy*) in Krakau. Der Hauptbestand zum ČSČK befindet sich im tschechischen Nationalarchiv in Prag (*Národní archiv v Praze*). Ferner verwende ich in dieser Arbeit Korrespondenzen von PCK und ČSČK mit den Gesundheits- und Bildungsministerien sowie Briefwechsel mit Privatpersonen. Für die Städtebeispiele habe ich zudem Material im Stadtarchiv Pilsen (*Archiv města Plzně*) und im Archiv des Masaryk-Instituts und der Akademie der Wissenschaften in Prag (*Masarykův ústav a Archiv Akademie věd České republiky*) eingesehen. Quellen zu den Suchdiensten von PCK und ČSČK habe ich hauptsächlich aus den Unterlagen des International Tracing Service (ITS) in Bad Arolsen bezogen. Bei der Darstellung internationaler Kontakte, z. B. mit dem Internationalen Komitee vom Roten Kreuz (IKRK) in Genf, habe ich außerdem Fotomaterial aus den Audiovisual Archives des IKRK herangezogen. Des Weiteren ergibt sich ein Teil der Quellen aus der umfangreichen eigenen Publikationstätigkeit der beiden Organisationen in meinem Untersuchungszeitraum.

1.2 Organisationsgeschichte bei PCK und ČSČK

Das Rote Kreuz zählt weltweit zu den Hauptakteuren des humanitären Systems. Auch in Ostmitteleuropa haben die nationalen Rotkreuzgesellschaften Polski Czerwony Krzyż (PCK) und Československý červený kříž (ČSČK) – heute Český červený kříž (ČČK) und Slovenský červený kríž (SČK) – eine bedeutende Tradition. Zora Mintalová, Gründerin und von 2002 bis 2009 Direktorin des Rotkreuzmuseums in Martin, beschreibt das Rote Kreuz als größte und älteste gemeinnützige freiwillige humanitäre Gesellschaft in der Slowakei.[19] Czesław Janik, Vorsitzender der polnischen Menschenrechtsorganisation Stowarzyszenia Neutrum[20] in Warschau, bezeichnet das PCK als älteste humanitäre Organisation in Polen.[21]

   PCK und ČSČK sind stark verwurzelt in der Zwischenkriegszeit, d. h. der Zeit der staatlichen Unabhängigkeit Polens und der Tschechoslowakei. Ihnen gingen diverse karitative und humanitäre Vorgängervereine voraus, die z. T. schon seit Mitte des 19. Jahrhunderts aktiv waren. Für das ČSČK waren dies der Hilfsverein *Vlastenecký pomocný spolek pro království české* (seit 1868)[22], der

---

19 Siehe *Mintalová*, Zora: Červený kríž na Slovensku v rokoch 1939–1947. Martin, Bratislava 2005, 7.
20 Siehe *Janik*, Czesław: Stowarzyszenie Neutrum: kim jesteśmy i co robimy?. In: http://www.racjonalista.pl/kk.php/s,2700 (letzter Aufruf: 30.05.2018).
21 Vgl. *Janik*, Czesław: Metody prowadzenia działań na rzecz potrzebujących. In: *Szyszkowska*, Maria: Polska bez Polskiego Czerwonego Krzyża?!. Warszawa 2011, 23–42, hier 24.
22 *Švejnoha*, Josef: Červený kříž a Červený půlměsíc, 3., aktualiz. vyd., Český červený kříž. Praha 2006, 9.

Teil der österreichischen Rotkreuzgesellschaft war[23], sowie auf dem Gebiet der Slowakei die ungarische Rotkreuzgesellschaft.[24] Unter dem Namen *Spoločnosť Červeného kríža krajín Svätej maďarskej koruny* arbeiteten dort Einheiten des Ungarischen Roten Kreuzes von 1881 bis 1918. Diese bauten auf Strukturen des Frauenvereins *Ústredný pomocný ženský spolok* auf, der 1878 seine Tätigkeit aufnahm.[25] Das PCK benennt als Vorgänger im 19. Jahrhundert die Hilfsvereine *Komitet Opiekuńczy* (1830 bis 1831), *Związek Dobroczynności Patriotycznej Kobiet* (1831 bis 1832) sowie *Dyrekcja Opieki nad Rodziną* (ab 1848). Außerdem gab es in den von der Habsburgermonarchie besetzten polnischen Gebieten die Rotkreuzgesellschaft *Krajowe Stowarzyszenie Mężczyzn i Dam Czerwonego Krzyża w Galicji*. Unmittelbarer Vorgänger des PCK war letztlich die Organisation *Samarytanin Polski* (seit 1912).[26]

PCK und ČSČK schreiben ihre Geschichte heute als erfolgreiche organisationale Kontinuität, die den Zweiten Weltkrieg und den Staatssozialismus überdauerte. Der polnische Lokalhistoriker und Journalist Marek Szołtysek ist sogar der Meinung, das Rote Kreuz gehöre zu den wenigen Organisationen, die aus den »schweren kommunistischen Zeiten« ohne »Gesichtsverlust« herauskommen konnten.[27] Trotzdem markieren die Jahre 1945 bis 1989 bisher eine auffällige Leerstelle in der Forschung.

In der Literatur zur Geschichte des Roten Kreuzes gibt es einige erklärungsbedürftige Besonderheiten. Erstens ist ein Großteil der wissenschaftlichen Literatur *über* das Rote Kreuz gleichzeitig auch Literatur *vom* Roten Kreuz. Autoren wie Zdzisław Abramek (für das PCK), Josef Švejnoha (für das ČČK) oder Ján Junas und Zora Mintalová (für das SČK) dokumentieren aus emischer Sicht die Geschichte ihrer Organisation. Sie orientieren sich dabei an national bedeutenden Ereignissen und Umbrüchen. Für Abramek sind beispielsweise die deutsche Besatzung und der Warschauer Aufstand entscheidend, während Švejnoha, Junas und Mintalová die Gründungsgeschichte der Zwischenkriegszeit stärker akzentuieren.

---

23 *o. A.*: Vznik ČSČK a co mu předcházelo. In: http://www.cervenykriz.eu/cz/historievznik. aspx (letzter Aufruf: 30.05.2018).

24 Siehe *o. A.*: Slovenský Červený Kríž: Červený kríž a Červený polmesiac – Portrét medzinárodného hnutia. In: http://svidnik.redcross.sk/content/files/file-1471322794-57b29aaa 2c4cf.pdf (letzter Aufruf: 30.05.2018).

25 *Mintalová*, Zora: Červený kríž na Slovensku – významná súčasť Medzinárodného hnutia Červeného kríža a Červeného polmesiaca v medzivojnovom období. Múzeum SČK Martin 2006, 2–5. In: http://www.akademickyrepozitar.sk/sk/repozitar/Historia-cerveneho-kriza.pdf (letzter Aufruf: 30.05.2018).

26 *o. A.*: Rys historyczny. Powstanie Polskiego Czerwonego Krzyża. In: http://www.pck. szczecin.pl/index.php/rys-historyczny-pck (letzter Aufruf: 30.05.2018).

27 *Szołtyszek*, Marek: 80 lat Polskiego Czerwonego Krzyża. Rybnik 1919–1999. Rybnik 1999, 35.

Diese organisationseigenen Autoren deuten die Geschichte von PCK und ČSČK oft im Zusammenhang mit der Erfahrung staatlicher Unabhängigkeit und Demokratie, die ihre beiden Länder in der Zwischenkriegszeit (1918 bis 1939) erlebten. Zunächst einmal ist diese Deutung ein übliches Phänomen antikommunistischer Geschichtspolitik: In Tschechien wurde die Erste Republik »als zentraler Bezugspunkt einer demokratischen Tradition nach 1989 (…) ›wiederentdeckt‹ (…)«, um »über positive historische Bezüge neue Identifikationsangebote zu schaffen«[28]. In Polen erlitten die Kommunisten im »Krieg um die Erinnerung« eine Niederlage, da es ihnen nicht gelang »(…) ein ausschließlich negatives Bild der polnischen Staatlichkeit der Zeit vor dem Zweiten Weltkrieg zu festigen«[29]. Seit 1989 steht daher wieder der 11. November (11.11.1918) – zum Gedenken an die polnische Unabhängigkeitserklärung und die Wiedererstehung der Republik – als Nationalfeiertag im Kalender polnischer Feiertage. Dass das Rote Kreuz die Zwischenkriegszeit als Bezugspunkt für die eigene Organisationsentwicklung nutzt, ist kaum verwunderlich, zumal sich PCK und ČSČK in genau diesem Zeitraum als nationale Rotkreuzgesellschaften etablierten. Allerdings täuscht diese Rückbesinnung auf die Zwischenkriegszeit auch über eine mangelnde Auseinandersetzung mit der sozialistischen Vergangenheit hinweg.

Die nationalen Rotkreuzgesellschaften – übrigens nicht nur die ostmitteleuropäischen, sondern beispielsweise auch das Deutsche Rote Kreuz (DRK) – konzentrieren sich darauf, ihre Organisationsentwicklung im Rahmen der internationalen humanitären Rotkreuzbewegung zu verorten. Hier überschneiden sich in der Forschung dann auch die emischen mit den etischen Darstellungen. Übereinstimmend wird die internationale Rotkreuz- und Rothalbmondbewegung neben Regierungen, den Vereinten Nationen und humanitären Nichtregierungsorganisationen als ein Hauptakteur humanitärer Hilfe gewürdigt. Politikwissenschaftler leiten die Stellung des Roten Kreuzes aus der allgemeinen Bedeutung nicht-staatlicher Organisationen ab. Regierungen nutzen ihres Erachtens nicht-staatliche humanitäre Hilfsorganisationen, »(…) um die humanitäre Hilfe zu den Empfängern zu bringen. Gründe dafür sind zum einen die bessere Kenntnis und Anbindung dieser Organisationen an die lokalen Gegebenheiten. Zum anderen können die Hilfsorganisationen aufgrund ihres unabhängigen Status den Zugang zu den Hilfebedürftigen und die Einhaltung der humanitären Prinzipien besser gewährleisten als staatliche Institutionen (…)«[30]. Humanitäre Hilfe sei dabei geleitet von den Prinzipien

---

28 *Brenner,* Christiane: Das »totalitäre Zeitalter«? Demokratie und Diktatur in Tschechiens Erinnerungspolitik. In: Osteuropa, 6/2008, 103–116, hier 104.
29 *Ruchniewicz,* Krzysztof: Die polnische Geschichtspolitik nach 1989. In: polen-analysen, 20/07, 2–8, hier 3. In: http://www.laender-analysen.de/polen/pdf/PolenAnalysen20.pdf (letzter Aufruf: 30.05.2018).
30 *Lieser,* Jürgen: Handbuch Humanitäre Hilfe. Berlin 2013, 20.

Menschlichkeit, Unparteilichkeit, Neutralität und Unabhängigkeit. Sie richte sich an Menschen in Notlagen, »(...) unabhängig von ihrer ethnischen, religiösen und politischen Zugehörigkeit und allein nach dem Maß ihrer Not«[31]. Dies entspricht den Grundsätzen des Roten Kreuzes. Im Jahr 1965 verabschiedete das *Internationale Komitee vom Roten Kreuz* (IKRK) folgende Rotkreuzgrundsätze: Menschlichkeit, Unparteilichkeit, Neutralität, Unabhängigkeit, Freiwilligkeit, Einheit und Universalität.[32] In allen einschlägigen Veröffentlichungen von PCK, ČČK und SČK werden diese Grundsätze genannt. Neben diesen Grundsätzen verwendet die Rotkreuzbewegung zwei Mottos, erstens *inter arma caritas* (wörtlich: Inmitten der Waffen Menschlichkeit) und zweitens *per humanitatem ad pacem* (wörtlich: Durch Menschlichkeit zum Frieden).[33] Das zweite Motto beschloss die 26. Versammlung der *Liga der Rotkreuz- und Rothalbmondbewegung* 1961 in Prag. Dass der Vorschlag für dieses Motto vom ČSČK kam, ist ein Detail, das heute lediglich Josef Švejnoha erwähnt.[34] Er zählt die Versammlung in Prag noch aus einem weiteren Grund zu den wichtigen »internationalen Aktionen des Roten Kreuzes auf dem Gebiet der Tschechischen Republik«. Das höchste Organ der *Liga der Rotkreuz- und Rothalbmondbewegung* habe dort ein Programm zur organisationalen Entwicklung (*Program rozvoje Červeného kříže*) vorbereitet, das zwei Jahre später offiziell verabschiedet wurde.[35]

Statt weiter zu fragen, welche Rolle humanitäre Organisationen wie PCK und ČSČK in bestimmten historischen Kontexten übernehmen konnten und welche Handlungsmöglichkeiten sich ihnen dabei boten, begnügen sich die besagten Autoren mit einer deskriptiven Darstellung. In der gegenwärtigen historischen Forschung könnte das Rote Kreuz dagegen untersucht werden als »(...) ein wichtiger politischer Akteur mit historischer Tiefe, der weder unabhängig von Staat, Wirtschaft oder privaten Netzwerken agierte, noch eine homogene Einheit bildete, sondern eingebettet in soziale und politische Kontexte eigene Merkmale und Bedeutungszusammenhänge produzierte«[36].

Die organisationseigenen Autoren argumentieren überwiegend mit der langen Tradition der internationalen Rotkreuzbewegung. Ausgehend vom Gründungsvater des Roten Kreuzes, dem Schweizer Henry Dunant, reflektieren sie

---

31 Ebd., 13.
32 *Hüdepohl*, Astrid: Organisationen der Wohlfahrtspflege. Eine ökonomische Analyse ausgewählter nationaler und internationaler Institutionen. Berlin 1996, 159.
33 Siehe *ČČK Usti nad Orlici*: Znaky, principy a hesla ČK a ČP. In: http://www.cckuo.cz/principy.htm (letzter Aufruf 30.05.2018).
34 *Švejnoha*, Josef: Červený kříž a červený půlměsíc. Z dostupných pramenů zapracoval Mgr. Josef Švejnoha, vyd. Český Červený Kříž. Praha 2006, 42.
35 Ebd.
36 *Kemper*, Claudia: Organisation als Kommunikation und soziale Praxis: Zur Historisierung von Nichtregierungsorganisationen. Halle (Saale) 2016, 7.

die jeweiligen nationalen Gründungsnarrative. Henry Dunant war am 24. Juni 1859 Zeuge der Schlacht von Solferino, bei der »(...) Zehntausende Verletzte und Sterbende« unversorgt auf dem Schlachtfeld zurückblieben. Mit einem Appell an die Menschlichkeit gab er schließlich den Anstoß zur »wohl größten gesellschaftlichen Massenbewegung der Geschichte (Rotkreuzbewegung) und zum wohl umfangreichsten (...) Kodifikationsvorhaben der Rechtsgeschichte (Humanitäres Völkerrecht)«[37]. Im humanitären System nimmt das Rote Kreuz seither eine wichtige Position ein. Zahlreiche Veröffentlichungen behandeln daher das Rote Kreuz als internationalen Akteur. Beispiele hierfür sind Josef Švejnoha mit *Červený kříž a Červený půlměsíc* (Praha 2006) und *Historie Mezinárodního Červeného kříže* (2008) oder das Slowakische Rote Kreuz mit *Červený kríž a Červený polmesiac – Portrét medzinárodného hnutia*[38]. Deutsche Beispiele sind Rudolf Seiters mit *Die Internationale Rotkreuz- und Rothalbmond-Bewegung als globaler Akteur* (Zeitschrift für Außen- und Sicherheitspolitik, 5/2012), Ralf Vollmuth mit einem Tagungsband des Wehrmedizinischen Symposiums von 2009 mit dem Titel *150 Jahre Schlacht bei Solferino* oder Daniel-Erasmus Khan mit *Das Rote Kreuz – Geschichte einer humanitären Weltbewegung* (München 2013). Laut Daniel-Erasmus Khan, der von 2010 bis 2015 Vorstandsmitglied des *Bayrischen Roten Kreuzes* (BRK) war, ist das Symbol des Roten Kreuzes weltweit ein »wertvolles Markenzeichen auf dem Wohlfahrtsmarkt«, wobei das Selbstverständnis nationaler Rotkreuzgesellschaften ein breites Spektrum von Aufgaben im Wohlfahrtsbereich, im Bereich der Katastrophenhilfe und in der Entwicklungszusammenarbeit umfasst.[39] Dies trifft auch auf die nationalen Rotkreuzgesellschaften in Polen, Tschechien und der Slowakei zu.

In der tschechischen und slowakischen Literatur zur Geschichte des Roten Kreuzes steht die Tradition der Rotkreuzbewegung stets im Zusammenhang mit der wichtigsten Gründungsfigur des ČSČK, Alice Masaryková. Auffällig ist hierbei, dass ČČK und SČK ihre erste Vorsitzende trotz der gemeinsamen Gründungsgeschichte jeweils individuell würdigen. So beispielsweise Josef Švejnoha[40] oder Zora Mintalová[41]. Auch die zweite Vorsitzende des ČSČK,

---

37 *Khan*, Daniel-Erasmus: Solferino und die Humanisierung des Krieges – 150 Jahre Rotkreuzbewegung und Modernes Humanitäres Völkerrecht. In: *Vollmuth*, Ralf: 150 Jahre Schlacht bei Solferino Vorträge des 1. Wehrmedizinischen Symposiums vom 22. Juni 2009. Bonn, 201, 85–99, hier 92.

38 Siehe *o. A.*: Slovenský Červený Kríž: Červený kríž a Červený polmesiac – Portrét medzinárodného hnutia. In: http://svidnik.redcross.sk/content/files/file-1471322794-57b29aaa 2c4cf.pdf (letzter Aufruf: 30.05.2018).

39 *Khan*, Daniel-Erasmus: Das Rote Kreuz Geschichte einer humanitären Weltbewegung. München 2013, 42.

40 Švejnoha, Josef: Alice Masaryková; Český červený kříž. Praha 2003.

41 Mintalová-Zubercová, Zora: Červený kríž, Alica G. Masaryková a Slovensko pri príležitosti 40. výročia smrti PhDr. Alice G. Masarykovej, prvej predseníčky ČsČK a 125.

Hana Benešová, erfährt noch relativ große Aufmerksamkeit, beispielsweise bei Josef Švejnoha[42] oder in Petr Zídeks Biografie[43].

Zwar widmen slowakische Autoren wie Zora Mintalová und Bohdan Telgársky beiden Vorsitzenden eigene Kapitel. Dennoch werten sie Alice Masaryková und Hana Benešová unterschiedlich. Während sie Alice Masaryková ein »inniges und nahes Verhältnis zur Slowakei« zuschreiben, wirkt Hana Benešová als Exilvorsitzende in ihren Darstellungen nicht nur räumlich, sondern auch emotional distanziert.[44] Auch in tschechischen Darstellungen bleibt Hana Benešová eine Vorsitzende neben Alice Masaryková, die sich gleichzeitig mit ihr engagierte, von dieser ernannt wurde, mit deren Familie befreundet war und ebenso wie diese 1939 ins Exil ging.[45] In der Geschichtsschreibung des ČSČK ist dies kein neues Phänomen. In einem Sonderdruck der *Revue Československo* von 1946, in dem Marta Johanovská über die Tätigkeiten des ČSČK informierte, erwähnt sie Hana Benešová mit keinem Wort. Alice Masaryková stellt Johanovská hingegen als Programmgeberin der Organisation vor. Gleichfalls versucht sie jedoch, ein Bild Alice Masarkyovás zu prägen, das diese als Tochter des »Befreier-Präsidenten« (*prezident osvoboditel*), T. G. Masaryk, und nicht als verdiente Vorsitzende der Organisation zeigt.[46] Eine noch frühere Veröffentlichung mit dem Titel *Mezinárodní Červený kříž v historii světové* (Praha 1927) stammt von Otakar Dorazil. Darin erwähnt er Hana Benešová formal als Delegierte des Roten Kreuzes in Paris. Als eigentliche Botschafterin und Verhandlungsführerin präsentiert er ebenfalls Alice Masaryková, die vor Ort persönliche Freundschaften pflegte und ihre erste Auslandsreise nach der Gründung des ČSČK nach Frankreich unternahm.[47]

---

výročia vzniku prvých spolkov ČK na území Slovenska; zborník príspevkov z medzinárodnej vedeckej konferencie, Ústav Milana Rastislava Štefánika. Martin, 23.–24. November 2006.

42 Švejnoha, Josef: Hana Benešová: čestná předsedkyně Československého červeného kříže. Praha 2005.

43 Zídek, Petr: Hana Benešová – Neobyčejný příběh manželky druhého československého prezidenta (1885–1974). Vážany 2014.

44 *Mintalová-Zubercová*, Zora: Červený kríž, Alica G. Masaryková a Slovensko pri príležitosti 40. výročia smrti PhDr. Alice G. Masarykovej, prvej predseníčky ČsČK a 125. výročia vzniku prvých spolkov ČK na území Slovenska; zborník príspevkov z medzinárodnej vedeckej konferencie, Ústav Milana Rastislava Štefánika. Martin, 23.–24. november 2006, 7.

45 Vgl. *Švejnoha*, Josef: Hana Benešová: čestná předsedkyně Československého červeného kříže. Praha 2005, 34 f.

46 *Johanovská*, Marta: Československý Červený kříž za míru a za války, Společnost Čs. Červeného kříže. Praha 1946, 6 f.

47 *Dorazil*, Otakar: Mezinárodní Červený kříž v historii světové, Československ. Červený kříž. Praha 1946, 293 f.

Während Alice Masaryková das ČSČK in den Jahren der Konstituierung (1919 bis 1938) begleitete, steht Hana Benešová repräsentativ für eine Zeit der organisationalen und politischen Instabilität. In seinem Porträt Hana Benešovás wählte Švejnoha daher eine Periodisierung mit drei Phasen. Die erste Phase umfasst die »Zeit der Ersten Republik (1919–1938)«, die zweite die »Zeit des Zweiten Weltkriegs und der Tätigkeit im Ausland (1938–1945)« und die dritte die »Zeit nach dem Zweiten Weltkrieg (1945–1948)«. Diese Periodisierung spiegelt einen allgemeinen Trend wider, der Alice Masaryková gegenüber Hana Benešová bzw. die Erste Republik gegenüber der Zeit des Zweiten Weltkriegs hervorhebt. Eine Assoziation des ČSČK mit der Ersten Republik wird auf diese Weise erleichtert.

Wie oben angedeutet, betreiben Angehörige des Roten Kreuzes einen großen Teil der Forschung zum Roten Kreuz. Ein Blick auf die Biografie von MUDr. Miloslav Hlach veranschaulicht die personelle Kontinuität von ČSČK bis ČČK. Im Jahr 1975 gab er in seiner damaligen Funktion des Vorsitzenden des *Český ústřední výbor Československého červeného kříže* einen Band mit dem Titel *Mezinárodní Červený kříž* heraus. Dieser sollte dem »näheren Kennenlernen der nationalen Rotkreuzgesellschaften, insbesondere der Rotkreuzgesellschaften sozialistischer Staaten« dienen.[48] Hlach blieb zehn Jahre lang (1969 bis 1979) in der Position des Vorsitzenden.[49] Als 2003 zum ersten Mal die Auszeichnung *Medaile Alice Masarykové* für langjährige Mitgliedschaft im ČČK vergeben wurde, war Hlach einer der ersten sechs Preisträger.[50] In einem Artikel für *Noviny ČČK* berichtete Josef Švejnoha 2012 von einer weiteren Ehrung Hlachs. Der derzeitige Direktor des *Úřad ČČK*, RNDr. Josef Konečny, habe Hlach zum 90. Geburtstag gratuliert. Zu diesem Zeitpunkt sei Hlach 60 Jahre Mitglied im Roten Kreuz und 80 Jahre Mitglied im Jugendrotkreuz gewesen. In seinem Artikel nennt Švejnoha Hlach zudem den »historisch gesehen ersten Vorsitzenden des Tschechischen Roten Kreuzes – und das beinahe ein Vierteljahrhundert vor der Entstehung der Tschechischen Republik«[51]. Dieses Beispiel zeigt, dass hier personelle Kontinuitäten vorliegen, die über Systemwechsel weit hinausreichen. Dementsprechend steht Miloslav Hlach beispielhaft für die Würdigung von Elitenkontinuität, nicht für Elitenwechsel im Roten Kreuz.

---

48 *Hlach*, Miloslav: Mezinárodní Červený kříž, Čes. ÚV ČSČK. Praha 1975, 3.
49 *Noviny ČČK*: Svěží jubilant doktor Miloslav Hlach, ročník 19 (39), číslo 1–2012, 2 In: http://cervenykriz.eu/cz/noviny/NovinyCck_2012_1.pdf (letzter Aufruf: 30.05.2018) und Český červený kříž: Národní společnost Český červený kříž (Prezentace). In: http://www.cervenykriz.eu/cz/mhp_knihovna/MANUAL/CCK_prezentace.pdf (letzter Aufruf: 29.05.2018), 8 f.
50 Vgl. *Noviny Červeného kříže*, ročník 10 (30), číslo 4–2003. In: http://www.cervenykriz.eu/cz/noviny/NovinyCck_2003_4.pdf (letzter Aufruf: 12.05.2016).
51 *Noviny ČČK*: Svěží jubilant doktor Miloslav Hlach, 2.

Elitenwürdigung betreibt das ČČK auch hinsichtlich MUDr. František Janouch und JUDr. Gejza Mencer. Janouch war von 1956 bis 1965 Vorsitzender des ČSČK und erhielt 1969 die Henry-Dunant-Medaille. Besondere Bedeutung hatte Janouch bei der Interessensvertretung der Jugend. 1959 wählte ihn die *Liga der Rotkreuz- und Rothalbmondgesellschaften* in Athen zum stellvertretenden Vorsitzenden eines Beratungsausschusses, der in Angelegenheiten des Jugendrotkreuzes tätig war.[52] Mencer, laut Švejnoha Experte des ČSČK für humanitäres Völkerrecht, zeichnete die *Ständige Kommission der Internationalen Föderation der Rotkreuzkreuz- und Rothalbmondgesellschaften* 1989 mit der Henry-Dunant-Medaille aus. In einem Artikel in *Noviny ČČK* von 2007 stellte Švejnoha deshalb beide Preisträger sowie die Bedeutung der Medaille vor.[53]

Dass ausgerechnet Josef Švejnoha diese Artikel verfasste, zeigt einmal mehr, dass sein individuelles dokumentarisches und wissenschaftliches Interesse an der Organisation des Roten Kreuzes eng miteinander verbunden sind. Seine Veröffentlichungen sind jedoch mit Bedacht zu lesen. Scheinbar unreflektiert zitiert Švejnoha in *Alice Masaryková* eine Passage aus *Československý Červený kříž za míru a za války* von Marta Johanovská aus dem Jahr 1946. Darin heißt es euphemistisch, »das Jahr 1938 habe das ČSČK in der höchsten Vereins- und Arbeitsblüte ereilt«. Außerdem nennt Johanovská in diesem Abschnitt konkrete Zahlen. Insgesamt habe das Rote Kreuz 720 Ortsgruppen mit 200.497 Mitgliedern umfasst, in die Erste Hilfe der *samaritské akce* seien 74.740 Personen eingebunden gewesen und der Jugend des ČSČK hätten 838.243 Kinder angehört.[54] Švejnoha übernimmt sowohl wörtlich die Formulierung als auch die Zahlen ohne Kennzeichnung des Zitats und offenbar ohne Prüfung der Quellen. Er selbst erhielt im Jahr 2006 übrigens die *Medaile Alice Masarykové*.[55]

Etwas geschickter geht Zdzisław Abramek vor. Er problematisiert, dass Irena Domańska, 1947 Delegierte des PCK in Frankreich, ab 1948 gleichzeitig Mitglied der Polnischen Vereinigten Arbeiterpartei *Polska Zjednoczona Partia Robotnicza* (PZPR) war.[56] Dass Domańska außerdem zweimal Vorsitzende des PCK wurde, nämlich von 1955 bis 1970 und wieder von 1974 bis 1979, verschweigt er. Außerdem übergeht er, dass ein Artikel von Domańska über die Arbeit des PCK im *International Review of the Red Cross* 1969 sogar ein

---

52 *Procházka*, Jiří; *Švejnoha*, Josef: 80 let dorostu Českého červeného kříže. Praha 2000, 44.
53 Vgl. *Noviny ČČK* 5–2007. Medaile Henry Dunanta. In: http://www.cck-cr.cz/docs/noviny/5-2007m.pdf (letzter Aufruf: 30.05.2018), 12.
54 Vgl. *Johanovská*: Československý Červený kříž za míru a za války, 55.
55 Vgl. Výroční zpráva Českého červeného kříže za rok 2006. In: http://www.cervenykriz.eu/cz/archiv_vyroc_zpr/VZ_CCK_2006.pdf (letzter Aufruf: 30.05.2018):2
56 *Abramek*, Zdzisław: Powstanie i działalność Polskiego Czerwonego Krzyża 1912–1951, Warszawa 2001, 171.

internationales Publikum erreichte.[57] 1975 erhielt auch sie die höchste Auszeichnung der Rotkreuz- und Rothalbmondbewegung, die Henry-Dunant-Medaille.[58] Bis heute ist sie die einzige Vertreterin des PCK, die jemals diese Auszeichnung bekam. Kriterien für die Nominierung sind die internationale Bedeutung des individuellen Engagements, sowie der Einsatz unter schwierigen Bedingungen, die das Leben, die Gesundheit und die persönliche Freiheit gefährden.[59] Da Abramek Spezialist für die Auszeichnungen des PCK ist und im Anhang seiner Arbeit alle Medaillen sogar abbildet, überrascht diese Auslassung.[60] Zudem liegt eine etwas ältere Monographie von Abramek mit dem Titel *Odznaki, oznaki i medale Polskiego Czerwonego Krzyża oraz jego prekursorów* (Warszawa 1996) vor, in der es ausschließlich um die Orden des Roten Kreuzes geht. Auch Abramek befördert für das PCK offenbar eine Geschichtsschreibung, die vom Staatssozialismus und von Personen, die mit diesem in Verbindung stehen, Abstand nimmt.

Die polnische Forschung zum Roten Kreuz hält vielmehr an aktuellen Vorbildern fest. Am Beispiel des Kreisverbands PCK Łódż wird das Bedürfnis organisationseigener Geschichtsschreibung besonders ersichtlich: Maria Szyszkowska ist Angehörige des PCK in Łódż und veröffentlichte 2011 den Sammelband *Polska bez Polskiego Czerwonego Krzyża?!*. Dieser enthält einen Aufsatz von Waldemar Kowalczyk, dem Vizepräsidenten des PCK Łódż[61], mit dem Titel *Delegatury zagraniczne PCK w latach 1939–1945* und einen Aufsatz der ehemaligen Vorsitzenden des PCK in Tomaszow Mazowiecki, Barbara Kobacka[62], mit dem Titel *PCK w Tomaszowie Mazowieckim*. Darüber hinaus war auch noch der Direktor des PCK Łódż, Stanisław Maciejewski[63], involviert. Er war Mitherausgeber des Sammelbands und schrieb einen Aufsatz zum Kreisverband Łódz mit dem Titel *PCK w okręgu Łódzkim*. Im gleichen Jahr erhielten Szyszkowska und Kobacka für ihr langjähriges Engagement im

---

57 *Domańska*, Irena: The Work of the Red Cross in Poland. In: International Review of the Red Cross, Volume 9, Issue 95. February 1969, 59–70.

58 Standing Commission: List of Henry Dunant Medal Winners and their National Societies. In: https://standcom.ch/past-winners/ (letzter Aufruf: 30.05.2018).

59 International Review of the Red Cross: Henry Dunant Medal, Nr. 325 (31.12.1998). In: https://www.icrc.org/eng/resources/documents/article/other/57jpjv.htm (letzter Aufruf: 30.05.2018)

60 Siehe Abbildungen in: *Abramek*: Powstanie i działalność Polskiego Czerwonego Krzyża, 232–244.

61 Siehe *o. A.*: Skład Zarządu Łódzkiego Oddziału Okręgowego PCK. In: http://www.pck.lodz.pl/index.php?id=4 (letzter Aufruf: 30.05.2018).

62 Siehe *Dobrzyńska*, Beata: PCK w Tomaszowie otworzyły punkt pomocy charytatywnej, Tomaszow Mazowiecki 29.08.2013. In: http://tomaszowmazowiecki.naszemiasto.pl/artykul/pck-w-tomaszowie-otworzyly-punkt-pomocy-charytatywnej,1978212,art,t,id,tm.html (letzter Aufruf: 30.05.2018).

63 Siehe: *PCK*: Dyrektor. In: http://www.pck.lodz.pl/index.php?id=3 (letzter Aufruf: 30.05.2018)

PCK das PCK-Ehrenabzeichen (*Odznaka honorowa PCK*). Die feierliche Verleihung der Auszeichnung moderierte Stanisław Maciejewski.[64] Maciejewski ist übrigens schon seit mehr als 40 Jahren Direktor des PCK Łódź. Über sein langjähriges Engagement berichtete er im Mai 2014 für den Fernsehsender *Telewizja Polska S. A.* in der Sendung *Coś dla Ciebie*[65] sowie im November 2014 in *Życie dla PCK*[66] für *TV TOYA*.

Maciejewski ist jedoch kein Einzelfall. Der Radiologe Dr. Tadeusz Łata war für einen vergleichbar langen Zeitraum, nämlich von 1958 bis 1996 Präsident des PCK in Rybnik. Anschließend wurde er Mitglied im Landesverband PCK Katowice. Sein Vorgänger, Wladysław Weber, war von 1921 bis 1939 und wieder nach Ende des Zweiten Weltkriegs von 1945 bis 1950 Bürgermeister in Rybnik. Von 1945 bis zu seiner Pensionierung 1958 war er gleichzeitig Präsident des PCK Rybnik.[67]

Wie schon bei Miloslav Hlach angedeutet, sind auch hier mehr Beispiele für Elitenkontinuität als für Elitenwechsel zu finden. Politische Umbrüche hatten anscheinend kaum Einfluss auf die Führungskräfte dieser Rotkreuzgesellschaften. Das gegenwärtige Narrativ von den Traditionsvereinen PCK und ČSČK ist also durchaus gerechtfertigt. Allerdings bedarf das langjährige Engagement der Vorsitzenden einer differenzierten Betrachtung. Auch wenn sich die organisationseigenen Autoren sehr darum bemühen, kann die organisationale Kontinuität nicht vom Zeitraum des Staatssozialismus entkoppelt werden.

Ähnliche Versuche, die Geschichte ihrer Organisationen von der Erinnerung an den Staatssozialismus zu lösen, finden sich in Hinblick auf Jubiläen. Ján Junas veröffentlichte 1999 eine Monographie unter dem Titel *80 rokov činnosti Červeného kríža na Slovensku* zum 80-jährigen Bestehen des Roten Kreuzes in der Slowakei. Für die schlesische Stadt Rybnik schrieb Marek Szołtysek im gleichen Jahr die Jubiläumsausgabe *80 lat Polskiego Czerwonego Krzyża Rybnik 1919–1999*. Ganz ähnlich lautete ein Titel von Josef Švejnoha und Jiří Procházka, dem ehemaligen Direktor des *Úřad ČČK*[68] und gleich-

---

64 Siehe *PCK*: Odznaki Honorowe PCK (Video der feierlichen Verleihung). In: http://www.powiat-tomaszowski.pl/aktualnosci/odznaki-honorowe-pck.html (letzter Aufruf: 30.05.2018).

65 Siehe *TVP*: Coś dla Ciebie (Sendung vom 26.05.2014). In: http://vod.tvp.pl/15077272/26052014 (letzter Aufruf: 30.05.2018).

66 Siehe *TVtoya*: Stanisław Maciejewski – Życie dla PCK (Sendung von Tomasz Bogołębski vom 04.11.2014). In: http://tvtoya.pl/news/show/8637,1 (letzter Aufruf: 30.05.2018).

67 *Szołtysek*, Marek: 80 lat Polskiego Czerwonego Krzyża Rybnik 1919–1999. Rybnik 1999, 72 f.

68 JUDr. Jiří Procházka war von 2003 bis 2010 Direktor (*ředitel*) des Úřad Českého červeného kříže und erhielt 2008 die Medaile Alice Masarykové, Vgl. Noviny ČČK: O vztazích, právech, povinnostech, r.15 (35), č. 6- 2008. In: http://www.cck-cr.cz/docs/noviny/6-2008.pdf (letzter Aufruf: 30.05.2018).

falls Träger der *Medaile Alice Masarykové*, zum 80-jährigen Jubiläum des tschechischen Jugendrotkreuzes. In *80 let dorostu Českého červeného kříže*, herausgegeben vom *Úřad Českého červeného kříže* in Prag, schildern sie die Arbeit des Jugendrotkreuzes in Zehnjahresabschnitten von den 1950er-Jahren bis zur Gegenwart.

Anlässlich des 85-jährigen Jubiläums des Roten Kreuzes in der Slowakei gab Zora Mintalová zwei weitere Bände heraus. In *Červený kríž na Slovensku v rokoch 1919–1938* (Martin 2005) und *Červený kríž na Slovensku v rokoch 1939–1947* (Martin, Bratislava 2005) beleuchtet sie die Geschichte des Roten Kreuzes von der Gründung bis kurz vor der Machtübernahme der Kommunisten. Ein Jahr später erschien ihr Aufsatz *Červený kríž na Slovensku – významná súčasť Medzinárodného hnutia Červeného kríža a Červeného polmesiaca v medzivojnovom období*, in dem sie den Zeitraum 1881 bis 1918 hinzufügte.[69] Den Anschluss übernahm Katarína Čižmáriková im Verlag *Vydavateľstvo Matice Slovenskej* mit ihrer Monographie *Červený kríž na Slovensku v rokoch 1989–1992* (Martin 2013). Somit reproduzieren Mintalová und Čižmáriková hier die eingangs erwähnte Leerstelle für den Zeitraum 1948 bis 1989.

Auch polnische Wissenschaftler befassen sich konsequent *nicht* mit der Geschichte des PCK im Staatssozialismus. Vielmehr kreisen sie um die Aufarbeitung des Zweiten Weltkriegs, in welchem das PCK dem *Deutschen Roten Kreuz* (DRK) unterstellt war und mit dem IKRK nur noch über eine Exilvertretung in Verbindung stand.[70] Auch wenn im Generalgouvernement ein sogenannter Hauptvorstand (*Zarząd główny*) erhalten blieb, gehen polnische Wissenschaftler von einer Liquidierung des PCK im Zweiten Weltkrieg aus.[71] Indessen war das PCK in Hinblick auf das Massaker von Katýn Gegenstand wissenschaftlicher Auseinandersetzung. Auslöser hierfür war die Veröffentlichung eines Berichts, den Kazimierz Skarżyński, der während der deutschen Besatzung Generalsekretär des PCK war, 1943 über die Exhumierungen in Katýn verfasste. Der Bericht erreichte das IKRK in Genf und 1946 die Londoner Exilregierung, blieb jedoch bis 1989 streng geheim. Der Bericht trug entscheidend dazu bei, die Umstände der Verbrechen in Katýn politisch und wissenschaftlich zu klären. Für das PCK begann mit seiner Veröffentlichung eine erste kritische Konfrontation mit der eigenen Organisationsgeschichte.[72]

---

69 *Mintalová*: Červený kríž na Slovensku.
70 *Favez*, Jean-Claude: Warum schwieg das Rote Kreuz? Eine internationale Organisation und das Dritte Reich. München 1994, 299.
71 Siehe *Szymoniczek*, Joanna: Działalność Biura Informacji i Poszukiwań Polskiego Czerwonego Krzyża. Wybrane zagadnienia. Rocznik Polsko-Niemiecki, 2007, 125–143, hier 129.
72 Beispiele hierfür sind *Zbrodnia katyńska 1940: Polacy w Wielkiej Brytanii wobec ludobójstwa katyńskiego 1943–1989* von Bogusław Polak (Koszalin 2013), *Katyń listy ekshumacyjne i dokumenty Zarządu Głównego Polskiego Czerwonego Krzyża 1943–1944* von Jolanta

Wie auch in der Forschung zum DRK gibt es zum PCK einen Forschungs-
schwerpunkt, der zeitlich zwischen 1939 und 1945 angelegt ist.[73]
An der Aufarbeitung der Organisationsgeschichte beteiligen sich mit besonderem Engagement Angehörige des PCK. Eine sehr detaillierte Auseinandersetzung liefert für diesen Zeitraum Zdzisław Abramek in *Powstanie i działność
Polskiego Czerwonego Krzyża (1912–1951)* (Warszawa 2001). Abramek war
über 40 Jahre lang Mitglied des PCK, Blutspender und organisationseigener
Historiker. Er pflegt laut eigenen Angaben sogar ein privates Archiv für Orden, Medaillen, Briefmarken und Drucke der Organisation.[74]
Über die Arbeit des PCK entschieden seines Erachtens räumliche und
strukturelle Faktoren. Das PCK habe zur Zeit des Zweiten Weltkriegs über
drei Vorstände (*Zarządy główne*, kurz: ZG) an verschiedenen Orten verfügt.
Einer habe im Generalgouvernement neben der sogenannten Regierungsdele-
gation für Polen (*Delegatura Rządu na Kraj*) und dem Polnischen Untergrund-
staat (*Polskie Państwo Podziemne*) gearbeitet, d. h. an der Seite der polnischen
Widerstandsorganisationen. Einen zweiten gab es seit November 1939 bei der
polnischen Exilregierung (*Rząd Rzeczypospolitej Polskiej na emigracji*) in Paris
und ab August 1940 in London. Ab 1944 sei ein dritter hinzugekommen, der
an das Polnische Komitee der Nationalen Befreiung (*Polski Komitet Wyzwo-
lenia Narodowego*) in Lublin angegliedert war. Zwischen 1944 und 1948 seien
strukturelle Anpassungen über das Verteidigungsministerium erfolgt, die eine
Mobilisierung des PCK im Kriegsfall ermöglichten.[75] Abramek ist dennoch
der Meinung, das PCK habe selbst in diesem Zeitraum zur Erreichung bzw.
Bewahrung der polnischen Unabhängigkeit beigetragen und verschiedene
soziale Schichten der polnischen Gesellschaft vereint.[76]
Im Vergleich dazu behandelt die tschechische Literatur diesen Zeitraum
meistens nur mit wenigen Sätzen. Die Versuche des ČSČK, im Protektorat
Böhmen und Mähren unter anderem Namen (nämlich: *Spolek pro zdraví
národa*) weiterzuarbeiten, scheiterten. Im Jahr 1940 habe die deutsche Besatzung die Organisation schließlich aufgelöst, ihren Besitz beschlagnahmt, ihre

Adamska (Warszawa 2012*), Katyń zbrodnia, prawda, pamięć* von Andrzej Przewoźnik
(Warszawa 2010) oder Dominik Abłamowicz mit *Z historii katyńskiej. Casus Ferdynanda
Goetla.*
73 Weitere Beispiele hierfür sind *Polski Czerwony Krzyż w Generalnej Guberni 1939–1945*
von Andrzej Pankowicz (Kraków 1985), *Przyfrontowe służby sanitarne PCK na terenie
Poznania i Ziem Zachodnich w 1945 r.* von Stella Stroińska (Poznań 1996), aber auch
biografische Darstellungen wie *Żółta gwiazda i czerwony krzyż* von Arnold Mostowicz
(Warszawa 1988) und *A chciałam być tylko aktorką* von Jadwiga Boryta-Nowakowska
(Warszawa 1995).
74 *Abramek*: Powstanie i działalność Polskiego Czerwonego Krzyża, 8.
75 Ebd., 173.
76 Ebd., 13.

Vertreter inhaftiert oder in Konzentrationslager geschickt.[77] Auch im soge-nannten Slowakischen Staat (*Slovenský štát*), dem »schnellen und eindeutigen Weg« der Slowakei zur autoritären Herrschaft[78], verschwand das ČSČK 1939. Zwar konnte das nun Slowakische Rote Kreuz einige Tätigkeiten wieder auf-nehmen. Dennoch blieb die Zeit von 1939 bis 1945 begleitet von strikten neuen Regeln und Personalwechseln. Laut Mintalová schreckten diese Umstände hunderte Freiwillige ab, die noch an den traditionellen Rotkreuzprinzipien festhielten. Zu den wenigen in der wissenschaftlichen Literatur behandelten Themen dieser Zeit gehören Hilfslieferungen, die das Slowakische Rote Kreuz von der Exilvertretung des ČSČK aus London erhielt.[79] Quellen hierzu liegen beispielsweise im Prager Nationalarchiv[80].

International spielt der Zeitraum 1939–1945 weiterhin eine wichtige Rolle in der Geschichtsschreibung des Roten Kreuzes.[81] Einige wenige Darstellun-gen lokaler Aktivitäten beinhalten zwar den Zeitraum des Staatssozialismus. Dennoch dienen sie mehr der Rekonstruktion einer überblicksartigen Stadt- oder Ortsgeschichte, als der Geschichte des Roten Kreuzes. Tschechische Bei-spiele hierfür sind *Humpolec v zrcadle času* (Humpolec 2012), *Pozlovice v dějinách a obrazech* (Luhačovice 2009) von Josef Kolařík, *Dějiny Kolovče a okolí* (Domažlice 2014) von Jan Šindelář oder *Dějiny Jemnice* (Jemnice 2010) von Jiří Tříska. Vergleichbare lokale Darstellungen sind außerdem *Sekule*, herausgegeben 2002 vom *Záhorské Múzeum* im slowakischen Skalica sowie für den polnischen Fall *Życie społeczne Elbląga w latach 1945-2000 oświata, kultura, opieka, pomoc, sport i rekreacja* von Magdalena Dubiella-Polakowska (Elbląg 2002) und *Zarys historii Wałcza w latach 1945-2005 praca zbiorowa* von Bosław Galki (Piła 2007). Das Rote Kreuz taucht in den lokalen Darstel-lungen in der Regel gemeinsam mit anderen jeweils bedeutenden Vereinen auf (z. B. Frauenverbände, Fußballvereine, freiwillige Feuerwehren usw.).

---

77 Siehe *Město Humpolec*: Humpolec v zrcadle času. Humpolec 2012, 78.
78 *Puttkamer*, von Joachim: Ostmitteleuropa im 19. und 20. Jahrhundert, München 2010, 92.
79 *Mintalová*, Zora; Telgarský, Bohdan: Červený kríž na Slovensku v rokoch 1939–1947. Martin (Bratislava) 2005, 8 f.
80 Siehe *NA*: Sbírky *Telgarský* Československý červený kříž, Londýn und Sbírky Českos-lovenský červený kříž – fotografie, Londýn (archivní fond 634).
81 Beispiele sind Julia Irwin in *The American Red Cross and a nation's humanitarian awakening* (Oxford 2013) sowie Jean-Claude Favez mit *Warum schwieg das Rote Kreuz? Eine internationale Organisation und das Dritte Reich* (München 1994) und *The Red Cross and the Holocaust* (Cambridge 1999). Beispiele zum Deutschen Roten Kreuz sind Horst Seithe mit *Das Deutsche Rote Kreuz im Dritten Reich (1933–1939)* (Frankfurt M. 1993) und Birgitt Morgenbrod mit ihrer Monographie *Das Deutsche Rote Kreuz unter der NS-Diktatur 1933–1945* (Paderborn 2008). Außerdem gibt es (auto-) biografische Darstellungen zu diesem Zeitraum, wie z. B. *Weisses Kreuz und Rotes Kreuz. Als Rotkreuzfahrerin (FHD) im Aktivdienst 1938–1949* von Marion van Laer-Uhlmann (Meilen 2002) oder *Frontschwes-tern und Friedensengel. Kriegskrankenpflege im Ersten und Zweiten Weltkrieg* von Birgit Panke-Kochinke (Frankfurt M. 2002).

Auch diese Autoren stellen das Rote Kreuz als Traditionsverein mit organisationaler Kontinuität seit der Zwischenkriegszeit oder früher vor. Die Zeit des Staatssozialismus bilanzieren sie auf zwei Weisen: Entweder übergehen sie den Zeitraum zwischen 1945 und 1989 mit der Begründung, das Rote Kreuz sei zu dieser Zeit verstaatlicht gewesen. Oder sie zählen detailgenau, z. T. mit umfangreichem privatem Fotomaterial, jedoch ohne kritischen Kommentar, die Tätigkeiten und sogar namentlich die Ehrenamtlichen dieses Zeitraums auf.[82]

Dass die nationalen Rotkreuzgesellschaften ihre Geschichte mit eigenen Akzenten belegen, in denen die Zeit des Staatssozialismus eine nachrangige Bedeutung hat, ist wenig verwunderlich. Autoren wie Josef Švejnoha, Maria Szyszkowska, Zdzisław Abramek oder Stanisław Maciejewski haben den Staatssozialismus schließlich selbst erlebt – und zwar als Erwachsene, nicht als Heranwachsende – und haben persönliche Gründe für eine derartige Distanzierung. Dass jedoch selbst die wissenschaftliche Literatur einen so langen Zeitraum bisher ausgespart hat, ist überraschend. Der in der kollektiven Erinnerung belastete Zeitraum bis 1945 ist im polnischen und slowakischen Fall schließlich schon intensiv aufgearbeitet. Außerdem arbeiten inzwischen zahlreiche Wissenschaftler zur Geschichte anderer staatlicher Massenorganisationen. Beispiele hierfür sind Christiane Brenner mit »*Aber unsere Zeit hat ihre neue Romantik*«. *Der Sozialistische Jugendverband der Tschechoslowakei (1970–1989)*[83] sowie Zdeňka Hajná mit *Ženy v sametu: Český svaz žen v časech změn* (Praha 2011) oder Karel Kaplan in *Národní fronta 1948–1960* zum Turnverein *Sokol* (Praha 2012).

In der Geschichte von PCK und ČSČK fehlt es aus diesem Grund auch an Erkenntnissen hinsichtlich des Organisationsverhaltens individueller sozialer Akteure. Laut Claudia Kemper geben gerade diese beiden Faktoren Auskunft über »die Verbindung von nationalen, regionalen oder lokalen Interessen mit kollektiven Identitätskonstrukten«[84]. PCK und ČSČK bieten sich für eine solche Betrachtung besonders an, da beide Organisationen stets private und professionelle Beziehungen pflegten.

In seiner Gründungsphase profitierte das ČSČK maßgeblich von den Verbindungen der ersten Vorsitzenden Alice Masaryková zur Politik. Sie war die Tochter des Präsidenten T. G. Masaryk und arbeitete im Oktober 1918 als Abgeordnete für die Slowakei in der ersten tschechoslowakischen Nationalversammlung.[85] Als später Hana Benešová den Vorsitz übernahm, setzte sich diese organisationale Nähe zur Politik fort. In den 1950er-Jahren folgte mit

---

82 Z. B. *Město Humpolec*: Humpolec v zrcadle času.

83 *Brenner*, Christiane: Jugend in der Tschechoslowakei: Konzepte und Lebenswelten (1918–1989); Vorträge der Tagung des Collegium Carolinum in Bad Wiessee vom 7. bis 10. November 2013. Göttingen 2016, 359–388.

84 *Kemper* (2016), 16.

85 *Švejnoha*, Josef: Alice Masaryková; Český červený kříž. Praha 2003, 49.

Marta Gottwaldová, Ehefrau des Präsidenten Klement Gottwald, noch eine weitere prominente Vorsitzende. Bekannte Namen trugen zur öffentlichen und internationalen Wahrnehmung der Rotkreuzaktivitäten in der Tschechoslowakei bei. Infolgedessen kooperierte das ČSČK mit der *Liga der Rotkreuzgesellschaften* in Genf, trat bei internationalen Tagungen auf und arbeitete mit einer Vielzahl tschechischer und slowakischer Vereine zusammen. Die guten persönlichen Beziehungen der Vorsitzenden machten diese oft zu informellen Diplomaten und Multiplikatoren des gemeinwohlorientierten Vereinswesens. Auf diese Weise verfügte das ČSČK bald nach der Gründung über ein bemerkenswertes professionelles Netzwerk. Lokale Feuerwehren und Hochschulen aus dem Bereich der Sozialfürsorge kooperierten mit dem ČSČK[86] und die *Slovenská divízia* des ČSČK pflegte Beziehungen zum slowakischen Frauenverein *Živena*, zu *Matica slovenská*, zum slowakischen Nationalmuseum und zum *Kníhtlačiarský účastinárský spolek* in Martin.[87] Inwiefern politische Beziehungen für die »apolitische« Arbeit des ČSČK relevant waren, reflektieren die oben genannten Autoren allerdings nicht.

Eine ähnlich politische Entstehungsgeschichte ist auch beim PCK zu finden. Am 27. April 1919 gründete sich die *Towarzystwa PCK* mit Helena Paderewska als Vorsitzender. Diese war die Ehefrau des bekannten polnischen Pianisten Ignacy Paderewski. Paderewski war 1919 Ministerpräsident der Zweiten Polnischen Republik.[88]

Bei der Erläuterung von Netzwerken bauen die besagten organisationseigenen Autoren Kontinuitäten auf, die sie nicht kritisch reflektieren. Zwar wählen sie für die Geschichtsschreibung ihrer Organisation Periodisierungen, die grundsätzlich zuließen, Netzwerke zeitlich einzuordnen. Dennoch verbinden sie die Netzwerke mit dem Idealbild organisationaler Kontinuität. In der Regel beinhalten Periodisierungen folgende Phasen: Eine erste zum 19. Jahrhundert bis zum Ersten Weltkrieg, eine zweite zur Zwischenkriegszeit bis zum Ausbruch des Zweiten Weltkriegs, eine dritte zum Zweiten Weltkrieg und der Nachkriegszeit, sowie dann eine lange Phase zu den »Tätigkeiten des Roten Kreuzes nach dem Zweiten Weltkrieg«. Im Fall des ČSČK bezieht sich eine weitere Phase schließlich auf die Gründung der nationalen Rotkreuzgesellschaften ČČK und SČK nach der Samtenen Revolution 1989, womit die Zeit des Staatssozialismus wieder übergangen wird.[89]

In der wissenschaftlichen Literatur ergeben sich Netzwerke nicht aus der Organisationsgeschichte. Stattdessen leiten beispielsweise Astrid Hüdepohl

---

86 Ebd., 51–53.
87 Vgl. *Junas*, Ján: 80 rokov činnosti Červeného kríza na Slovensku. Bratislava 1999, 30.
88 *Szołtysek*: 80 lat Polskiego Czerwonego Krzyża, 15.
89 Vgl. *Juračková*, Alice: Vznik ČSČK a co mu předcházelo. Kroměříž 2011. In: http://www. cervenykrizkm.cz/o-nas/historie-ceskeho-cerveneho-krize/ (letzter Aufruf: 30.05.2018).

in *Organisationen der Wohlfahrtspflege. Eine ökonomische Analyse ausgewählter nationaler und internationaler Institutionen* (Berlin 1996), Kristin Eike Krumsiek in *Die rechtliche Organisationsstruktur des Deutschen und des Internationalen Roten Kreuzes* (Münster 1995) oder Luisa Bürkler-Giussani in *Die rechtliche Stellung der Rotkreuzformationen nach schweizerischem Recht und nach Völkerrecht* (Zürich 1979), die Netzwerke des Roten Kreuzes aus dem humanitären System ab. Dabei spielt die Struktur der nationalen Rotkreuzgesellschaften eine Rolle, sowie die Position des Roten Kreuzes im internationalen humanitären System. In diesen Darstellungen stehen folglich die internationalen Beziehungen der Organisation im Vordergrund. Nationale Rotkreuzgesellschaften sind der internationalen Rotkreuzbewegung mit den Organen IKRK und Internationale Föderation untergeordnet. Sie befinden sich laut Jürgen Lieser strukturell auf einer Ebene mit der »Regierung des Gastlandes« und »lokalen Hilfsstrukturen«[90].

Angehörige des Roten Kreuzes hingegen schildern Netzwerke als historisch gewachsene Beziehungen. Einerseits wird dies bei den Gründungsgeschichten deutlich, in denen Hilfsvereine und Frauenvereine als Vorgänger der nationalen Rotkreuzgesellschaften vorgestellt werden. Andererseits tauchen Netzwerke, z. B. mit staatlichen Einrichtungen und Ministerien, stets dann auf, wenn Tätigkeiten geschildert werden, welche diese Netzwerke erforderten. Während sie Netzwerke als einmalig etablierte und daraufhin dauerhafte Beziehungen bilanzieren, differenzieren die besagten Autoren mehr, wenn es um die konkreten Tätigkeiten geht.

Bei der Darstellung von Rotkreuztätigkeiten unterscheiden sich die tschechischen und slowakischen von den polnischen Einschätzungen. Während ČČK und SČK am Narrativ Kontinuität festhalten, weisen polnische Autoren auf Umbrüche hin, welche die Tätigkeiten des PCK zeitweise stark beeinflussten. Zwar schreibt Barbara Kobacka in ihrem Aufsatz über das PCK in Tomaszow Mazowiecki, dass Ziele und Aufgaben des PCK nie radikalen Veränderungen nachgaben, sondern Prioritäten sich lediglich in Abhängigkeit lokaler Bedürfnisse und Probleme änderten.[91] Mit dieser Meinung bleibt Kobacka jedoch allein.

Zdzisław Abramek identifiziert die Jahre 1945 bis 1950 als Brüche mit traditionellen Tätigkeiten. Die polnische Staatsverwaltung habe immer tiefgreifender in die Sphäre des gesellschaftlichen und privaten Lebens eingegriffen. Die Arbeit des PCK sei ideell und programmatisch beschränkt gewesen, sodass unter diesem Einfluss auch das Repertoire der Tätigkeiten begrenzt wurde. Folgende Tätigkeiten konnte das PCK laut Abramek weiterverfolgen:

---

90 Siehe Organigramm des humanitären Systems. In: *Lieser*: Handbuch Humanitäre Hilfe, 19.
91 *Kobacka*, Barbara: PCK w Tomaszowie Mazowieckim. In: *Szyszkowska*: Polska bez Polskiego Czerwonego Krzyża?!, 106.

Kurse, Gesundheitsaufklärung der Jugend, Organisation der ehrenamtlichen Blutspende, weitere Sanitärfürsorge, Pflege alleinstehender Kranker und alter Leute, Rettungsdienste, Prävention vor Epidemien sowie im Kriegsfall Hilfe für Verletzte und Kriegsopfer.[92]

Eine ähnliche Einschätzung liefert Joanna Szymoniczek, die zum Suchdienst des PCK forscht. In *Działalność Biura Informacji i Poszukiwań Polskiego Czerwonego Krzyża. Wybrane zagadnienia* (Deutsch-Polnisches Jahrbuch, 15/2007) nennt sie das Jahr 1939 als entscheidenden Einschnitt. Am 23. September 1939 sei der Sitz des Suchdienstes (*Biuro Informacji i Poszukiwań*, kurz: BINF) in Warschau zerstört worden, wobei auch die Kartei registrierter Personen verloren ging. Zwar habe das PCK über interinstitutionelle Zusammenarbeit mit dem IKRK und anderen nationalen Rotkreuzgesellschaften aus dem Exil weiterarbeiten können. Die größten Aufgaben warteten laut Szymoniczek dennoch im eigenen Land, wo das PCK nach Ende des Krieges Hilfsprogramme für Flüchtlinge, Zurückkehrende, Kinder, Soldaten und Invalide entwickelte.[93] Nachdem sich das PCK in der unmittelbaren Nachkriegszeit neue Aufgabenbereiche erschlossen hatte, musste es sich nach dem I. landesweiten Kongress (*Pierwszy Krajowy Zjazd*) des PCK im Jahr 1951, aus einigen Bereichen jedoch wieder zurückziehen. Außerdem sei es zu gezielten Einschüchterungen gegenüber dem PCK, namentlich gegenüber Maria Tarnowska und Maria Bortnowska gekommen.[94] Tarnowska, die zu diesem Zeitpunkt Vizepräsidentin des PCK war, floh ins Exil, während Bortnowska, die von 1945 bis 1947 den Suchdienst des PCK leitete, bis zu ihrer Rehabilitierung im Jahr 1956 von den Kommunisten inhaftiert blieb.[95]

Stanisław Maciejewski ist ebenfalls der Meinung, das PCK habe »bis zu Beginn des Jahres 1948 einen Großteil der traditionellen Aktivität bewahren können«. Eine wegweisende Zäsur stellte für ihn das Jahr 1947 dar, in dem die sogenannte »ideell-programmatische Erklärung« (*Deklaracja ideowo-programowa*) herauskam, welche die Lage des PCK in der »neuen politischen Wirklichkeit« veränderte. In den Jahren 1949 und 1950 sei es zu weiteren Gesetzesanpassungen gekommen.[96]

Sławomir Fundowicz hingegen nennt in *Decentralizacja administracji publicznej w Polsce* (Lublin 2005) das Jahr 1964 als wichtigen Umbruch in der Geschichte des PCK. In der Verfassung vom 16. November 1964 bekam das PCK

---

92 *Abramek*: Powstanie i działalność Polskiego Czerwonego Krzyża, 186 f.
93 *Szymoniczek*: Działalność Biura Informacji i Poszukiwań Polskiego Czerwonego Krzyża, 128–131.
94 Ebd., 136.
95 *Boryta-Nowakowska*, Jadwiga: A chciałam być tylko aktorką. Warszawa 1995, 195–202.
96 *Maciejewski*, Stanisław: PCK w okręgu Łódzkim. In: *Szyszkowska*: Polska bez Polskiego Czerwonego Krzyża?!, 96.

Rechtspersönlichkeit als »gesellschaftliche Organisation, die auf dem Prinzip der Freiwilligkeit aufbaut«, mit dem Ziel der »Organisation und Durchführung von humanitären und Erziehungstätigkeiten«[97]. Als Tätigkeitsbereiche nannte diese Verfassung explizit sanitäre Ausbildungen, die Verbesserung der gesundheitlichen und sanitären Kultur der Gesellschaft, Sozialhilfe, Katastrophenhilfe, humanitäre Tätigkeiten im Sinne internationaler Konventionen, insbesondere der Genfer Konvention, sowie den Betrieb des Suchdienstes.[98] Fundowicz sieht die wichtige Veränderung hier jedoch weniger in der Definition – und somit ggf. der Eingrenzung – von Tätigkeitsbereichen, sondern eher im Status der Rechtspersönlichkeit (*prawna osobowość*).

Małgorzata Świder jedoch sieht den Umbruch eher in den Jahren 1981 bis 1983. Das PCK war in der Zeit des Kriegsrechts (*stan wojenny*) zur Eingrenzung seiner Betätigung genötigt.[99] Nach der Verhängung des Kriegsrechts mussten viele Mitglieder aus den Wojewodschaften ihre Tätigkeit im PCK aufgeben, da sie führende Positionen in staatlichen Institutionen innehatten. Im Zuge des Kriegsrechts kam es in Polen zur Militarisierung der Verwaltung und zu Einschränkungen der Versammlungsfreiheit, die ihre Arbeit im PCK unmöglich machten. Außerdem gab es einen drastischen Einbruch in der ehrenamtlichen Blutspende, da Arbeitnehmer unter den »militarisierten« Bedingungen nicht mehr während der Arbeitszeit zum Blutspenden gehen durften. Größte Schwierigkeiten seien dem PCK zudem durch eine Lieferung des Norwegischen Roten Kreuzes entstanden, die 900 Rinder umfasste. Die Verteilung und angemessene Versorgung der Tiere gehörte laut Świder zu den »überraschendsten Aufgaben, vor denen Angestellte des PCK in dieser Zeit standen«[100]. Alle diese Autoren setzen ein implizites Wissen über die traditionellen Tätigkeiten des PCK voraus und erschweren so die Bewertung von Umbrüchen.

Gleichermaßen vereinfachen tschechische Autoren. Als traditionelle Tätigkeiten des Roten Kreuzes behandeln sie die Tätigkeiten, die die Organisation in der Zwischenkriegszeit aufnahm. Dies umfasst also vielmehr die Aufgaben eines Tagesgeschäfts, als die Aufgaben im Kriegsfall oder im Fall von natürlichen Katastrophen. Eine derartige Hervorhebung passt zwar in die Geschichtsschreibung Josef Švejnohas, welche ohnehin die Kontinuitäten der Zwischenkriegszeit betont. Allerdings verzerrt sie das Bild der Rotkreuzaktivitäten erheblich, denn in der Zwischenkriegszeit war das ČSČK hauptsächlich

97 Siehe Dziennik Ustaw Rzeczypospolitej Polskiej Nr. 41, pozycja 276: Ustawa z dnia 16 listopada 1964 roku o polskim czerwonym krzyżu, Dz. u. NR 41 Poz. 276. In: http://isap. sejm.gov.pl/DetailsServlet?id=WDU19640410276 (letzter Aufruf: 30.05.2018).
98 *Fundowicz*, Sławomir: Decentralizacja administracji publicznej w Polsce. Lublin 2005, 234f.
99 *Świder*, Małgorzata: Polityka i humanitaryzm 1980–1989. Toruń 2010, 227.
100 Ebd.

Empfänger und nationaler Multiplikator internationaler Hilfsleistungen.[101] Laut Švejnoha dokumentierte das ČSČK für das Jahr 1919 zudem folgende Tätigkeitsbereiche: Hilfslieferungen an Krankenhäuser und soziale Anstalten, die Eröffnung neuer Krankenhäuser, die Etablierung von Schulen der Gesundheitsfürsorge (*zdravotnické školy*) in Zusammenarbeit mit amerikanischen Dozenten, den Kampf gegen Infektionskrankheiten, die Einrichtung eines mobilen Ambulanzsystems sowie des Gesundheitszugs (*zdravotný vlak*) des ČSČK, Lebensmittelspenden für Kinder, Samariterposten für die Bereitstellung von Erster Hilfe in Zusammenarbeit mit der Feuerwehr und Samariterposten in abgelegenen Haftanstalten.[102] Einige Aufgaben, die charakteristisch für ostmitteleuropäische Rotkreuzgesellschaften sind, z. B. die Suchdienste und die Blutspendedienste, kommen hier zu kurz.

Bezüglich der Jugend des ČSČK sind ähnliche Darstellungen verbreitet. In *80 let dorostu Českého červeného kříže* setzt auch Jiří Procházka Kenntnisse über die traditionellen Tätigkeiten der Organisation voraus. Er erwähnt eine entscheidende Veränderung, nämlich ein Übereinkommen des ČSČK mit dem Tschechoslowakischen Jugendverband (*Československý svaz mládeže*, kurz: ČSM) von 1955, ohne das »eine weitere Einwirkung der Jugend des ČSČK auf Kinder und Jugendliche überhaupt nicht möglich gewesen wäre«[103]. Was genau dieses Übereinkommen für die Tätigkeiten des ČSČK bedeutete, bewertet er leider nicht.

Polnische Wissenschaftler setzen bei der Darstellung von Rotkreuzaktivitäten folglich andere Schwerpunkte. Sie benennen Umbrüche, wie den Zweiten Weltkrieg, Änderungen der Rechtsgrundlage oder das Kriegsrecht in Polen, mit denen sich die Aktivitäten veränderten. Gleichzeitig bestätigen sie einen allgemeinen Trend, der den Zweiten Weltkrieg und die unmittelbare Nachkriegszeit besonders betont. In tschechischen und slowakischen Darstellungen ist dagegen vielmehr die pauschalisierende Annahme verbreitet, dass die Arbeit des ČSČK »nie geruht« habe.[104] Organisationseigene Autoren wie Josef Švejnoha beschreiben zwar Veränderungen, werten diese aber nur sehr zurückhaltend.

Insgesamt fehlt es in der bisherigen Forschung zu PCK und ČSČK an Bereitschaft zur Kontextualisierung. Vor allem Zahlen bleiben generell unkommentiert. Bis 1938 habe das PCK 700.000 Mitglieder rekrutiert, darunter 300.000 Er-

---

101 Vgl. *Johanovska*, Marta: Československý Červený kříž za míru a za války. Praha 1946, 18 und *Lánik*, Jaroslav: Československo a poválečná pomoc UNRRA, Vojenský historický ústav Praha. In: http://www.vhu.cz/ceskoslovensko-a-povalecna-pomoc-unrra/ (letzter Aufruf: 30.05.2018).
102 *Švejnoha*: Alice Masaryková, 50 f.
103 *Procházka*: 80 let dorostu Českého červeného kříže, 43.
104 Vgl. *Mintalová-Zubercová*, Zora: Červený kríž na Slovensku v rokoch 1919–1938. Martin 2005, 9.

wachsene und 400.000 Jugendliche.[105] Im Jahr 1968 seien es insgesamt
5.150.000 Mitglieder gewesen, davon 2.750.000 Jugendliche. Außerdem seien
ca. 650.000 Blutspender registriert worden.[106] Stanisław Maciejewski nennt
für das PCK Łódź allein in der Stadt Łódź im Jahr 1969 ca. 200.000 Mitglieder.[107]
Das ČSČK hatte 1938 angeblich insgesamt 200.497 Mitglieder und 838.243
Mitglieder im Jugendrotkreuz.[108] Laut Josef Švejnoha hatte das Jugendrotkreuz im Jahr 1947 bereits über 1 Million Mitglieder.[109] Eine Broschüre aus
dem Jahr 1964, die das ČSČK anlässlich des IV. landesweiten Kongresses he-
rausgab, spricht von insgesamt 1.565.000 Mitgliedern.[110] Maciejewski und
Švejnoha nennen keine Quellen für diese Zahlen. Außerdem bleibt unklar, ob
sie nur die freiwilligen oder auch die hauptberuflichen Angehörigen des Roten
Kreuzes (z. B. Sanitäter, Schwestern, Verwaltungsangestellte) beinhalten. Des
Weiteren ist das Verhältnis der erwachsenen zu den jugendlichen Mitgliedern
erklärungsbedürftig.

Die oben aufgeführten Mitgliederzahlen erfordern eine kritische Verortung
in ihrer Erhebungszeit. Sie liefern Hinweise auf den Massencharakter der Organisation zwischen 1945 bzw. 1948 und 1989 – ein Thema, das insbesondere
die organisationseigenen Autoren bisher meiden. Trotz ihrer sehr engagierten
Aufarbeitung der Organisationsgeschichte fehlen noch immer Stellungnah-
men zum Staatssozialismus.

Eine weitere Leerstelle in der bisherigen Forschung zum Roten Kreuz in
Polen und der Tschechoslowakei sind thematische Veröffentlichungen. Spe-
zialthemen, wie z. B. die Suchdienste oder die ehrenamtliche Blutspende des
Roten Kreuzes, erfahren bisher kaum Aufmerksamkeit. Internationale Bei-
spiele zum Suchdienst sind Paolo Fumagalli mit *Der internationale Suchdienst
des Roten Kreuzes in Genf, 1984* (Werk, Bauen und Wohnen, 01/1985) oder
Joachim Bernd Zimmer mit *International Tracing Service Arolsen. Von der
Vermisstensuche zur Haftbescheinigung. Die Organisationsgeschichte eines ›un-
gewollten Kindes‹ während der Besatzungszeit* (Bad Arolsen 2011). Die einzige
Ausnahme ist ein Aufsatz von Joanna Szymoniczek im Deutsch-Polnischen
Jahrbuch von 2007 mit dem Titel *Działalność Biura Informacji i Poszukiwań
Polskiego Czerwonego Krzyża. Wybrane zagadnienia*, in dem sie sich dem
Suchdienst des PCK widmet. Eine der wenigen Veröffentlichungen zur Blut-
spende von Renata Paliga hat den Titel *Krwiolecznictwo i krwiodawstwo*

---

105 *Domańska*, Irena: The Work of the Red Cross in Poland, International Review of the Red
      Cross, Band Nr. 9, Ausgabe Nr. 95 vom Februar 1969, 59–70, hier 59.
106 Ebd., 69.
107 *Maciejewski*: PCK w Okręgu Łódzkim, 96.
108 *Johanovská*: Československý Červený kříž za míru a za války, 11.
109 *Švejnoha*: Hana Benešová, 39.
110 Broschüre »Československý červený kříž: Za nová vítězství socialismu, za zdraví lidu, za
      mír« vom 10.10.1964, NA, ČSČK, Praha, ka. 15, 4.

w medycynie polskiej XIX i XX wieku (1830–1951) od powstania listopadowego do utworzenia Instytutu Hematologii (Zielona Góra 2014) und befasst sich mehr mit der allgemeinen Geschichte des Blutspendens und weniger mit der Blutspende des Roten Kreuzes.

Abgesehen davon gibt es in der Geschichte von PCK und ČSČK offensichtlich einen Genderaspekt, den die Organisationen selbst bisher nicht aufarbeiten. Aus der Monographie *Zawód pielęgniarki na ziemiach polskich w XIX i XX wieku* von Bożena Ubranek (Warszawa 2008) geht zwar hervor, dass das PCK relevanten Einfluss auf die Ausbildung von Schwestern und die Entstehung von Schwesternschulen in Polen hatte. Dennoch geht es hier vorrangig um die Geschichte eines Berufsbilds und nicht um die Deutung von Geschlechterrollen im PCK. Dass PCK und ČSČK – dabei das ČSČK mit deutlich größerem Engagement – die weiblichen Gründungsfiguren ihrer Organisation ehren und dabei nicht auf die Genderthematik eingehen, ist verwunderlich.

Alice Masaryková war an der Gründung des slowakischen Frauenvereins *Sdružení slovenských žen Živena* beteiligt und arbeitete gemeinsam mit diesem an einem Projekt für die Sozialfürsorge.[111] Hana Benešová war führende Vertreterin der *Young Women's Christian Association (YWCA)* sowie der tschechoslowakischen Frauenbewegung *Československé ženské hnuti*.[112] Auch die erste Vorsitzende des PCK, Helena Paderewska, engagierte sich als Schirmherrin im Christlichen Verein junger Frauen *Polska YWCA*.[113] Władysław Weber, von 1945 bis 1958 Präsident des PCK Rybnik, war laut Marek Szołtysek ursprünglich über seine Frau zum Roten Kreuz gekommen.[114] Auch auf die Gründung der nationalen Rotkreuzgesellschaften hatten Frauenvereine offensichtlich nennenswerten Einfluss. Das PCK listet unter den Vorgängern der Organisation einen Frauenverein auf, nämlich den *Związek Dobroczynności Patriotycznej Kobiet*.[115] Zora Mintalová nennt ungarische Frauenvereine sowie den zentralen Frauenhilfsverein *Ústredný pomocný ženský spolok* als wichtige Wegbereiter des ČSČK vor 1919.[116]

Trotz der unterschiedlichen Zeiträume waren Verflechtungen des Roten Kreuzes mit Frauenvereinen hier also keine Seltenheit. Inwiefern das ČSČK im Staatssozialismus diesem Trend folgte und ob es Kontakte mit dem tschechoslowakischen Frauenverband (*Československý svaz žen*) gab, wird bisher aber

---

111 *Švejnoha*: Alice Masaryková, 51 f.
112 *Švejnoha*: Hana Benešová, 34.
113 Siehe: Polska YWCA: Związek Dziewcząt i Kobiet Chrześcijańskich Polska YWCA. In: http://ywca.pl/polska-ywca (letzter Aufruf: 30.05.2018).
114 *Szołtysek*: 80 lat Polskiego Czerwonego Krzyża, 72.
115 Siehe: *o. A.*: Rys historyczny. Powstanie Polskiego Czerwonego Krzyża. In: http://www.pck.szczecin.pl/index.php/rys-historyczny-pck (letzter Aufruf: 30.05.2018).
116 Mintalová (2006), 2.

nicht thematisiert. Welche Angebote des Roten Kreuzes sich primär an Frauen richteten, findet ebenso keine kritische Würdigung.

Abschließend kann festgehalten werden, dass es Literatur zu den nationalen Rotkreuzgesellschaften PCK und ČSČK gibt, die derzeit langjährige Angehörige beider Organisationen dominieren. Allgemein forschen nationale Rotkreuzgesellschaften zu sich selbst und nicht zu anderen nationalen Rotkreuzgesellschaften. Dies ist kein Beispiel für ostmitteleuropäische Selbstbezüglichkeit, sondern ein Charakteristikum, das anscheinend weltweit auf Rotkreuzgesellschaften zutrifft. Ein Sonderfall ergibt sich aus der Geschichte des ČSČK. Zur Rekonstruktion der Organisationsentwicklung tragen in diesem Fall beide Nachfolgeorganisationen, ČČK und SČK bei. Rein quantitativ zeigt das SČK dabei ein größeres Engagement als das ČČK. Wissenschaftliche Literatur bezieht sich in der Regel auf die internationale Rotkreuzbewegung und geht nicht im Besonderen auf PCK und ČSČK ein. An diesem Forschungsfeld beteiligen sich deshalb auch eher die Politikwissenschaften als die Geschichtswissenschaften. Eine Analyse von PCK und ČSČK im Rahmen der Organisationssoziologie gibt es bisher überhaupt nicht.

Die Geschichtsschreibung beider Organisationen lehnt die Auseinandersetzung mit der sozialistischen Vergangenheit ab. Sie ist teilweise sehr detailliert, bleibt aber deskriptiv. Für den Zeitraum des Staatssozialismus reproduzieren auch neuere Veröffentlichungen eine Leerstelle, sodass die Verortung und Deutung des Roten Kreuzes innerhalb sozialistischer Hierarchien ausbleibt.

Sowohl PCK als auch ČSČK schreiben ihre Geschichte insgesamt als erfolgreiche organisationale Kontinuität seit der Zwischenkriegszeit, wobei sie von gleichbleibenden Tätigkeiten auf gleichbleibende Bedeutungen schließen. Warum und wie das Rote Kreuz in Polen und der Tschechoslowakei unter sozialistischen Bedingungen überleben und arbeiten konnte, kann daher noch nicht zufriedenstellend beantwortet werden. Dennoch sollte das wachsende Engagement bei der Aufbereitung der Organisationsgeschichte gewürdigt werden, das zumindest zu einer Handvoll Veröffentlichungen in den 2000er-Jahren geführt hat.

2. Die Suchdienste von PCK und ČSČK

2.1 Vorbemerkung

Die Suchdienste gehören spätestens seit 1945 zu den zentralen Aufgaben der nationalen Rotkreuzgesellschaften PCK und ČSČK. Sie spielten eine wichtige Rolle bei allen Aufgaben, die mit den Repatriierungen von Kriegsgefangenen und sogenannten (zivilen) Displaced Persons verbunden waren. Dazu zählten beispielsweise die systematische Entwicklung von Suchkarteien, die Bearbeitung von Suchanfragen sowie die Kommunikation mit internationalen Suchagenturen. Als Beispiele für Selbstorganisation im Sozialismus eignen sie sich vor allem deswegen, weil beide Organisationen sie eigenverantwortlich und zunächst ohne materielle oder personelle Unterstützung des Staates einrichteten.

In diesem Kapitel blicke ich einerseits auf Institutionalisierungsprozesse der Suchdienste, da sie Aufschluss über die strategische Organisationsentwicklung von PCK und ČSČK in den unmittelbaren Nachkriegsjahren geben können. Andererseits hinterfrage ich, inwiefern die Suchdienste institutionalisierte Aktivitäten waren. Dabei geht es mir vor allem um eine mögliche Abgrenzung selbstorganisierter von fremdorganisierten Aktivitäten. In beiden Ländern mussten die Suchdienste konkrete staatliche Interessen berücksichtigen. Für wen eine Repatriierung wann und wohin möglich war, oblag schließlich staatlichen Entscheidungsmechanismen, auf die die Rotkreuzgesellschaften nur bedingt Einfluss nehmen konnten. Sie integrierten sich mit ihren Suchdiensten jedoch schnell in die neuen staatlichen Strukturen. Ob ihr Engagement – beispielsweise für den Kindersuchdienst, die Repatriierung von Kriegsgefangenen oder die allgemeine Betreuung von Transporten – als Selbstorganisation zu behandeln ist, erfordert eine genauere Betrachtung.

Darüber hinaus frage ich in diesem Kapitel nach der Motivation von Selbstorganisation. Meine These ist, dass PCK und ČSČK die Suchdienste nutzten, um ihre Organisationen gegenüber dem Staat zu legitimieren. Falls dies zutrifft, leisteten die Suchdienste einen wesentlichen Beitrag dazu, dass die beiden Organisationen im Sozialismus überlebten. Somit wären die Suchdienste für sie nicht nur eine humanitäre Aufgabe gewesen, sondern gleichzeitig ein strategisches Instrument gegenüber dem sozialistischen Staat.

Da die Suchdienste in ein internationales humanitäres System eingebettet waren, befasse ich mich in diesem Kapitel insbesondere auch mit den grenzüberschreitenden Netzwerkstrukturen von PCK und ČSČK. Zunächst erläu-

tere ich die allgemeine Infrastruktur internationaler Suchaktivitäten. Anschließend stelle ich die Suchdienste von PCK und ČSČK gegenüber. Um
selbstorganisiertes Handeln dabei konkreter fassen zu können, beleuchte ich
zudem die Karrieren von ausgewählten Mitarbeitern beider Organisationen.

In diesem Zusammenhang untersuche ich Arbeitsweisen der Suchdienste
als Indikatoren für Selbstorganisation. Folgende Fragen sind dabei relevant:
1. Inwiefern war der sozialistische Staat auf die Suchdienste von PCK und
ČSČK angewiesen? 2. Wie gingen die Organisationen mit der vermeintlichen
Ambivalenz zwischen staatlichen und humanitären Interessen um? 3. In welchem Ausmaß hingen die Aktivitäten der Suchdienste vom freiwilligen Engagement (Einzelner) bei PCK und ČSČK ab? Besonders sichtbar werden Arbeitsweisen und Kommunikationswege am Beispiel der sogenannten *Tracing/
Documentation-Fälle* (kurz: T/D-Fälle). In den Beständen des International
Tracing Service (ITS) in Bad Arolsen befinden sich T/D-Dokumente, mit
denen sich nachvollziehen lässt, auf welche Weise PCK und ČSČK Überlebende
und Suchende aus der unmittelbaren Nachkriegszeit registrierten. Den Suchanfragen von PCK und ČSČK widme ich zum Schluss dieses Kapitels daher
einen eigenen Abschnitt.

Übergeordnetes Ziel dieses Kapitels ist es, die Suchdienste als Beispiele für
Selbstorganisation zu hinterfragen und in die Organisationsentwicklung von
PCK und ČSČK im Staatssozialismus einzuordnen. Neben ihrer Positionierung zwischen sozialistischen und humanitären Prinzipien sollen dabei auch
ihre individuellen Entwicklungswege sichtbar werden.

2.2   PCK, ČSČK und Deutsche nach 1945

Die unmittelbare Nachkriegszeit prägte Ostmitteleuropa nachhaltig mit der
Erfahrung der Massenmigration. Nach Kriegsende ereilte dieses Schicksal
in Europa ca. 12 Millionen Menschen.[1] In die Zuständigkeit von PCK und
ČSČK fielen in diesem Zusammenhang zwei Gruppen von Repatrianten. Zum
einen waren dies überlebende Zwangsarbeiter, zurückkehrende Kriegsgefangene und Verschleppte – sogenannte Displaced Persons (DPs). Zum anderen
handelte es sich um Zivilpersonen, z. B. Frauen und Kinder, die im Verlauf
der Kriegshandlungen ihre Heimat verlassen hatten. Beide Organisationen
begleiteten Repatrianten auf ihren unterschiedlichen Wegen, von der Unter-

---

1   *Oltmer*, Jochen: Zwangswanderungen nach dem Zweiten Weltkrieg, 15.03.2015. In: http://
    www.bpb.de/gesellschaft/migration/dossier-migration/56359/nach-dem-2-weltkrieg
    (letzter Aufruf: 02.05.2017).

bringung und Registrierung in Lagern, bis hin zu ihrer Aussiedlung und Familienzusammenführung. PCK und ČSČK hatten in dieser Zeit die Rolle des Berichterstatters und Multiplikators gemeinsam. Im polnischen Fall ermöglichte die starke Stellung der Organisation sogar politische Verhandlungsmacht, während im tschechoslowakischen Fall zumindest der Kontakt zum internationalen Roten Kreuz entscheidend zur Präsenz humanitärer Maßstäbe in der Lagerpolitik der Ministerien beitrug. In beiden Fällen koordinierte das Rote Kreuz Hilfslieferungen (z. B. Zwieback, Kondensmilch, Kleidung usw.) und registrierte, dass das teilweise »lange Warten auf die Ausreise« eine besondere psychische Belastung für die Menschen darstellte.[2] Außerdem waren PCK, ČSČK und das Deutsche Rotes Kreuz (DRK) an Kalkulationen über die Anzahl der betroffenen Personen beteiligt.[3] Bei der Registrierung und Identifizierung der Überlebenen unterstützte sie das *Internationale Komitee vom Roten Kreuz* (IKRK).

Für das IKRK war die Identifizierung von Repatrianten keine neue Aufgabe. Ein Informationsbüro, als Anlaufstelle für Suchende oder Gesuchte, richtete das IKRK erstmals schon 1870 ein. Dieses vermittelte zwischen den durch Kriegshandlungen getrennten Personen, z. B. verwundeten oder in Gefangenschaft geratenen Soldaten und ihren Familien.[4] Das IKRK führte damals eine einheitliche *capture card* ein, die die nationalen Rotkreuzgesellschaften fortan an Kriegsgefangene austeilten. Im Verlauf des Ersten Weltkriegs hatte sich der Informationsaustausch noch auf Kriegsgefangene beschränkt. Zu Beginn des Zweiten Weltkriegs sammelte das IKRK zusätzlich auch Informationen über internierte Zivilisten und beantwortete Anfragen öffentlicher Stellen sowie Anfragen von Einzelpersonen. Hierbei benutzte es einen Kartenindex, der ein alphabetisches Namensverzeichnis aller derzeit bekannten Kriegsgefangenen und Zivilinternierten enthielt. Kopien dieser Informationen schickte das IKRK an die nationalen Rotkreuzgesellschaften, an die sich Angehörige vor Ort wenden konnten.[5]

Das IKRK betrachtete es ausdrücklich als »eine seiner Grundpflichten, durch Kriegsereignisse getrennte Familien wieder zusammenzuführen«[6]. Letztlich übernahm das IKRK mit dieser Selbstverpflichtung die Rolle eines Suchdienstes für Zivilisten, der Anschriften und Aufenthaltsorte ermittelte

---

2 *Staněk*, Tomáš: Internierung und Zwangsarbeit, Das Lagersystem in den böhmischen Ländern 1945–1948. München 2007, 341.

3 *Stola*, Dariusz: Kraj bez wyjścia?. Warszawa 2010, 242–244.

4 *Zimmer*, Bernd Joachim: International Tracing Service Arolsen. Von der Vermisstensuche zur Haftbescheinigung. Die Organisationsgeschichte eines »ungewollten Kindes« während der Besatzungszeit. Bad Arolsen 2011, 25.

5 Ebd., 27.

6 Ebd., 30.

und einheitliche Formulare für Suchende und Gesuchte einführte.[7] Außerdem entsandte das IKRK Delegationen zu Lagern in der Tschechoslowakei, in denen Zivilinternierte untergebracht waren, um deren Situation zu inspizieren und die Einhaltung gültiger Verträge (z. B. Haager Abkommen, Genfer Konvention) zu beobachten.[8]

Zwar waren die nationalen Rotkreuzgesellschaften gegenüber dem IKRK nicht weisungsgebunden. Sie handelten weitestgehend autonom und stimmten sich mit ihrer jeweiligen Regierung ab. Dennoch arbeiteten sie im Bereich der Suchaktivitäten gleichzeitig eng mit dem IKRK zusammen.[9] Im Zuge dieser Zusammenarbeit verstetigten sich auch die Netzwerke und Kommunikationskanäle zwischen dem IKRK in Genf und den nationalen Rotkreuzgesellschaften PCK und ČSČK.

Basierend auf diesen Erfahrungen betrieben PCK und ČSČK auch ihre Suchdienste in Polen und in der Tschechoslowakei, die nach dem Ende des Zweiten Weltkrieges anstelle sog. Nationaler Suchagenturen fortbestanden. Für beide nationalen Rotkreuzgesellschaften war der Suchdienst eine Aufgabe, die einerseits nationale bzw. staatliche Interessen verfolgte, wie z. B. die Organisation eines Kindersuchdienstes, die Rückkehr von Kriegsgefangenen, die Sicherung von Arbeitskräften und die Evakuierung der Deutschen. Anderseits bemühten sie sich im Rahmen der Suchdienste, auch die Interessen der internationalen Rotkreuzbewegung zu befriedigen. Hierzu zählten z. B. humanitäre Ersthilfe, die Koordination von Hilfsleistungen aus dem Ausland oder die angemessene Betreuung von sogenannten Transporten.[10]

Ab 1947 änderte sich das Umfeld der Suchdienste zeitweilig, da sich zusätzlich alliierte Organisationen (z. B. UNRRA[11], IRO[12], ITS[13]) an der Repatriierung von DPs beteiligten. In der Satzung der *International Refugee Organizaton* (IRO) wurden zwei Gruppen definiert, nämlich DPs und Flüchtlinge, die sie wie folgt unterschieden: Ein Flüchtling war eine Person, die das Land ihrer Nationalität oder ihres gewohnheitsmäßigen Aufenthalts verlassen hatte oder sich außerhalb davon aufhielt. Die Bezeichnung DP bezog sich hingegen auf eine Person, die als Resultat von Aktivitäten eines Regimes deportiert wurde

---

7   Ebd.
8   Vgl. *Staněk*: Internierung und Zwangsarbeit, 318.
9   *Zimmer*: International Tracing Service Arolsen, 24.
10 Der Begriff »Transport« ist hier als Quellenbegriff zu verstehen. Die vorliegenden Quellen differenzieren nur sehr selten zwischen den betroffenen Personengruppen. Außerdem verschleiern sie über den Begriff »Transport«, wer für welche Art von Transporten verantwortlich war. Da ich nicht eindeutig nachvollziehen kann, ob es sich bei einem »Transport« um Repatriierung, freiwillige oder unfreiwillige Aussiedlung handelt, übernehme ich an dieser Stelle den Quellenbegriff.
11 UNRRA = United Nations Relief and Rehabilitation Administration.
12 IRO = International Refugee Organization.
13 ITS = International Tracing Service.

oder das Land ihrer Nationalität oder des gewohnheitsmäßigen Aufenthalts verlassen musste. Außerdem gehörten zur Gruppe der DPs Personen, die zur Zwangsarbeit gezwungen wurden oder aus rassistischen, religiösen oder politischen Gründen deportiert wurden.[14] Dies ist nur ein Beispiel dafür, dass sich im Rahmen der Repatriierung nach 1947 Abläufe formalisierten, die nachfolgend eine enge Zusammenarbeit der Suchdienste und internationalen Organisationen erforderten. PCK und ČSČK unterhielten über die Suchdienste deshalb selbst im Sozialismus Kontakte ins nicht-sozialistische Ausland. Rückblickend betrachtet, trugen diese Kontakte der Suchdienste derzeit auch maßgeblich zu ihrem Verbleib in der internationalen Rotkreuzfamilie bei.

Gegenüber dem sozialistischen Staat, der sich in der Volksrepublik Polen ab 1944 und in der Tschechoslowakei ab 1948 etablierte, rechtfertigten PCK und ČSČK ihre Auslandskontakte mit den notwendigen Suchaktivitäten. Auf diese Weise erhielten sie sogar Privilegien, wie z. B. Zugang zu Kommunikationskanälen, Informationen und Reisemöglichkeiten. Allerdings spielten PCK und ČSČK hierbei recht unterschiedliche Rollen.

2.3 Die Infrastruktur der Suchaktivitäten

Die Suchdienste von PCK und ČSČK waren eingebettet in ein Netz internationaler Suchorganisationen, die Displaced Persons (DPs) registrierten und, falls möglich, Familien wieder zusammenführten.

Im Gegensatz zu den Suchdiensten der Rotkreuzgesellschaften begrenzten internationale Träger jedoch die Dauer ihrer Aktivitäten. Von 1945 bis 1947 verantwortete zunächst die UNRRA, also die Hilfs- und Wiederaufbauverwaltung der Vereinten Nationen, dass Displaced Persons in Sammelzentren untergebracht und versorgt wurden. Es handelte sich um »bis zu 13 Millionen Menschen, die sich infolge der Verfolgung und des Krieges in Europa außerhalb ihrer Herkunftsländer befanden«[15].

Nachdem das Interimsmandat der UNRRA ausgelaufen war, übernahm ab Juli 1947 die internationale Flüchtlingsorganisation (IRO) die Leitung eines zentralen Suchbüros in Bad Arolsen. Daraufhin »zentralisierte die IRO die bis dahin weit verzweigten lokalen, nationalen und internationalen Suchbemühungen«. Das Büro in Bad Arolsen erhielt ab Januar 1948 deshalb den bis heute gültigen Namen *International Tracing Service* (ITS). Nach der Aufhebung des

14 *Dyukov*, Aleksandr: Divided Eastern Europe: Borders and Population Transfer, 1938–1947. Newcastle upon Tyne 2012, 177.

15 *ITS*: Die Geschichte des ITS als internationale Einrichtung. Die Entwicklung des Suchbüros nach der Befreiung. In: https://www.its-arolsen.org/ueber-its/geschichte-des-its/#c1484 (letzter Aufruf: 25.05.2018).

Besatzungsstatus 1955 bat Konrad Adenauer das IKRK darum, den ITS zu leiten. Ausschlaggebend hierfür war der neutrale und unparteiliche Charakter des IKRK.

Die Suchdienste von PCK und ČSČK kooperierten in dieser Zeit intensiv mit dem ITS und seinen Vorläuferorganisationen. In den Jahren 1945 bis 1950 entsendeten sie beispielsweise Mitarbeiter nach Bad Arolsen, um Repatriierungsprozesse und insbesondere die Suche nach vermissten Kindern zu beschleunigen. Nach 1955 befanden sich schließlich sowohl der ITS, als auch die Suchdienste in Polen und der Tschechoslowakei unter Leitung einer Rotkreuzgesellschaft.

Die folgenden Kapitel behandeln Korrespondenzen, die PCK und ČSČK mit UNRRA, IRO und ITS pflegten. Die Auswertung solcher Korrespondenzen zeigt, wie sich die nationalen Rotkreuzgesellschaften in der internationalen Infrastruktur positionierten. Die unmittelbare Nachkriegszeit gibt Aufschluss darüber, welche Rolle sich PCK und ČSČK erarbeiteten, während sich um sie herum bereits die kommunistischen Regime formierten.

2.4 Polnischer Fall

Für Polen trat das PCK in den 1950er-Jahren als diplomatische Vertretung gegenüber der Bundesrepublik Deutschland auf. Gespräche zwischen dem PCK und dem Deutschen Roten Kreuz (DRK) ersetzten die Kommunikation auf Regierungsebene, die zu jener Zeit noch durch wirtschaftliche Verhandlungen aufgeheizt war. Beispielsweise hatte die Bundesrepublik im April 1954 versucht, mit Zugeständnissen bei Exportgeschäften die Ausreise von Personen aus Polen nach Deutschland zu erreichen.[16] Da derartige Vorstöße nicht besonders erfolgreich waren, blieben PCK und DRK sogar bis Mitte der 1970er-Jahre offiziell Wortführer bei Fragen über Aussiedlungen und Familienzusammenführungen.[17]

Der damalige polnische Vize-Außenminister, Marian Naszkowski, argumentierte gegenüber der Parteispitze im November 1954 im Sinne von PCK und DRK sehr geschickt, dass auch das Sowjetische Rote Kreuz kürzlich eine Korrespondenz mit dem DRK eingegangen sei, um die offene Frage über die Rückkehr der verbliebenen Häftlinge zu klären.[18] Am 14. Dezember verließ daraufhin der erste Transport für Personen deutscher Nationalität, deren Familien sich in Westdeutschland befanden, Polen in Richtung BRD. Im Januar

---

16 *Stola*: Kraj bez wyjścia?, 111.
17 Ebd., 111, 244.
18 Ebd., 111.

1955 folgten zwei weitere mit insgesamt 341 Passagieren.[19] Dies war ein erster Durchbruch für die noch in Polen befindlichen deutschen Zivilpersonen, der zweifellos auf die Vermittlung von PCK und DRK zurückgeht. Darüber hinaus beschäftigte sich das PCK intensiv mit der Repatriierung vermisster Polinnen und Polen sowie mit dem Schicksal vermisster polnischer Kinder. Da das Informations- und Suchbüro des PCK (*Biuro informacji i Poszukiwań*) während des Warschauer Aufstands 1944 zerstört worden war, ist es äußerst bemerkenswert, dass es sich in den Jahren 1951 bis 1954 in Warschau wieder zu einem zentralen Anlaufpunkt für verschiedenste Einrichtungen und Ministerien etablierte.

Zunächst einmal war das polnische Außenministerium (*Ministerstwo Spraw Zagranicznych*) für die Repatriierung zuständig. Dabei arbeitete es mit dem Staatlichen Repatriierungsamt (*Państwowy Urząd Repatriacyjny*, PUR) zusammen. Aufgabe des PCK war es in dieser Konstellation lediglich, die Einreisedaten von Bürgern zu bestätigen, die beispielsweise aus der Lettischen Sozialistischen Sowjetrepublik (LSSR) nach Polen zurückkehrten. In einem Brief an das PCK vom Dezember 1951 bezeichnete der Leiter der sowjetischen Abteilung diese Angelegenheit übrigens als geheim und besonders dringend.[20] Dass er diesen Brief direkt an das PCK richtete, deutet bereits an, wie entscheidend die Organisation zum Ablauf und schließlich Erfolg von Repatriierungsmaßnahmen beitragen konnte. Im Sommer 1952 erhielt das PCK zudem die schriftliche Bestätigung, dass das Konsularbüro des Außenministeriums (*Biuro Konsularne Ministerstwa Spraw Zagranicznych*) Listen polnischer Repatrianten mit dem PUR austauschte.[21] Offenbar sollte das PCK darüber informiert sein, selbst wenn es an dem Vorgang nicht direkt beteiligt war.

Korrespondenzen zwischen dem Hauptvorstand des PCK (*Zarząd Główny PCK*) und dem Hauptkommando der Bürgermiliz (*Komenda Główna Milicji Obywatelskiej*, K. G. M. O.) belegen außerdem, dass das PCK in Warschau ab 1953 wieder über ein umfangreiches Archiv verfügte. Hier lagerten nicht nur alle vom PCK erstellten Suchakten. Das Warschauer Archiv war gleichzeitig Anlaufstelle für Suchanfragen und Informationsbüro für Betroffene. Aus diesem Grund forderte der Chef des Ausländerregistrierungsbüros der K. G. M.O (*Biura Rejestracji Cudzoziemców K. G. M. O.*) das PCK im Dezember 1953 dazu auf, diverse Namen in den dort vorliegenden Suchakten zu überprüfen. In diesem speziellen Fall ging es um die Repatriierung von Personen aus Italien nach Polen, deren Identität das PCK bestätigen musste.[22] Insgesamt verlief

---

19 Ebd.
20 Brief vom 29.12.1951, AAN 2/284/0/9 und AAN, 2/284/0/9/49, Blatt 8.
21 Brief vom 28.07.1952, AAN, 2/284/0/9 und 2/284/0/9/49, Blatt 25.
22 Brief des K. G. M. O. an das ZG PCK vom 21.12.1953, AAN, 2/284/0/9 und 2/284/0/9/49, Blatt 57.

die Zusammenarbeit zwischen K. G. M.O und PCK bis Mitte der 1950er-Jahre
sehr intensiv. Das PCK bestätigte auf Anfrage des K. G. M.O auch regelmäßig
die Rückkehr polnischer Repatrianten aus Frankreich[23], Rumänien[24] oder
der amerikanischen Besatzungszone Deutschlands[25]. Identifikationsmerk-
male waren hierbei Name und Vorname, Geburtsdatum, Ort und Datum der
ersten Registrierung sowie, falls vorhanden, die Registrierungsnummer des
Repatrianten.

Darüber hinaus bestätigte das PCK mit seinen Suchakten auch die Identität
von Kriegsgefangenen, die bis 1949 auf polnischem Gebiet registriert waren
und ab 1951 nach Deutschland zurückkehrten. Briefwechsel mit dem PCK, die
diese Angelegenheit behandelten, markierte das polnische Außenministerium
als geheim.[26] Ebenfalls als geheim behandelte das PCK seine Briefwechsel mit
dem Bergbauministerium (*Ministerstwo Górnictwa*[27]) und dem Ministerium
für öffentliche Sicherheit (*Ministerstwo Bezpieczeństwa Publicznego*[28]).

Des Weiteren bemühte sich das PCK-Suchbüro in der Piusa-Straße XI-24
in Warschau bei grenzüberschreitenden Suchaktivitäten um eine Zusammenarbeit mit dem *International Tracing Service* (ITS). In Esslingen (zu der Zeit
amerikanische Besatzungszone) hatte das PCK einen eigenen Vertreter, der
beispielsweise am 17. März 1950 eine Liste mit Namen an das PCK in Warschau
übermittelte. Im dazugehörigen Schreiben erklärte der *Zone Documents Officer*, Ferndande Beguin, dass die Dokumente u. a. eine Liste alliierter Gräber
mit Bezug auf 34 polnische Staatsangehörige enthielten, die im Landkreis
Ludwigsburg in Baden Württemberg begraben waren. Die Listen lieferten
ferner Informationen zu Vor- und Nachnamen, Nationalität, Geburtsdatum,
Todesdatum und Ort des Grabes.[29] Wie das Beispiel veranschaulicht, war eine
regelmäßige, präzise und detailreiche Kommunikation notwendig, um vermisste Personen zu identifzieren.

Noch ein Jahr zuvor war Major van Banning, *Liaison Officer* der IRO und
ehemaliger politischer Gefangener, mit einer Delegation des ITS in Polen gescheitert. Ziel der Reise war es, weitere Suchakten einzusehen und zu kopieren,
die damals im Besitz des PCK waren. Van Bannings Bericht über diese Reise
liest sich wie ein Bericht des Scheiterns: Zwar habe der Suchdienst des PCK in
Warschau vorbildlich kooperiert. Dennoch sei die Mission gescheitert, da vom

---

23 Brief vom Dezember 1953, AAN, 2/284/0/9 und 2/284/0/9/49.
24 Ebd.
25 Ebd.
26 Brief vom 06.11.1951, AAN, 2/284/0/9 und 2/284/0/9/49, Blatt 7.
27 Brief vom 24.01.1951, AAN, 2/284/0/9 und 2/284/0/9/49, Blatt 2.
28 Ebd.
29 U. S. Inventory No. 1862/P/1439 (106), 2.2.0.1/ 82414364/ITS Digital Archives, Bad
    Arolsen.

polnischen Außenministerium keine Freigabe für die Arbeit der Delegation erfolgte und sie somit auf eine unüberwindbare Bürokratie traf.[30]

Das Suchbüro des PCK in Warschau verfügte zu diesem Zeitpunkt über Akten, die Auskunft über Ausländer gaben, die in polnischen Lagern interniert waren. Hierzu zählten Identifikationskarten, Listen mit ehemaligen Häftlingen nach Nummern sowie Sterbeurkunden[31]. Beim PCK in Warschau stand die Delegation des ITS v. a. mit Irena Domańska in Verbindung, die damals stellvertretende Vorsitzende des PCK war. Van Banning schilderte diesen Kontakt später auch in seinem Bericht. Laut van Banning bedauerte Domańska, dass sie nicht im Voraus über das Kommen der Delegation informiert worden war und somit keine notwendigen Vorkehrungen treffen konnte. Außerdem habe sie Anweisungen vom Auslandsbüro erhalten, dass die Delegation zuerst eine Liste mit allen Unterlagen einreichen müsse, die sie kopieren wollte, bevor eine Entscheidung über die Freigabe (*clearance*) erfolgen könne.[32]

Alle polnischen Behörden und Organisationen, die van Banning im Folgenden kontaktierte, verlangten die Vorlage einer derartigen Freigabe (*clearance*). Dazu zählten neben dem PCK-Suchbüro in Warschau beispielsweise folgende: IRO Warschau, Französische Suchmission, Polnische Organisation der ehemaligen politischen Gefangenen, Internationales Rotes Kreuz, Staatliches Museum Majdanek, Staatliches Museum Auschwitz/Birkenau, War Crimes HQ Warschau, War Crimes Office Krakau sowie das PCK in Krakau.[33] Allein die Anzahl der beteiligten Organisationen und Einrichtungen erklärt schon die bürokratischen Verzögerungen. Außerdem zeigt sie, dass – im Gegensatz zu Ländern mit Nationalen Suchagenturen – in Polen das PCK den Suchdienst betrieb, wobei es Multiplikator für Interessen verschiedenster Akteure sein musste.

Auch ohne die Freigabe des Ministeriums, die es dem ITS erlaubt hätte, Akten direkt vor Ort zu kopieren, konnte die Delegation einige Informationen erhalten. Hierzu fasste das PCK aus den vorhandenen Sammlungen Listen mit spezifischen Informationen zusammen, die für den ITS relevant waren.[34] Im Sinne der Betroffenen handelte das PCK hier sehr flexibel und fand Wege, um behördliche Formalitäten zu umgehen, ohne gegen diese zu verstoßen. Da

---

30 Van Banning verfasste diesen Bericht übrigens anlässlich der Zweiten Konferenz der Nationalen Suchbüros, die vom 1.–3. September 1949 in Bad Arolsen stattfand.
31 ITS Mission to Poland 1949 (Major van Banning), 6.1.1/82510271/ITS Digital Archives, Bad Arolsen.
32 Final Summary vom 07.06.1949, 6.1.1/82512352 bis 6.1.1/82512364/ITS Digital Archives, Bad Arolsen. Hier:6.1.1/82512357/ITS.
33 Final Summary vom 07.06.1949, 6.1.1/82512352 bis 6.1.1/82512364/ITS Digital Archives, Bad Arolsen. Hier:6.1.1/82512354/ITS.
34 File 21 (1949), Records of Foreign Nationals held by Polish NTB, 6.1.1/82512229/ITS Digital Archives, Bad Arolsen.

sich derartige Lösungen jedoch auf das Archiv des PCK beschränkten, blieben letztlich beide Seiten unzufrieden. Das PCK fühlte sich bevormundet und wäre gern im Voraus über den Besuch der Delegation informiert gewesen. Folglich – so erinnerte sich später van Banning – fragte auch der Leiter des Suchdienstes, A. Graas, die Delegation zuallererst, warum genau sie gekommen war und ob weiterhin Dokumente nach Polen geschickt würden.[35]

Van Banning sprach im Anschluss explizit vom Scheitern der Reise. Sein »persönliches Gefühl« war, dass die Mission eine äußerst politische Angelegenheit war. Der Suchdienst in Polen habe ihn zwar sehr freundlich empfangen und »alle waren bereit ihm zu helfen und ihm Dokumente zu geben«. Allerdings könnten »die Worte IRO und Besatzungsmächte ausgetauscht werden gegen IRO und polnische Regierung«[36]. Mit dieser Aussage deutete er an, dass nationale Interessen die Grenzen internationaler Suchaktivitäten im Westen wie im Osten definierten.

Der Aufenthalt der Delegation in Polen dauerte 44 Tage. Insgesamt umfasste die Reise von Bad Arolsen und zurück 54 Tage. Zusätzlich zum inhaltlichen Scheitern waren die Fahrzeuge der Delegation nämlich in einen Unfall verwickelt, der sie auf der Hinfahrt für eine Woche in der Tschechoslowakei aufhielt. Eine Entschädigung hierfür, die im Bericht van Bannings leider völlig untergeht, ist, dass die Delegation auf diese Weise unerwartet noch Vertreter der IRO in Prag traf, die ihnen neue Fahrzeuge besorgten und sich über die Kontaktaufnahme freuten.[37]

Der Suchdienst des PCK war zu diesem Zeitpunkt übrigens unter mindestens drei verschiedenen Bezeichnungen erreichbar, nämlich *Biuro informacji Warszawa*[38] (Informationsbüro Warschau), *Biuro informacji i Poszukiwań*[39] (Informations- und Suchbüro) und *Biuro Informacyjne*[40] (Informationsbüro). Insgesamt belegen die Korrespondenzen des PCK aus dieser Zeit, dass es in einem System verschiedener regionaler, nationaler und internationaler Büros und Ministerien arbeitete. Es bildete dabei eine wichtige Schaltstelle, deren Angaben bei der Repatriierung nicht nur Vertrauen sondern auch Autorität genossen. In gewisser Weise begaben sich die offiziellen staatlichen Stellen

---

35 Final Summary vom 07.06.1949, 6.1.1/82512352 bis 6.1.1/82512364/ITS Digital Archives, Bad Arolsen. Hier:6.1.1/82512358/ITS.
36 ITS Mission to Poland 1949 (Major van Banning), 6.1.1/82510271/ITS Digital Archives, Bad Arolsen.
37 Final Summary vom 07.06.1949, 6.1.1/82512352 bis 6.1.1/82512364/ITS Digital Archives, Bad Arolsen. Hier:6.1.1/82512354/ITS.
38 Brief des K.G.M.O. an das ZG PCK vom 21.12.1953, AAN, 2/284/0/9 und 2/284/0/9/49 AAN, Blatt 56.
39 Brief des K.G.M.O. an das ZG PCK vom 15.01.1951, AAN, 2/284/0/9 und 2/284/0/9/49, Blatt 3.
40 Brief des K.G.M.O. an das ZG PCK vom 02.12.1953, AAN, 2/284/0/9 und 2/284/0/9/49, Blatt 46.

sogar in eine Abhängigkeit vom PCK, das mit seinen Suchakten Identitäten, Einreise- oder Ausreisedaten bestätigen musste. Die vorliegenden Korrespondenzen belegen zwar, dass vielfältige Kontrollinstanzen innerhalb des Netzwerks von Behörden vorhanden waren. Dennoch zeigen sie, dass das PCK in diesen Netzwerken als humanitärer Akteur auftrat, der internationale Kontakte nutzte, um möglichst im Sinne der Betroffenen zu agieren. Auf die Suchaktivitäten des PCK hatte der sozialistische Staat daher nur einen begrenzten Einfluss. Der Suchdienst kommunizierte in der Regel sogar auffallend sachbezogen und knapp. Für die Rhethorik des sozialistischen Umbaus war in den Schreiben an deutsche Behörden Anfang der 1950er-Jahre offenbar kein Platz. Dass die grenzüberschreitenden Suchaktivitäten von ITS und PCK nicht abrissen, nachdem das Außenministerium die ITS-Delegation im Frühjahr 1949 massiv behindert hatte, ist lediglich der Professionalität dieser beiden Organisationen zuzuschreiben.

Briefwechsel von ITS und PCK aus dem Sommer 1951 belegen jedoch, dass die polnische Sprache selbst nach einigen Jahren der Zusammenarbeit noch zu relevanten Kommunikationsproblemen führte. Aus Zeitgründen und aus Gründen der Vereinheitlichung bei der Registrierung kommunizierte der ITS nur in den Sprachen Englisch, Französisch und Deutsch. Im Juni 1951 erklärte ein Vertreter des PCK in Deutschland, dass das PCK in Warschau nicht mehr über ausreichend qualifiziertes Personal verfüge, um Briefe des ITS auf Englisch zu lesen bzw. zu beantworten. Mitarbeiter mit Fremdsprachenkenntnissen waren schließlich seit 1946 sukzessive in Abteilungen von UNRRA, IRO und später ITS abgewandert, wo sie für Polen tätig waren.

Eine mögliche Lösung war seines Erachtens, die polnischen Mitarbeiter des ITS gezielt und falls nötig ausschließlich für die Kommunikation auf Polnisch einzusetzen. In der unsensiblen Antwort auf diese Bitte hieß es, »(…) man könne schließlich nicht erwarten, dass jemand vom polnischen Dorf Fremdsprachen beherrsche«[41]. Tatsächlich führte die Deklination von Namen und Orten – die in den slawischen Sprachen üblich ist – aber auch auf deutscher Seite regelmäßig zu Missverständnissen. Der Vorstand des ITS beschloss daraufhin, Einzelpersonen wieder auf Polnisch zu schreiben, da diese Art der Kommunikation monatlich nur ca. 20 Briefe umfasste. Mit dem PCK in Warschau sollte dagegen strikt auf Englisch oder Französisch kommuniziert werden. Als Begründung führte der Vorstand an, dass der ITS die Briefe aus Warschau andernfalls nicht verstehen könne und dass die Organisation in der Vergangenheit bereits ab und zu auf Englisch oder Französisch mit ihnen korrespondiert hatte.[42] Insgesamt bezeichnete der ITS in einem Bericht von

---

41 Office Memorandum vom 12.06.1951, 6.1.1 / 82507423, Digital Archives, Bad Arolsen.
42 Languages used in correspondence, Dokument vom 14.06.1951, 6.1.1/82507425/ITS Digital Archives, Bad Arolsen.

1951 den Kontakt zu Polen als sehr intensiv und Polen sogar als »wichtigsten Klienten« – ein Status, der dem PCK offenbar zeitweilig Privilegien, wie z. B. die Kommunikation in der Landessprache, ermöglicht hatte. Von diesem Sonderstatus wollte der ITS das PCK ab Sommer 1951 dann wieder entwöhnen.[43]

Doch nicht nur Sprachbarrieren, sondern auch grenzüberschreitende Beziehungen prägten die Zusammenarbeit zwischen PCK und ITS. Wie Dariusz Stola in *Kraj bez wyjścia* (Warszawa 2010) eindrücklich schildert, waren Migrationsbewegungen nach dem Zweiten Weltkrieg zunächst durch fehlende diplomatische Beziehungen zwischen der BRD und der PRL gekennzeichnet.[44] Transporte in die BRD handelten dementsprechend nicht die Regierungen selbst aus, sondern Vertreter von DRK und PCK. Das DRK übergab dem PCK dabei sog. Interventionsbriefe, die in den 1950er-Jahren als Grundlage für eine Ausreise-Erlaubnis dienten.

Das folgende Beispiel veranschaulicht, dass damals nicht nur der Staat diplomatische Angelegenheiten über die nationale Rotkreuzgesellschaft regelte: Am 29. November 1949 wandte sich der ITS schriftlich an das PCK in Warschau. Grund hierfür war, dass Kinder, die mit Transporten aus Polen nach Deutschland gekommen waren, mehrheitlich keine Dokumente bei sich hatten, die für ihre Repatriierung erforderlich waren. Zwischen 1946 und 1948 hatten sich die Organisationen PCK und DRK die Aufsicht über Transporte geteilt, die deutsche Kinder aus Polen nach Deutschland brachten. Die Route verlief von Rosciszów und Dzierżoniów in Niederschlesien über Wrocław bis nach Hannover. Bis zur Grenze der sowjetischen Besatzungszone betreute das PCK die Transporte. In der britischen Besatzungszone übernahm anschließend das DRK.[45]

Diese scheinbar routinierte Zusammenarbeit darf jedoch nicht darüber hinwegtäuschen, dass ausgerechnet der Erfolg von Kinder-Repatriierungen maßgeblich von staatlichen Interessen abhing. Allerdings kommunizierten der polnische Staat und der ITS nicht auf direktem Wege. Statt der polnischen Regierung hatte der ITS das PCK kontaktiert. Dieses leitete solche Briefe anschließend an das polnische Außenministerium weiter. Das polnische Außenministerium reagierte auf das Schreiben vom 29. November ebenfalls nicht direkt, sondern in einem Brief an die PCK-Vorsitzende Irena Domańska. Diese musste daraufhin möglichst diplomatisch erklären, warum beim ITS die erforderlichen Dokumente der Kinder nicht ankamen. Angeblich hatten alle Kinder, die aus Polen nach Deutschland kamen, ursprünglich einen Namensbrief bei sich. Da die Repatriierung der deutschen Bevölkerung aus Sicht der

43 Ebd.
44 *Stola*: Kraj bez wyjścia?, 110, 233 f.
45 Brief des ITS an das PCK vom 29.11.1949, AAN, 2/284/0/9 und 2/284/0/9/50, Blatt 8–9. Hier: Blatt 8.

polnischen Regierung aber grundsätzlich in Kooperation mit der DDR (und nicht der BRD) erfolgte, befanden sich alle Namensbriefe seit der Einreise der Kinder im Besitz der DDR.[46]

Im Vergleich zu den vorangegangenen Jahren zeichneten sich hier deutlich unterschiedliche Interessen ab. ITS und PCK verstetigten ihre Zusammenarbeit. Die polnische Regierung hingegen signalisierte zunehmendes Desinteresse an nicht-sozialistischen Beziehungen. Im Juni 1946 war Warschau noch Gastgeber der ersten internationalen Konferenz der Nationalen Suchbüros (NTBs) gewesen.[47] Vom 1. bis 3. September 1949 veranstaltete der ITS in Bad Arolsen die zweite derartige Konferenz, bei der es insbesondere um die Zusammenarbeit mit den östlichen Ländern, d.h. in besonderem Maße auch um Polen ging.[48] Vermutlich wählten die Veranstalter diesen Schwerpunkt auch unter dem Eindruck der kurz zuvor gescheiterten Mission von Major van Banning in Warschau. Der PCK-Vertreter, der an der Konferenz in Bad Arolsen teilnahm, sollte dem internationalen Publikum nun sowohl die Anliegen des PCK, als auch die Anliegen der polnischen Regierung vortragen. In seinem 13-seitigen Referat über die Arbeit des polnischen Suchdienstes betonte er deshalb besonders, dass es in Polen keine Nationale Suchagentur gab, sondern das PCK allein alle Suchaktivitäten leitete – eine diplomatische Formulierung für die zeitweise unterschiedlichen humanitären und politischen Erwartungen.

Auch inhaltlich spiegelte der Vortrag des PCK-Vertreters diese Diskrepanz wider. Er zitierte zuerst einen Bericht, den Eileen Blackey (*Child Welfare Consultant*, UNRRA-Hauptquartier für Deutschland) auf einer Reise durch Polen angefertigt hatte. Blackey hatte die Arbeit des polnischen Suchdienstes in diesem Bericht außerordentlich gelobt und als »fantastisch« bezeichnet.[49] Ihr Bericht ist insofern interessant, als dass er Aufschluss über die professionelle Arbeitsweise und die Strukturen des Suchdienstes gibt. Das PCK betrieb demnach neben einem zentralen Suchbüro in Warschau auch untergeordnete Büros in verschiedenen anderen Orten in Polen. Derzeit umfasste das zentrale Sucharchiv ca. 2 Millionen Akten, in denen das PCK in Polen vermisste Personen registriert hatte. Darüber hinaus verfügte das Warschauer Suchbüro über weitere Dokumente, Namensbriefe und Listen, die es entweder in Polen

---

46 Brief an Irena Domańska vom 09.08.1950, AAN, 2/284/0/9), Blatt 10.
47 Brief des ZG PCK an das Bureau de Recherches de la Zone Américaine von 1946, 6.1.1/82518994/ITS Digital Archives, Bad Arolsen.
48 Minutes of the meetings von 1949, 6.1.1/82512519/ITS Digital Archives, Bad Arolsen. und Second conference of the National Tracing Bureaus (1949), 6.1.1/ 82512518/ITS Digital Archives, Bad Arolsen.
49 Przemówienie delegata PCK na konferencji międzynarodowych biur poszukiwań w Arolsen (1949), 6.1.1/82519149 bis 6.1.1/82519164/ITS Digital Archives, Bad Arolsen. Hier 6.1.1/82519150.

gesammelt oder aus anderen Ländern erhalten hatte. Für jede Person, die in diesen Listen erwähnt wurde, hatte das PCK eine eigene Registerkarte angelegt. Die Registerkarten sammelte das Büro in Katalogen.

In seinem Vortrag bezeichnete der PCK-Vertreter Polen anschließend als die Nation, die im Verlauf des Krieges »die höchste Anzahl biologischer Verluste« erleiden musste. Dabei sei der Verlust polnischer Kinder, die »das Schicksal des polnischen Volkes teilten, kämpfend starben (…) mit ihren Eltern oder als Waisen (…) in Gaskammern starben (…).« besonders »schmerzhaft« gewesen.[50] Den Kern seiner Rede widmete der PCK-Vertreter der Deportation polnischer Kinder nach Deutschland. Er unterschied in vier Kategorien zwischen erstens der Massendeportation von Kindern aus Schulen bei Zamość, zweitens der Deportation aus polnischen Wohlfahrtseinrichtungen, drittens der Verschleppung von Waisen und Kindern deportierter Eltern und viertens der Entführung von Kindern bei Razzien.[51]

Der Auftritt des PCK bei dieser Konferenz in Bad Arolsen ist ein Beispiel dafür, dass sich beim PCK gelegentlich humanitäre mit nationalen Interessen vermischten. Polnische Kinder dürften »nicht denationalisiert« werden, indem sie »germanifiziert« oder über Deutschland neuen Familien in Kanada und den USA zugeteilt würden. In seiner Rede sprach der PCK-Vertreter weiter von einer »Bedrohung der Denationalisierung« und nannte 400 ihm bekannte Fälle, in denen polnische Kinder ohne Rücksprache mit den polnischen Vertretern in Deutschland »nach Übersee« gebracht wurden, statt nach Polen repatriiert zu werden.[52] Dabei sei die Repatriierung seines Erachtens »die einzige humanitäre Lösung«[53]. In einigen Passagen seiner Rede schien sogar das sozialistische Gemeinwohlkonzept durch. Beispielsweise betonte er »in Polen – anders, als in anderen Ländern – [sei] für Kinder alles kostenfrei: Waisenhäuser, Kindergärten, Schulausbildung für Waisen, Schulwohnheime, medizinische Versorgung für Kinder«[54].

Der PCK-Vertreter schloss seine Rede mit der Bemerkung, dass schätzungsweise 75 % der 10.000 von der IRO registrierten Kinder unbekannter Herkunft polnisch seien.[55] Er rechnete damit, dass die Repatriierung noch mindestens bis zum Ende des Jahres 1950[56] dauern würde. Wie heute bekannt ist, verschätzte er sich mit dieser Annahme sogar um mehrere Jahrzehnte.

Mangelnde diplomatische Auseinandersetzung zwischen der Volksrepublik Polen und der BRD hatte dem PCK in der Nachkriegszeit eine entscheidende

50 Ebd., 6.1.1/82519152.
51 Ebd., 6.1.1/82519153.
52 Ebd., 6.1.1/82519160.
53 Ebd., 6.1.1/82519157.
54 Ebd., 6.1.1/82519156.
55 Ebd., 6.1.1/82519161.
56 Ebd., 6.1.1/82519162.

Vermittlerrolle beschert. In dieser Rolle gewann das PCK zunächst enorm an Bedeutung. Der Auftritt des PCK bei der Konferenz in Bad Arolsen zeigt jedoch, dass sich in der Organisation ab 1949 deutlich staatliche Rhetorik durchsetzte. Im Bereich der Repatriierung fungierte das PCK (und gewissermaßen auch das DRK) weiterhin als diplomatische Vertretung, Kommunikationskanal und Sekretariat für den Staat. Die Kommunikation des polnischen Außenministeriums mit IRO, UNRRA, ITS, sowie nationalen Rotkreuzgesellschaften lief derzeit ebenfalls fast ausschließlich über das PCK. Dennoch verkomplizierte sich die Kooperation mit Westdeutschland hinsichtlich der Kinder-Repatriierungen zunehmend.

Das polnische Außenministerium stellte in einem Brief an das PCK fest, dass »im Gegensatz zur DDR« die »Zusammenarbeit mit Westdeutschland schwierig« sei. Dieser Schwierigkeiten wurde sich das Ministerium offenbar erst bewusst, als es um die Repatriierung in die entgegengesetzte Richtung, also die Repatriierung polnischer Kinder aus Deutschland ging, die nach Polen zurückkehren sollten.[57] Dies könnte auch die deutlichen Worte des PCK-Vertreters bei der Zweiten Konferenz der Nationalen Suchdienste in Bad Arolsen erklären.

Die polnische Innenpolitik bemühte sich seit Ende der 1950er-Jahre darum, die Aussiedlungsaktionen schrittweise abzuschließen. Laut Dariusz Stola war »das Emigrationspotential (…) beträchtlich, die Anzahl der Personen, die sich für die Ausreise entschieden, weit von der Erschöpfung entfernt und in die lokalen Kommissionen (…) flossen ständig Vorschläge«[58]. Gleichzeitig bemühte sich die Regierung aber im Sinne einer »Restabilisierung« um das Ende der Ausreisen.[59] Offizielle Ankündigungen diesbezüglich äußerte der Staat im Jahr 1958 und erneut im Jahr 1969. In beiden Fällen führten Initiativen von PCK und DRK dazu, dass die Aussiedlungen weitergeführt wurden. Hauptgrund war die politisch (und auch wirtschaftlich) brisante Frage über die Anzahl der betroffenen Personen. In den 1970er-Jahren wollte die Regierung die Angelegenheit der Repatriierungen endgültig abwickeln. Es handelte sich um eine politische Entscheidung, mit der das PCK sukzessive an Geltung und Mitteln einbüßte, auch wenn es sein Suchbüro im Rahmen der Nachfrage weiterbetrieb.[60]

Ende der 1970er-Jahre unternahm die Leiterin des Polnischen Suchbüros, Antonina Sztomberek, noch weitere Versuche, um die Zusammenarbeit des Suchdienstes mit internationalen Organisationen zu verbessern. Im Oktober 1977 besuchte sie deshalb die zentrale Suchagentur (*Central Tracing Agency*,

---

57 Brief vom 04.08.1952, AAN, 2/284/0/9 und 2/284/0/9/50, Blatt 6.
58 *Stola*: Kraj bez wyjścia?, 124.
59 Ebd.
60 Ebd., 110, 233f.

CTA) in Genf. Über ihren Besuch berichtete einen Monat später das *International Review of the Red Cross*, da die Zusammenarbeit von PCK und CTA gerade sehr brisant war. Offenbar war es beim Umgang mit Dokumenten, die ehemaligen polnischen Kriegsgefangenen die Dauer ihrer Gefangenschaft zertifizieren sollten, zu technischen Problemen gekommen. Der Artikel spezifizierte diese Probleme nicht weiter, betonte aber, dass der Besuch Sztombereks diese aufklären würde.[61] Auf polnischer Seite waren die Zusammenführung von Familien, die Rückkehr von Kriegsgefangenen und in besonderem Maße die Ausreise von »in Polen lebenden Personen« Richtung BRD zu dieser Zeit ein schwieriges Thema.

Der Artikel des *International Review of the Red Cross* betonte die »großartigen Ergebnisse«, die aus der Zusammenarbeit von Nationalen Suchdiensten und dem CTA hervorgehen könnten. Sztomberek habe zwar umfangreiche Kenntnisse über die Situation der polnischen Suchanfragen mitgebracht. Dennoch habe ihr der Besuch in Genf die grundlegenden Arbeitsmechanismen des CTA näher gebracht. Angesichts der jahrelangen Suchaktivitäten, die dem Besuch im Herbst 1977 bereits vorangegangen waren, scheint die Belehrung Sztombereks über effiziente Arbeitsmechanismen durch die CTA aber nur teilweise gerechtfertigt. Schließlich waren Einzelpersonen wie Antonina Sztomberek für die Verhandlungen und somit den Erfolg von Suchanfragen beim PCK ausschlaggebend. Dass Sztomberek eine dieser Schlüsselfiguren war, bestätigt ein Nachruf, den das PCK am 9. Februar 2011 für seine »langjährige Leiterin des *Biuro Informacji i Poszukiwań*, ihr Vorstandsmitglied und Ehrenmitglied« verfasste.[62]

Abschließend kann festgehalten werden, dass der Suchdienst nach 1945 zu den zentralen Aufgaben des PCK zählte. Die Broschüre *The Polish Red Cross* (Warszawa 1956) beginnt die Würdigung des Suchdienstes sogar schon etwas früher, zur Zeit der deutschen Besatzung, als das PCK gleich zweimal die gesammelten Suchakten verlor: »Während der Kriegsjahre verbrannte der Besatzer zweimal die Akten des Polnischen Roten Kreuzes, die Millionen Karten enthielten über Kriegsgefangene, Insassen der Konzentrationslager und diejenigen, die für Zwangsarbeit deportiert wurden. (...) Trotz dieser Repressionen erfasste die humanitäre Arbeit des PCK Jahr für Jahr größere Zahlen von Kriegsgefangenen, Lagerinsassen, Invaliden und Kindern – Kriegswaisen«[63]. Teile dieser Broschüre gab das PCK übrigens ein Jahr später auch auf Polnisch

---

61 International Review of the Red Cross: Head of Polish Red Cross Training Service visits ICRC, November 1977, Volume 17, Issue 200, 477.
62 Nachruf für Antonina Sztomberek. In: http://nekrologi.wyborcza.pl/0,11,,85730,Antonina-Sztomberek-inne.html (letzter Aufruf: 25.05.2018).
63 *The Polish Red Cross*: The Polish Red Cross 1944–1956. Warsaw 1956, 6.

unter dem Titel *Poradnik aktywisty PCK* in der Staatlichen Ärzteverlagsanstalt (*Państwowy zakład wydawnictw lekarskich*) heraus.[64]

In der Nachkriegszeit übernahm das PCK die Zuständigkeit für Repatrianten, z. B. Kriegsgefangene und Zwangsarbeiter, aber auch für zurückkehrende Emigranten aus Westeuropa. Eine zentrale Rolle spielte hierbei das Suchbüro in Warschau (*Biuro informacji i Poszukiwań*), das Kontakt zwischen Familienangehörigen herstellte, Vermisste lokalisierte und Informationen über in Polen befindliche Ausländer sammelte. Insgesamt hat das Suchbüro allein in den Jahren 1945 bis 1955 mehr als 780.000 Personen identifiziert.[65] Besonders stolz ist das PCK bis heute auf die Repatriierung von polnischen Kindern, die nach Deutschland verschleppt worden waren.

Die Broschüre von 1956 behandelte offenbar ohne politische Einschränkung den Kontakt des PCK zum Französischen Roten Kreuz (*Croix-Rouge française*, CRF). Das PCK habe in der Nachkriegszeit eigene Mitglieder in Paris und Nordfrankreich platziert und in Zusammenarbeit mit dem CRF bei der Repatriierung »tausender Polen, die aus Frankreich nach Polen zurückkehrten«[66], geholfen. Seine Zusammenarbeit mit dem *International Tracing Service* (ITS) in Bad Arolsen oder seine Beteiligung an Suchoperationen in Deutschland erwähnte das PCK in zeitgenössischen Quellen hingegen nur äußerst selten.

Die Vizevorsitzende des PCK, Irena Domańska, begründete in einem Zeitungsinterview im Januar 1976 sowohl Umfang, als auch Erfolg der Repatriierungsmaßnahmen mit der Arbeit des Roten Kreuzes. Da sie sich selbst bis 1945 als Delegierte des PCK in Frankreich aufhielt, bezog sie sich dabei insbesondere auf die Repatriierungen zwischen Frankreich und Polen. Janina Pałecka von der Zeitschrift *Zwierciadło* zitierte sie wie folgt: »Wie wir uns erinnern, war die Situation in Frankreich während des Krieges kompliziert. (…) Nach der Septemberniederlage 1942 befanden sich tausende Polen in Frankreich – Soldaten (…), die Familien der Kämpfenden, ganz zu schweigen von (…) Arbeitsmigranten. Allgemein schlossen sich die Polen – vor allem die alte Emigration im Norden sowie Flüchtlinge aus dem Jahr 1939 im Süden – der Widerstandsbewegung an. In der zweiten Hälfte des Jahres 1944 nahmen an der französischen Widerstandsbewegung ca. 36.000 Polen teil. Über das Französische Rote Kreuz organisierte die polnische Delegation Unterkünfte, Spitäler und Sanatorien. Selbstverständlich musste sie den Namen ändern, da eine offizielle Tätigkeit unmöglich war«[67].

---

64 *Polski Czerwony Krzyż*: Poradnik aktywisty PCK, Państwowy Zakład Wydawnictw Lekarskich. Warszawa 1957, 12 f.
65 *The Polish Red Cross* (1956), 41.
66 Ebd., 42 f.
67 Artikel von Janina Pałecka in *Zwierciadło* vom 15.01.1976, AAN, 2514/2/275.

Anschließend stellte Domańska einen Zusammenhang zwischen den Repatriierungsmaßnahmen und den zunehmend selbstorganisierten Aktivitäten des PCK in der Nachkriegszeit her. Im Interview sagte sie dazu Folgendes: »Die Bedürfnisse waren in dieser Zeit riesig (…), aus den Konzentrationslagern begannen riesige Flüchtlingswellen zurückzukehren – es war nötig, für sie den Transport zu organisieren, ein Dach über dem Kopf und Verpflegung zu sichern und eine grundlegende sanitäre Versorgung. Der erste Sanitärzug erreichte Frankreich aus Łódź schon im Herbst 1945, dabei ist nicht zu vergessen, dass in dem vom Krieg gezeichneten Europa jeder Waggon, jede Lokomotive auf der Goldwaage zu werten war. (…) Nach dem ersten Zug folgten weitere. (…) Die letzte Welle war die der Arbeitsmigration, deren massenhafte Rückkehr begann im Jahr 1947. Damals entschied auch ich ins Land zurückzukehren«[68].

In ihrem Interview bestätigte Domańska zudem, dass die eigeninitiative Arbeit des PCK aus der unmittelbaren Nachkriegssituation hervorging. Daraus, dass die Suchaktivitäten des PCK-Suchbüros zum Zeitpunkt des Interviews immer noch andauerten, leitete sie eine moralische Verpflichtung der Gesellschaft ab, die ihres Erachtens über das PCK vermittelt wurde. Im Interview sagte sie Folgendes: »Ihre Leser, vor allem junge Leute, haben keine Vorstellung davon, wie scheußlich zerstört das Land war, kein Vergleich zu Frankreich. Die Bedürftigkeit der Menschen war einfach grenzenlos. Ich wurde zur Vizevorsitzenden des Polnischen Roten Kreuzes ernannt. Ich widmete mich vor allem internationalen Angelegenheiten, außerdem lief durch meine Hände Hilfe von Schweden, Schweizern, der amerikanischen Polonia, der Sowjetunion, bedeutende und uneigennützige Hilfe. Anders als die Pakete der UNRRA, für die wir mit hohen Rechnungen belästigt wurden. Unsere Organisation bemühte sich nach allen Kräften den Menschen zu helfen, besonders denen, die ins Land zurückkehrten sowie den Umsiedlern, wir organisierten Krankenhäuser, Rettungsstationen, Blutspendestationen und Verpflegungspunkte für Repatriierte. Bei der Sanitärausbildung waren wir Verbündete der Gesundheitsdienste. Unser Suchbüro entfaltete eine besonders rege Aktivität bei der Suche und Zusammenführung getrennter Familien. Es lohnt sich zu erinnern, dass es noch im Jahr 1974 um die 7 Millionen Karten zählte und in diesem Jahr das Schicksal von 6.000 Personen bestimmte. Ich denke, dass wir für diese Hilfeleistung unmittelbar nach dem Krieg heute eine moralische Schuld abtragen. (…) Unsere Gesellschaft, die so viel durchgemacht hat, ist außerordentlich empfindlich für das Unglück anderer und reagiert schnell«[69].

Die Erinnerungen Domańskas zeigen, dass das PCK die Suchaktivitäten in den 1970er-Jahren als eigene und humanitäre Initiative deutete. In dem

---

68 Ebd.
69 Ebd.

Interview für *Zwierczadło* schien es ihr besonders wichtig zu sein, dies mit Formulierungen, wie z. B. »die polnische Delegation [des PCK] organisierte« oder »durch meine Hände lief Hilfe« zu unterstreichen. Dabei wird deutlich, dass die Aktivitäten des PCK keinesfalls nur aus der Sammlung und Koordination von Hilfsgütern bestanden, sondern sich die Organisation auch um nachhaltige Einrichtungen, beispielsweise Krankenhäuser, Rettungsdienste und Blutspendepunkte bemühte. Auffällig ist, dass Domańska derartige Bemühungen recht unabhängig von nationalen Zuschreibungen betrachtet und stattdessen die humanitäre Motivation der Rotkreuzgesellschaften betont.

Angesichts der medialen Aufmerksamkeit, die sie erhielt, als ihr das IKRK im Oktober 1975 die Henri-Dunant-Medaille verlieh, gab sie sich in dem Interview für *Zwierczadło* fast genervt. Zu Janina Pałecka sagte sie zu Beginn des Interviews: »Ich weiß nicht warum die Presse in den Anmerkungen zur Preisverleihung besonders die französische Zeit ausschlachtet. Wenn es die Leser Ihrer Zeitschrift aber interessiert... (...)«. Und: »Ich wiederhole noch einmal das, was ich immer meinen Kollegen und Mitarbeitern wiederhole: Eine hohe Auszeichnung in der internationalen Arena kann nur diejenige Organisation gewinnen, die im Land eine starke Basis hat, erfahrene Aktivisten und die ernsthafte Leistungen bei ihrer Tätigkeit nachweist. Erst dann werden ihre Repräsentanten wahrgenommen und gewürdigt«[70].

2.5 Repatriierungsmaßnahmen in Krakau

Aus Archivbeständen zum *Państwowy Urząd Repatriacyjny Wojewódzki oddział w Krakowie* (Staatliches Repatriierungsamt Abteilung Krakau, kurz: PUR) geht hervor, dass Umsiedlung und Vertreibung für die Stadt Krakau ein relevantes Thema waren. Ein Protokoll vom 27. September 1945 listet vier Bereiche auf, in denen das PUR in Krakau tätig war. Erstens die Bewegung von Repatrianten und die Umsiedlungsaktion, zweitens die Verpflegung von Repatrianten, drittens die Zusammenarbeit mit der Regierung sowie karitativen und gesellschaftlichen Institutionen und viertens Personalsachen.[71] Laut Protokoll verstärkte sich die Umsiedlungsaktion durch Repatrianten, die nach Westen abreisten. Bei der Verpflegung kam es zu Engpässen, da nicht ausreichend Verkaufsstellen für Brot vorhanden waren oder es Schwierigkeiten beim Transport gab. Die Zusammenarbeit mit karitativen Institutionen war

---

70 Ebd.
71 Protokolle des PUR, ANK IV, 29/723/0/1.1/17, Blatt 3 (entspricht Seite 1 des Protokolls vom 27.09.1945).

»zufriedenstellend« – was angesichts der Arbeitszeit des PUR-Personals von ca. 16 Stunden täglich auch wenig überrascht.[72]

Der Kreis Biała (östlich von Krakau) hatte seit März 1945 528 Repatrianten registriert, von denen 61 abreisten und sich 467 weiterhin in der Stadt aufhielten. Im gesamten Zeitraum der sogenannten Umsiedlungsaktion hatten bis dahin 5.551 Personen die Stadt passiert, von denen die meisten nach Westen wollten und in Gruppentransporten organisiert wurden. Hierbei kooperierte das Kreisamt Biała »in vollem Umfang mit dem PCK (…), das sich um Kranke kümmert, sich der Krankenhäuser annimmt und diese leitet«[73]. Im Kreis Brzesko (östlich von Krakau) hingegen arbeitete das PUR weder mit Behörden noch mit karitativen Organisationen zusammen. Folglich verzeichnete das PUR hier einen Mangel an sanitärer Hilfe. Innerhalb eines Monats hatte das Kreisamt Brzesko 3.146 Personen registriert und mittels täglicher Transporte insgesamt schon über 9.000 Personen Richtung Westen geschleust.[74] Natürlich hatte auch dieser große Umfang zu Mängeln bei der sanitären Versorgung beigetragen.

Anders verlief die Umsiedlungsaktion im Kreis Miechów (nördlich von Krakau), wo das PUR sein eigenes Sanitärreferat bereits geschlossen hatte, weil das PCK die sanitäre Versorgung der Repatrianten gänzlich übernahm.[75] Dass die Aufgaben des PCK zur Zeit der Umsiedlungsaktion weit über den Sanitärbereich hinausgingen, zeigt das Beispiel Chabówka. Diesen Kreis (südlich von Krakau) durchquerten bis September 1945 insgesamt 18.872 Repatrianten aus dem Osten. Das PCK übernahm hier deshalb auch soziale Aufgaben und verteilte beispielsweise Fertigkaffee an die durchreisenden Menschen.[76]

Ein Sonderfall war offenbar der Kreis Zakopane (südlich von Krakau). Die bäuerliche Gemeindegenossenschaft (*Samopomoc Chłopska*) propagierte dort die Umsiedlungsaktion, organisierte Versammlungen und strahlte sogar 60 Radiosendungen aus. Diese Propaganda provozierte jedoch eine sogenannte »Kontrapropaganda«, bei der Repatrianten »verprügelt und ausgeraubt wurden«. Dies führte dazu, dass viele von ihnen im Herbst 1945 aus dem Westen nach Zakopane zurückkehrten. »Um die Sicherheit der Umsiedler zu gewährleisten«, sollte deshalb ein Transportkonvoi eingerichtet werden.[77] Die Zusammenarbeit mit dem PCK machte in Zakopane hingegen keine Schwierigkeiten und war »vorbildlich«. In 42 Fällen hatte das PCK erfolgreich ärztlichen Rat erteilt. Allerdings konnte das PCK diese ärztliche Hilfe nicht weiter fortführen, sodass die Stadt schließlich eine eigene Krankenstation einrichten muss-

---

72 Ebd.
73 Ebd., Blatt 5 (entspricht Seite 2 des Protokolls vom 27.09.1945).
74 Ebd., Blatt 7 (entspricht Seite 3 des Protokolls vom 27.09.1945).
75 Ebd., Blatt 9 (entspricht Seite 4 des Protokolls vom 27.09.1945).
76 Ebd., Blatt 13 (entspricht Seite 6 des Protokolls vom 27.09.1945).
77 Ebd., Blatt 15 (entspricht Seite 7 des Protokolls vom 27.09.1945).

te.[78] Mit dem Ziel die Station zu optimieren, forderte das PUR im Dezember 1945 dazu auf,»die Aufmerksamkeit auf die Aufgabenverteilung zwischen den Tätigkeiten des PUR und des PCK zu richten und auf die Ernennung von Sanitätern an Orten, die bisher über das PCK liefen (...)«[79].

Im Kreis Wadowice (südwestlich von Krakau) hatte das PCK offenbar eine besonders starke Verhandlungsposition gegenüber dem PUR. Es stellte seinen Arzt für die Sanitärfürsorge nur unter der Bedingung, dass das PUR ihn bezahlte.[80]

Wie diese Beispiele zeigen, war die Region um Krakau ein Knotenpunkt für Massen- bzw. Zwangswanderungen vom Osten in den Westen des Landes. Das PCK übernahm hier vor allem Ersthilfe und sanitäre Versorgung. Dabei sammelte es wichtige Erfahrungen, die es später bei der Etablierung des Suchdienstes nutzen konnte. Schon während der Umsiedlungsaktion bewegte sich das PCK in einem Netzwerk verschiedener Akteure (z. B. PUR, lokale Behörden), sodass PCK-Mitarbeiter den Umgang mit diesen erprobten und sich zu Multiplikatoren entwickelten. Dem PCK war damals nicht nur bekannt, unter welchen Bedingungen Repatrianten und Umsiedler reisten, sondern auch, welche Transportmittel und Routen sie nutzten und welche soziale Durchmischung unter ihnen vorlag. Für die lokalen Behörden war das PCK also auch ein bedeutender Ansprechpartner, wenn es um die Bedürfnisse der Repatrianten – und somit die störungsfreie organisatorische Lenkung der Menschenströme Richtung Westen – ging. Der Leiter der PUR-Abteilung Krakau war dementsprechend sensibilisiert für die Anliegen des PCK und wies im vorliegenden Protokoll wie folgt auf die humanitären Aspekte der Transporte hin: »Heute stehen auf dem Gebiet Kraków – Katowice – Tarnów Züge mit 15.000 Menschen, die Mehrheit ist in den Waggons eingeschlossen. (...) Das sind Menschen aus dem Kreis Lwow in sehr schwieriger Lage. Bei der Beladung der Züge muss eine menschenwürdige Methode eingehalten werden, auch wenn das Leiden der Repatrianten nur schwer vermindert werden kann«[81].

Die Stadt Krakau war dabei noch nicht einmal das Ziel, sondern eher Transsitstandort der Transporte. In einem Bericht vom März 1946 bilanziert das Kreisamt Krakau, dass insgesamt 86.886 Personen den Osten über Krakau verließen. Es unterschied dabei kategorisch zwischen zwei Gruppen, erstens den Repatrianten und zweitens den sogenannten Umsiedlern. Insgesamt war die Gruppe der Repatrianten mit 59.710 Personen größer, als die Gruppe der Umsiedler, die mit 27.176 Personen nur ungefähr halb so groß war.[82]

---

78 Ebd., Blatt 17 (entspricht Seite 8 des Protokolls vom 27.09.1945).
79 Ebd., Blatt 113 (entspricht Seite 12 des Protokolls vom 03.12.1945).
80 Ebd., Blatt 107 (Seite 9 des Protokolls vom 03.12.1945).
81 Ebd., Blatt 21 (entspricht Seite 10 des Protokolls vom 04.03.1946).
82 Ebd., Blatt 215 (entspricht Seite 6 des Protokolls vom 04.03.1946).

Transporte, die aus Lwow eintrafen, hielten laut PUR an fünf Stationen: Tarnów, Bochnia, Kraków, Oświęcim und Trzebinia-Chrzanów. Tarnów war die Hauptversorgungsstation vor Krakau, Bochnia diente als Hilfsstation. Alle Stationen waren angewiesen worden, ausreichend Verpflegung zu sammeln, beispielsweise Mehl und Grütze, die sie »freihändig« verkaufen sollten. Falls Transporte aus Russland ankamen, sollten die Repatrianten zudem »UNRRA-Päckchen« und Kleidung erhalten, bei deren Verteilung das Personal vor Ort »besonders vorsichtig« vorgehen sollte. Die Züge hielten an jeder Station für 1 bis 2 Stunden.[83]

Die hier verwendeten Protokolle und Berichte des PUR reichen von 1945 bis 1948. Sie geben Aufschluss darüber, welche enorme organisatorische Herausforderung die Umsiedlungsaktion für lokale Behörden sowie Betroffene bedeutete. Dass das PCK in diesen Quellen mit zeitlicher und räumlicher Zuordnung auftaucht, beweist, wie konkret die Zusammenarbeit von PUR und PCK in Krakau war. Zudem lässt die Erwähnung des PCK darauf schließen, dass die Organisation auf Kreisebene rund um Krakau (z. B. in den Kreisen Biała, Brzesko, Chabówka, Miechów, Wadowice und Zakopane) vertreten war. Entweder hatten sich die Kreisverbände also unmittelbar nach Kriegsende rehabilitiert oder das PCK in Krakau hatte anlässlich der Transporte Personal dort abgestellt. Darüber hinaus nennt das PUR in den Berichten konkrete Aufgabenbereiche des PCK (z. B. sanitäre Ersthilfe), die darauf schließen lassen, dass das PCK entweder über eigene Ressourcen verfügte, oder die Ressourcen anderer Träger verwaltete. Wie die Beispiele zeigen, gehörte medizinisches Personal in der Regel zum PCK, während Material eher von städtischen Einrichtungen stammte.

Im Fall der dargestellten Transporte teilten sich die städtischen Behörden und das PCK ihre Zuständigkeit ab 1946 auch nach Gruppen ein. Das PCK war demnach verantwortlich für »Rückkehrer aus den Feldlagern [obóz wojskowy]«, wohingegen das Krakauer Kreiskomitee für Sozialfürsorge (*Powiatowy komitet opieki społecznej*, PKOS) für den Unterhalt von »zivilen Rückkehrern aus dem Westen und dem Norden« sorgte. Das PUR war zuständig für Einwohner aus der heutigen Ukraine, die »hinter dem Fluss Bug« (*za Bugiem*) lebten, sowie für Zivilpersonen, die aus dem Westen zurückkehrten und vor 1939 im Gebiet östlich des Flusses Bug gewohnt hatten. Falls diese nicht dorthin zurückkehren konnten, behandelte das PUR sie genauso wie andere Repatrianten aus dem Osten.[84]

Aus dem Bereich Gesundheit und Sozialfürsorge waren an den Umsiedlungen neben dem PCK unter anderem folgende Akteure beteiligt: Der städtische Gesundheitsdienst (*miejscowa służba Zdrowia*), die Sozialfürsorge (*Opieka*

Społeczna) und die Bürgerkomitees mit der städtischen Verwaltung (*Komitety Obywaltelski oraz miejscowy Władz. Administr.*). Das PCK arrangierte sich mit der organisatorischen Autorität des PUR, das selbst alltägliche Angelegenheiten regelte. Beispielsweise musste ein ansässiges PCK-Mitglied zustimmen, dass ein Wasserfass, aus dem das PCK Trinkwasser verteilte, die Aufschrift »PUR Trinkwasser« (*PUR woda do picia*) erhielt. Das Wasser stammte eigentlich aus einer Kooperation mit der örtlichen Feuerwehr. Noch deutlicher wird das damalige Kräftemessen zwischen PUR und PCK an folgendem Beispiel: Zum Missfallen des PUR behielt sich das PCK vor, Armbinden mit dem rot-weißen Emblem der Rotkreuzbewegung zu tragen. Im einem Protokoll vom Juli 1946 kommentierte das ein Vertreter des PUR wie folgt: »Das Tragen von ihnen [den Armbinden] kann nur während der Dienstzeit Platz haben und dies nur für den Arzt und die Sanitäterin. Nach jedem Dienst müssen die Binden dem Diensthabenden in der PCK-Vertretung zurückgebracht werden«[85]. Das Rote Kreuz war anscheinend zu einem stärker sichtbaren sozialen Akteur geworden, an den sich Betroffene während der Umsiedlung eher wendeten bzw. erinnerten, als an das PUR. Darüber hinaus lassen die Vorbehalte gegenüber den Armbinden auch vermuten, dass Personen, die das Zeichen des PCK trugen, Privilegien genossen. Denkbare Privilegien wären z. B. der Zugang zu Gebäuden, die Ausgabe von Material oder privilegierte Behandlung im Post- und Meldewesen. Vermutlich befürchtete das PUR auch, dass Unbefugte die Armbinden als Tarnung benutzen könnten. Auch diese Möglichkeit verdeutlicht letztlich aber nur die internationale Präsenz und den Wiedererkennungswert der Organisation über Grenzen hinweg.

Ab 1948 sind in den Berichten des PUR tatsächlich auch Ansätze internationaler Repatriierungspolitik zu erkennen. Das PCK – wie zuvor UNRRA und später IRO und ITS – arbeitete in dieser Zeit häufig mit dem Ziel der Familienzusammenführung. In den PUR-Berichten für Krakau sind daher nicht mehr nur absolute Zahlen zu finden, sondern auch Informationen über Familien. Im April 1948 registrierte die Stadt 96 Personen, die Richtung Westen abreisten. Darunter waren 37 Familien, bestehend aus 171 Personen, mit »lebendem und totem Inventar« sowie 6 Delegationen, bestehend aus 35 Personen.[86] Dass die absoluten Zahlen nicht übereinstimmen, ist vermutlich damit zu erklären, dass zwar alle Personen gezählt wurden, aber nicht alle offiziell in Krakau registriert waren. Denkbar wäre auch, dass Kinder in Begleitung ihrer Eltern gezählt, aber nicht formal registriert wurden. Der Umsiedlungsplan für die Bevölkerung in den sogenannten *neugewonnenen Gebieten* rechnete bis November 1945 insgesamt mit 30.490 Personen.[87]

---

85 Ebd., Blatt 807 (entspricht Seite 6 des Protokolls vom 30.07.1945).
86 Ebd., Blatt 507 (entspricht Seite 3 des Protokolls vom 03.05.1948).
87 Ebd., Blatt 107 (entspricht Seite 9 des Berichts vom 03.07.1945).

Am Beispiel Krakau wird deutlich, dass das PCK konkrete Erfahrungen mit Massenmigration sammelte. PCK-Mitarbeiter bauten im Umgang mit den Umsiedlern Kompetenzen auf, die die Suchaktivitäten der Organisation nachhaltig professionalisierten. Für das PCK waren solche lokalen Erfahrungen sogar so entscheidend, dass sie die Handlungsmöglichkeiten des Suchdienstes auf Landesebene und internationaler Ebene definierten.

2.6   Tschechoslowakischer Fall

In der Tschechoslowakei war zwischen 1945 und 1950 eher das Internationale Rote Kreuz (IRK) als das ČSČK für Verhandlungen zuständig. Es korrespondierte mit dem Innen- und dem Gesundheitsministerium, überwachte die Einhaltung gültiger Verträge (z. B. Haager Abkommen, Genfer Konvention) und war nach Zustimmung aus Prag verantwortlich für die Kriegsgefangenenfürsorge. Zwar warf das tschechoslowakische Innenministerium der internationalen Delegation vor, mit Deutschen in unangemessener Beziehung zu stehen. Dennoch blieb das IRK wichtigster Akteur in dieser Angelegenheit. Das ČSČK bot an, »objektive Informationen« über die Lager vorzulegen, blieb jedoch weitestgehend ausgeschlossen.[88] Laut Tomáš Staněk konnten nämlich Inspektionen des IRK »mit Rücksicht auf die öffentliche Meinung« im In- und Ausland nicht abgelehnt werden. Andere Anfragen, beispielsweise des Bayerischen Roten Kreuzes (BRK), wies das tschechoslowakische Innenministerium problemlos zurück.[89] Bis 1948 beschäftigte sich das IRK mit der Lebenssituation von Lagerinsassen, z. B. mit der Unterbringung, der Versorgung oder mit dem allgemeinen Gesundheitszustand.

Von einem Suchdienst (*Pátrací služba*) des ČSČK kann vermutlich erst ab 1947 gesprochen werden. Während sich das ČSČK noch in der Aufbauphase befand, waren zunächst verschiedene Instanzen für die Lager zuständig. Das *Tschechische Rote Kreuz* (ČČK) beschreibt die Nachkriegssituation wie folgt: »In den ersten Jahren nach dem Zweiten Weltkrieg fuhr das ČSČK im Geiste der Traditionen der Ersten Republik fort. Es erneuerte die Ausbildung von Pflegerinnen und Sanitätern sowie den Verkehrsrettungsdienst. Eine riesige Aufgabe wartete auf den Suchdienst des ČSČK, der von tausenden Anfragen nach Verschollenen überschwemmt wurde«[90]. Dies impliziert zwar, dass der Suchdienst zu diesem Zeitpunkt schon Anfragen entgegennahm. Dennoch zählten

---

88 *Staněk*: Internierung und Zwangsarbeit, 218.
89 Ebd., 112.
90 *Jukl*, Marek: Činnost ČSČK po druhé světové válce. In: http://www.cervenykriz.eu/cz/historiepovalce.aspx (letzter Aufruf: 25.05.2018).

Suchaktivitäten in der allgemeinen Rhethorik des ČSČK-Zentralausschusses (*Ústřední výbor Československého červeného kříže, ÚV ČSČK*)[91] zunächst zu den Aufgaben der internationalen Rotkreuzgemeinschaft.

In *Mezinárodní Červený kříž* (Praha 1975) lieferte Miloslav Hlach, der Vorsitzende des ČSČK-Zentralausschusses, rückwirkend eine mögliche Erklärung dafür, dass sich das ČSČK zunächst auf andere Aufgaben, wie z. B. die oben genannten Sanitäterausbildungen oder die Schwesternschulen, konzentrierte. Die Suche nach militärischen oder zivilen Opfern von Kriegshandlungen war seines Erachtens nämlich eine klassische Zuständigkeit des IKRK. Während sich jedes Land dazu verpflichtete, sich um die Opfer im eigenen Land zu kümmern, konnte laut Hlach lediglich das IKRK neutral auftreten und den Menschen helfen, die »in der Hand des Feindes oder auf der anderen Seite der Front« waren.[92] Kriegsgefangene, Zivilinternierte und Personen in besetzten Gebieten zählte Hlach explizit zu den Zielgruppen des IKRK. Die Situation von Kriegsopfern sei dabei stets ähnlich: Sie befinden sich »(...) in der Hand des Feindes, sind ohne Schutz, weil ihre Botschaft oder ihr Konsulat verschwunden ist, haben keine Möglichkeit zum Kontakt mit ihren Angehörigen oder ihrem Vaterland [und] ihnen wird von außen nicht geholfen«[93]. Die Repatriierungsmaßnahmen nach 1945 fielen nach dieser Definition also nicht mit oberster Priorität in den Aufgabenbereich des ČSČK.

In der Darstellung von Hlach übernahm das IKRK zwei wichtige Aufgaben. Es kümmerte sich erstens um angemessene Rechtsgrundlagen für Kriegsopfer und zweitens um Delegationen, die »Krankenhäuser besuchen, Gefangenenlager, Gefängnisse und alle Orte, an denen arretierte Personen vorkommen«[94]. An dieser Stelle stimmt er überein mit Tomáš Staněk, der zwar etwas undifferenzierter vom IRK und nicht vom IKRK spricht, die Kriegsgefangenenfürsorge aber ebenfalls zu den Aufgaben zählt, die Genf bewältigte. Hlach beruft sich jedoch mehr auf historische Kontinuitäten. Er nennt als Beispiel den Deutsch-Französischen Krieg (1870), bei dem das Rote Kreuz erstmals Listen mit den Namen Verwundeter und Gefangener von den Kriegsparteien erhielt, denn »(...) das war der Anfang der besonders wichtigen Dienste des Internationalen Komitees – den zentalen Suchagenturen«[95]. Interessanterweise verwendet er hier den Plural, obwohl es eigentlich nur ein Zentrales Suchbüro beim IKRK (*Central Tracing Bureau*, CTB) gab. Vermutlich meint er hier neben dem CTA auch den ITS. Er bilanziert zudem, dass »nach einem Jahrhundert ungestörter Arbeit« 45 Millionen Karteikarten zugänglich waren, 36 Millionen Nachrichten über Fronten hinweg übermittelt wurden und das Büro

---

91 *Hlach*: Mezinárodní Červený kříž, 3.
92 Ebd., 12.
93 Ebd., 13.
94 Ebd.
95 Ebd., 13 f.

allein nach dem Zweiten Weltkrieg 100.000 Briefe täglich bearbeitet hatte.[96]
Die vorrangige Zuständigkeit des IKRK für Kriegsopfer begründet Hlach mit
den Erfahrungen des Zweiten Weltkriegs. Schon während der Kriegsjahre
(1939–1945) »hat das IKRK 11.000 Besuche in Gefangenenlagern und Zivil-
interniertenlagern geführt, (…) verteilte in diesen Lagern Hilfsmittel im Gesamtwert von 3,5 Mrd. Schweizer Franken (CHF), überließ der Zivilbevölkerung in besetzten Gebieten Hilfe im Wert von 500 Mio. CHF (…)«[97]. Seit Ende
des Krieges »hat das IKRK Kriegsgefangene und Zivilinternierte in 900 Lagern, Gefängnissen und Krankenhäusern besucht in einer Reihe von Ländern,
in Folge von Konflikten oder inneren Unruhen. In verschiedenen Ländern hat
es einige Hunderttausend durch den Krieg getrennte Familien vereint, Kriegs-
invaliden in 37 Staaten geholfen und in ca. 60 Ländern Hilfe im Gesamtwert
von 798, 72 Mio. CHF verteilt«[98].

Abschließend ging Hlach noch auf den Status politischer Häftlinge ein:
»Seit es [das IKRK] mit der offenen Zustimmung Lenins bolschewistische
Gefängnisse besucht hatte, waren tausende solcher Besuche in vielen Ländern
verwirklicht worden. Das IKRK ist nicht befugt, die Gründe der Inhaftierung
zu kennen oder zu beurteilen. Es kümmert sich um das Schicksal der Häftlinge, liefert Hilfe und stellt sicher, dass die Häftlinge mit ihren Familien
korrespondieren können«[99].

Hlach setzt in seiner Darstellung einen sehr deutlichen Schwerpunkt auf
den humanitären Charakter der Rotkreuzaktivitäten. Allerdings scheint er
zu unterscheiden zwischen »humanitär« und »neutral«. Insbesondere bei den
Häftlingsbesuchen wird deutlich, dass Rotkreuzdelegierte eine Inhaftierung
aus politischen Gründen nicht in Frage stellen durften. Delegierte aus Genf
waren laut Hlach nicht nur dem humanitären Anliegen verpflichtet, sondern
zudem besonders »neutral«.

Das ČSČK hatte in den unmittelbaren Nachkriegsjahren also Prioritäten
gesetzt, die dazu führten, dass u. a. Besuche von Kriegsgefangenen und Zivilinternierten vom IKRK übernommen wurden. Bis 1947 aktivierte es trotzdem
weitere internationale Netzwerke, die spätere Suchaktivitäten flankierten. Beispielsweise initiierte das ČSČK ein Hilfsprogramm für unterernährte Kinder.

Das Amerikanische Rote Kreuz (*American Red Cross*, ARC), das »auf dringende Anfrage des ČSČK« die Finanzierung übernahm, bilanzierte das Programm in seiner Broschüre *Overseas Emergency Relief* (Washington 1946).[100]
Laut Angaben des ARC erreichten Milchlieferungen über einen Zeitraum von

---

96 Ebd., 14.
97 Ebd., 21.
98 Ebd., 21.
99 Ebd., 13–15.
100 Broschüre: *Overseas emergency relief. September 1, 1939 to June 1, 1946* (ARC Washington
     1946). In: NA, ka. 12b II, 8.

3 Monaten ca. 130.000 Schulkinder im Alter zwischen 6 und 14 Jahren. Des Weiteren umfasste das Hilfsprogramm Lieferungen von 800.000 Kleidungsstücken, 60.000 Säuglingsausstattungen, 25.000 Paar Schuhen, 7,2 Millionen Vitamintabletten sowie Ausbildungsmaterial für das Jugendrotkreuz. Der Gesamtwert der Spenden lag laut ARC bei über 3 Millionen US-Dollar. Angeblich war sogar eine kleine Gruppe vom ARC vor Ort, um das ČSČK bei der Verteilung der Hilfsgüter zu unterstützen.[101]

Zwar endete die Kooperation zwischen ČSČK und ARC unweigerlich, als die Sowjetunion eine Einbeziehung ostmitteleuropäischer Staaten in den Marshallplan ausschloss. Dennoch beweist dieses Beispiel, dass das ČSČK kurz nach Kriegsende an traditionelle Pfade der internationalen Rotkreuzfamilie anknüpfte und andere nationale Rotkreuzgesellschaften um Hilfe bat. Das ČSČK profitierte in den Nachkriegsjahren somit von internationalen Kommunikationswegen und einer bereits bestehenden Partnerschaft mit dem ARC. Übrigens schilderte die besagte Broschüre nicht nur Aktivitäten des ARC in der Tschechoslowakei, sondern beispielsweise auch in Polen, Jugoslawien, Albanien und Österreich. In keinem dieser Fälle erwähnte das ARC eine erfolgreiche Zusammenarbeit mit einer nationalen Rotkreuzgesellschaft, weswegen das ČSČK hier wie ein Beispiel für vorbildliche Praxis erscheint.[102]

Nachdem das Rote Kreuz in der Tschechoslowakei zwischen 1945 und 1950 vor allem humanitäre Ersthilfe leistete, traten ab 1950 koordinierte Suchaktivitäten in den Vordergrund. Anfang der 1950er-Jahre integrierte sich das ČSČK – ähnlich wie das PCK – schließlich in ein internationales Netz von Behörden und Organisationen, die sich mit der Registrierung von Vermissten und ihrer Repatriierung befassten. Der Suchdienst (*Pátrací služba*) des ČSČK gewann infolgedessen an Dynamik.

Ein Entwurf von Josef Švarc, Sekretär beim Hauptausschuss des ČSČK (*tajemník ÚV ČSČK*)[103], für das Hauptreferat beim zweiten Ganzstaatlichen Kongress (*Celostátní sjezd ČSČK*) im Jahr 1956 enthielt einige Hinweise auf die Tätigkeiten des Suchdienstes in dieser Zeit. Im Sinne der humanitären Grundsätze habe das ČSČK dazu beigetragen, »einige tausend fremde Staatsangehörige mit ihren Familien zu vereinen«. Weiter schrieb Švarc, dass das ČSČK die Repatriierung eigener Staatsbürger aus dem Ausland in die Heimat in jeder Hinsicht forciere. Er bilanzierte: »Auch wenn unsere internationale Tätigkeit verhältnismäßig reich war, müssen wir selbstkritisch zugeben, dass der PÚV [*Předsednictvo Ústředního výboru*, deutsch: Vorstand des Hauptausschusses] den ÚV [*Ústřední výbor*, deutsch: Hauptausschuss] und niedrigere Organe der Mitgliedermassen nicht ausreichend über die Ergebnisse des Handelns und

101 Ebd.
102 Ebd., 8 f.
103 Návrh hlavního referátu a usnesení sjezdu – připomínky (1956), NA, ka. 12b II.

über die erworbenen Erfahrungen informierte«[104]. Eduard Tůma[105], der von
1952 bis 1956 Vorsitzender des ČSČK war, markierte diese ganze Passage als
»geheim«, sodass sie beim Gesamtstaatlichen Kongress höchstwahrscheinlich
nicht vorgetragen wurde.

Vermutlich war es nicht nur die Kritik an der Informationspolitik des
Vorstands, die den Vorsitzenden zur Zensur bewog. Die Repatriierungsmaßnahmen waren zu diesem Zeitpunkt politisch hoch brisant. Die Sowjetunion
stellte Zwangsarbeiter und Kriegsgefangene unter »Generalverdacht der Kol-
laboration mit den Deutschen«. Ebenso unterlag die Repatriierung von Zivilpersonen politischen und ideologischen Konflikten, weil sie sowohl das Aus-
wandern, als auch das Einwandern betraf.[106]

Aus der Passage können aber wichtige Hinweise auf die Arbeit des Suchdienstes entnommen werden, der offensichtlich international vernetzt war,
was Repatriierung aus der Tschechoslowakei ins Ausland und umgekehrt aus
dem Ausland in die Tschechoslowakei ermöglichte. Insgesamt bemühte sich
das ČSČK um regelmäßigen Kontakt mit den Gremien des Internationalen
Roten Kreuzes in Genf sowie mit anderen nationalen Rotkreuzgesellschaften.
Im Hauptreferat für den zweiten Gesamtstaatlichen Kongress ist die Rede von
persönlichen Treffen mit den Rotkreuzgesellschaften Bulgariens, Ungarns,
Rumäniens, Polens und der DDR. Zudem gab es Kontakte zu »kapitalistischen
Ländern«. Beispielsweise besuchten die nationalen Rotkreuzgesellschaften
Belgiens und Großbritanniens das ČSČK in Prag.[107] Diese internationalen
Kontakte schienen jedoch kaum Einfluss auf die Suchaktivitäten zu haben, für
die vielmehr die Zusammenarbeit mit dem *International Tracing Service* (ITS)
in Bad Arolsen entscheidend war. Dementsprechend erwähnte auch Miloslav
Hlach den ITS in *Mezinárodní Červený kříž* (Praha 1975). Seine zeitgenössische Definition lautete wie folgt: »Der internationale Suchdienst, der seinen
Sitz in der Bundesrepublik Deutschland hat, ist heute das wichtigste Infor-
mationszentrum für die während des Zweiten Weltkriegs deportierten oder
umgesiedelten Personen in Deutschland und den von der deutschen Armee
besetzten Ländern. Die Verantwortung für die Leitung dieses Dienstes wurde
1955 dem IKRK anvertraut. Seine Zettelkartei beinhaltet 25 Mio. Karten. Seit
dem Jahr 1951 erhielt er 2 Mio. Anfragen«[108]. Wie das folgende Beispiel zeigt,
nutzte das ČSČK in den 1950er-Jahren aber nicht nur die Kommunikations-

---

104 Hlavní referát (1956), NA, ka. 12b II, 39f.
105 Siehe: NA, Tůma Eduard, č. sbírky 1208 (1920–1965). In: http://www.badatelna.eu/fond/
     2297 (letzter Aufruf: 25.05.2018).
106 *Boehling*, Rebecca: Displaced Persons. Leben im Transit: Überlebende zwischen Repa-
     triierung, Rehabilitierung und Neuanfang; Jahrbuch des International Tracing Service
     Band 3. Göttingen 2014, 11f.
107 Hlavní referát (1956), NA, ka. 12b II, 39.
108 *Hlach*: Mezinárodní Červený kříž, 23.

kanäle der internationalen Organisationen, sondern nahm auch Suchanfragen von lokalen Einrichtungen entgegen.

Das Zentralsekretariat des ČSČK (*Ústřední sekretariat ČSČK*), das seinen Sitz in der Straße Thunovská 18 (Praha III) hatte, kommunizierte Ende Dezember 1951 beispielsweise mit der *Landesbezirksstelle 14a* in Stuttgart. Die Landesbezirksstelle in der *Gerokstraße 38* gehörte zum *Landesamt für die Wiedergutmachung Baden-Württemberg* und hatte den *Nachforschungsdienst* des ČSČK am 27. November 1951 um Informationen zu einer gewissen Paula Altman gebeten. Altman (geb. Golebiowska) wurde am 17. Mai 1913 im polnischen Radom geboren und 1944 – so vermutete die Landesbezirksstelle – in ein Lager in Chrastava bei Liberec interniert. Am 27. Dezember 1951 antworte das ČSČK auf die Anfrage wie folgt:»Das Lager in Chrastava (Kratzau bei Reichenberg) wurde im Jahre 1944 errichtet, es war ein Judenlager. Am 5.5.1945 wurden die Häftlinge durch die RA [Rote Armee] befreit. Die Namensverzeichnisse der Häftlinge blieben nicht erhalten«[109].

Dieser Briefwechsel veranschaulicht, auf welche Weise der Suchdienst kommunizierte. Das ČSČK gab alle Informationen so knapp und gleichzeitig so konkret wie möglich wieder. Falls möglich, stellte es Chronologien her, wie in diesem Fall mit genauen Daten für Beginn, Ende oder Unterbrechung der Lagersituation. Diese Antwort enthielt zudem einen Hinweis darauf, wo sich die Namensverzeichnisse befinden könnten. Zahlreiche ähnliche Fälle lassen sich anhand von Korrespondenzen des ČSČK mit anderen Suchstellen nachvollziehen. Diese sind in den Beständen des ITS in Bad Arolsen einsehbar.

Dass sich das ČSČK mit seinem Suchdienst nach Ansicht des Vorsitzenden Miloslav Hlach in einer Grauzone bewegte, geht aus einem Fragenkatalog hervor. Die Broschüre *Mezinárodní Červený kříž* (Praha 1975) enthielt einen Fragenkatalog mit 70 Fragen und 70 Antworten über das Rote Kreuz (*70 otázek a 70 odpovědí o červeném kříži*). Auf Frage 56 (Was ist die Mission der nationalen Rotkreuzgesellschaften?) antwortete die Broschüre:»(…) den Regierungs- und Militärinstitutionen zu helfen und freiwillige Hilfe anzubieten«[110]. Die folgenden Fragen 57 (Was sind die Aufgaben der nationalen Rotkreuzgesellschaften während des Krieges?) und 58 (Was sind die Aufgaben der nationalen Rotkreuzgesellschaften im Frieden?) konkretisierten diese Aussage. Demnach kümmere sich das Rote Kreuz in Kriegszeiten um Kranke und Verletzte und helfe Gefangenen sowie der Zivilbevölkerung. In Friedenszeiten hingegen helfe es bei Unglücksfällen, bilde die Jugend aus und erfülle eine breite Palette von gesundheitlichen und sozialen Aufgaben.[111] Suchaktivitäten begannen jedoch während des Krieges und erforderten eine formale und

---

109   Abschrift vom 27.12.1951, 1.1.11.0/82111424/ITS Digital Archives, Bad Arolsen.
110   *Hlach*: Mezinárodní Červený kříž, 32.
111   Ebd.

institutionalisierte Koordination noch lange nach dem Ende des Krieges. Sie fielen im weitesten Sinne unter soziale Aufgaben, sofern es beispielsweise um die Familienzusammenführung oder die Identifzierung und Registrierung vermisster Personen ging.

Letztlich legitimierte sich der Suchdienst des ČSČK maßgeblich über die humanitären Prinzipien der internationalen Rotkreuzbewegung. Der enge Kontakt zum IKRK in Genf und die Zusammenarbeit mit dem ITS in Bad Arolsen waren politisch nicht unumstritten. Ähnlich wie im polnischen Fall zeigen die Quellen des ITS, dass es regelmäßig Schwierigkeiten beim Informationsaustausch gab. In einem Bericht über die Beziehungen mit osteuropäischen Suchdiensten schrieb der ITS beispielsweise: »Many attempts were also made, all through the years, to get some kind of cooperation in the field of pure tracing from the National Tracing Bureaux from the Eastern countries. But again, the results remained practically nil. (…) Only from Czechoslovakia did the ITS, early in 1951, receive quite an important number of valuable replies to enquiries which had been sent to Prague during 1949 and for which all hope had been given up«[112].

Ob der Suchdienst des ČSČK Informationen weitergeben durfte, oblag nicht zu jedem Zeitpunkt nur der Organisation selbst. Dies könnte einer der Gründe dafür sein, dass das ČSČK außerordentlich wenig über seinen Suchdienst dokumentierte. Seine Entstehung und Institutionalisierung fiel schließlich auch in den schwierigen Zeitraum nach 1945, d.h. kurz bevor und dann während sich in der Tschechoslowakei ein sozialistischer Staat etablierte.

Das *Statistische Jahrbuch*, welches das ČSČK anlässlich des VII. Gesamtstaatlichen Kongresses zusammenstellte, enthielt einen kurzen Bericht über die Tätigkeiten des Suchdienstes für die Jahre 1971 bis 1974. Zuvor hatte das ČSČK kaum in der organisationsinternen Öffentlichkeit über den Suchdienst berichtet. Auch wenn das ČSČK über die Tätigkeiten des Suchdienstes im Vergleich mit dem PCK verhältnismäßig wenig dokumentierte, belegt der Bericht aus dem *Statistischen Jahrbuch*, dass bis in die 1970er-Jahre vielfältige Aufgaben vorhanden waren. Dass überhaupt ein Bericht für den VII. Gesamtstaatlichen Kongress verfasst wurde, zeigt zudem, dass der Vorstand des ČSČK inzwischen transparent mit diesen Tätigkeiten umging. In den 1950er-Jahren hatte der Vorstand den Suchdienst noch geheim behandelt.[113]

Laut dem Bericht erledigte der im ČSČK zuständige Erkennungsdienst (*pátrací oddělení ZO ÚV ČSČK*) 1971 insgesamt 4.000 Fälle, 1972 3.600, 1973 3.500 und im ersten Quartal 1974 noch 700 Fälle. Die meisten Beziehungen hatte der Suchdienst im »sozialistischen Lager« mit der Sowjetunion und

---

112 Relations with Eastern European Countries (Report von 1945), 6.1.1/82498081 bis 6.11/ 82498083/ITS, Digital Archives, Bad Arolsen.
113 Vgl. Referát von 1956, NA, ka. 12b II, 39 f.

im »kapitalistischen Lager« mit der Bundesrepublik Deutschland. Im Jahr 1973 stand der Suchdienst nach eigenen Angaben mit allen Kontinenten in Verbindung.[114]

In 350 Fällen beschaffte der Suchdienst in diesem Jahr Dokumente über die Inhaftierung in Konzentrationslagern, Dokumente über den Gesundheitszustand zur Beantragung von Rente, Bestätigungen über den Wehrdienst oder Todesscheine. In 2.700 Fällen suchte er Personen, die im Zuge des Krieges von ihren Familien getrennt wurden, nach Kriegsopfern, Verschleppten, Deportierten und Vertriebenen sowie nach Personen, die aus anderen Gründen außerhalb des Landes geraten waren. Darüber hinaus suchte das ČSČK in 257 Fällen nach gefallenen Angehörigen der Armee bzw. nach ihren Gräbern und tätigte in 123 Fällen Amtsgeschäfte bezüglich der Zusammenführung, Aussiedlung oder Repatriierung von Familien. In weiteren 70 Fällen gab der Suchdienst verschiedene Auskünfte. Insgesamt gingen bei der internationalen Abteilung des ČSČK-Zentralausschusses im Jahr 1973 3.500 Zuschriften ein, die Suchanfragen enthielten.[115]

Es ist davon auszugehen, dass der Suchdienst in den 1970er-Jahren nur noch deutlich weniger Anfragen bearbeitete, als noch in den 1950er-Jahren. Die Zusammenfassung aus dem *Statistischen Jahrbuch* ist trotzdem sehr aufschlussreich, weil sie vielfältige Aufgabenprofile für den Suchdienst identifiziert. Zum einen nahm der Suchdienst Anfragen an und beantwortete diese. Zu diesem Zwecke unterhielt er Kontakte in sozialistische und nicht-sozialistische Länder, bzw. zu den dortigen Suchagenturen. Für die Tschechoslowakei waren PCK, DRK, ITS und IKRK vermutlich die relevantesten Ansprechpartner. Um die Kommunikation zu ermöglichen, mussten beide Seiten auch die notwendigen technischen Geräte bereithalten (z. B. Telefone, Kopierer, Schreibmaschinen und ggf. Lochkartenmaschinen[116]).

Zum anderen stellte der Suchdienst Dokumente aus, die die nationalen (und evtl. auch internationalen) Behörden anerkannten. Wie oben zitiert, handelte es sich um Dokumente, die Zeiten einer Inhaftierung, Dauer eines Wehrdienstes oder sogar einen Todeszeitpunkt bescheinigten. Interessant ist, dass das ČSČK auch den Gesundheitszustand zertifizieren konnte, infolgedessen Betroffene Zugang zu Renten- oder Sozialleistungen erhielten. Hierfür waren zweifellos offizielle Abkommen mit den tschechoslowakischen Ministerien notwendig. Zwar geht aus den Quellen nicht hervor, auf welche Weise das ČSČK mit den Ministerien verhandelte und mit welchen konkreten Vorschlägen es sich dabei durchsetzte. Dennoch war das ČSČK offensichtlich befugt, bestimmte Dokumente auszustellen. In dieser Hinsicht profitierte der Such-

---

114 Statistická ročenka (1974), NA, ČSČK, Praha, ka. 18.
115 Ebd.
116 *Zimmer*: International Tracing Service Arolsen, 28 f.

dienst folglich mehr von der Bindung an den Staat – während für die Identifizierung von Personen eher die Verbindung mit internationalen Instanzen
ausschlaggebend war.

Überspitzt formuliert machte sich das ČSČK im Bereich des Suchdienstes
nach innen seine Sonderstellung als sozialistische Massenorganisation nutzbar und nach außen seine Sonderstellung als Mitglied der internationalen humanitären Rotkreuzbewegung. In seiner Darstellung des Sowjetischen Roten
Kreuzes schildert Miloslav Hlach eine recht ähnliche Vorgehensweise:»Das
Sowjetische Rote Kreuz hat in den letzten vier Jahren mit Hilfe sowjetischer
Bürger und Ausländer die Suche nach deren Verwandten fortgesetzt, deren
Spuren sich auf Grund oder in Folge des Zweiten Weltkriegs verloren haben. In
den Jahren 1969 bis 1972 stellte das Sowjetische Rote Kreuz den Aufenthaltsort
oder das Schicksal von 28.847 Personen fest. Bei dieser humanitären Anstren-
gung arbeitet das Sowjetische Rote Kreuz mit nationalen Gesellschaften in
72 Ländern und mit dem Internationalen Komitee vom Roten Kreuz zusammen«[117]. Eine gewisse Selbstorganisation war also erforderlich, um grenzüberschreitende Suchaktivitäten zu initiieren und zu koordinieren.

2.7   Repatriierungsmaßnahmen in Pilsen

Die Aktivitäten des ČSČK in Pilsen sind ein gutes Beispiel dafür, dass humanitäre Ersthilfe auf langjährigen Erfahrungen aufbaute. Um die Rolle des ČSČK
im Bereich der Suchdienste zu verstehen, muss daher zunächst die Situation
seit 1938 berücksichtigt werden.

In einem Tätigkeitsbericht vom 24. Februar 1939 berichtete das ČSČK über
ein Hilfsprogramm für Flüchtlinge (*Pomocná akce pro uprchlíky*).[118] Für dieses
waren die freiwilligen Schwestern und die Schwesternschulen des ČSČK in Pilsen von essentieller Bedeutung. Laut dem Bericht hatten 64 freiwillige Schwestern (*dobrovolné stestry*) Dienst an einem Informationspunkt beim Bahnhof
und 12 weitere in der dortigen Ambulanz (*ošetřovna*). Der Dienst dauerte
jeweils 6 Stunden, fand bis zum 20. Oktober in zwei Schichten (Tagschicht und
Nachtschicht) statt und zwischen dem 20. Oktober und dem 20. November
nur tagsüber. Die Schwestern versorgten Aussiedler (*vystěhovalci*) mit Informationen, Verpflegung bzw. Essensmarken (*poukázky na jídlo*) und führten
Einzelpersonen und auch ganze Transporte»durch die sich verfinsternde
Stadt [wörtlich: *zatemněným městem*] zu naheliegenden und entfernten Ubi-

117 *Hlach*: Mezinárodní Červený kříž, 54.
118 Tätigkeitsbericht von 1939, AMP, ČSČK Plzeň, ka. 3691.

kationen«[119]. In den Kasernen (Ubikationen) arbeiteten abwechselnd weitere 35 Schwestern, die »die Reinigung der Kasernen anleiteten, auf die persönliche Sauberkeit der Flüchtlinge achteten, warme Bäder herrichteten, das Waschen der Unterbekleidung organisierten, Kohle, Wäsche, Kleider und Schuhe beschafften und Einzelnen Adressen für Anstellungen gaben«[120]. Einige Schwestern nahmen sogar ganze Familien bei sich zu Hause auf. Sie übernahmen das Kochen für Säuglinge und Kranke und besorgten schnell medizinische Hilfe, da einige der Evakuierten (*evakuované*) erkrankten. In 84 Fällen mussten Flüchtlinge entlaust werden, was ebenfalls die freiwilligen Schwestern erledigten.[121]

Außerhalb der Kasernen sammelten die freiwilligen Schwestern Spenden bei den Einwohnern der Stadt oder in den Schulen, z. B. Kleidung oder Lebensmittel, die sie entweder bei sich selbst zu Hause oder im Rotkreuzhaus (*Dům Červeného kříže*) lagerten.[122] Die Spenden umfassten 10.140 Bekleidungsstücke und 1068 kg Lebensmittel, die die freiwilligen Schwestern täglich im Rotkreuzhaus an Evakuierte austeilten. Dabei waren im Kleiderlager täglich 4 Schwestern tätig und im Lebensmittellager zweimal wöchentlich 3 bis 6 Schwestern.[123]

Der Tätigkeitsbericht belegt außerdem, dass das ČSČK in einigen Fällen Beziehungen ins Ausland vermittelte, »häufig zu weit entfernten Ländern«. Im Rahmen der sog. Flüchtlingsaktion hatte das ČSČK im Februar 1939 Anträge von 28 Flüchtlingen und 25 lokal ansässigen Antragstellern bekommen, die es positiv abschloss.[124]

Abgesehen von diesen Leistungen, versorgten die freiwilligen Schwestern Evakuierte auch mit Geld oder Mittagessen. Der Tätigkeitsbericht bilanzierte: »Wir haben eine Schwester, die regelmäßig 50 Mittagessen für Flüchtlingskinder herbeischaffte. In der Schule bei den Otakargärten (*Otakarové sady*) verteilen täglich zwei Schwestern Zwischenmahlzeiten und ab dem neuen Jahr auch in der Schule in der Jungmannstraße (*Jungmannová třída*), der Schule am Masarykplatz (*Masarykovo náměstí*) (…). Sie teilen warme Milch aus, Brot mit Eingemachtem, Butter, Schmalz und Speck. Der Verein Pilsener Ärzte (*spolek plzeňských lékařů*) spendete für die Zwischenmahlzeiten 2240 CZK (…)«[125]. Darüber hinaus organisierten 53 freiwillige Schwestern eine Strickaktion, an der sich auch Bekannte sowie Frauen in den Kasernen beteiligten. Sie strickten insgesamt 336 Teile, z. B. Pullover, Socken und Schals.[126]

119 Ebd.
120 Ebd.
121 Ebd.
122 Ebd.
123 Ebd.
124 Ebd.
125 Ebd.
126 Ebd.

Dieses Beispiel bezieht sich auf Flüchtlinge, die seit dem Münchner Abkommen vom September 1938 aus den annektierten Sudetengebieten ins Innere der Tschechoslowakei flohen. Unter ihnen befanden sich neben Juden und sudetendeutschen Antifaschisten auch mehrere Hunderttausend Tschechen, für die Pilsen ein wichtiger Transit- bzw. Versorgungspunkt wurde.[127] Das ČSČK sammelte also schon vor dem Krieg Erfahrungen, die beim Umgang mit Flüchtlingen halfen. Besonders aufschlussreich ist, dass die Organisation humanitärer Ersthilfe, Versorgung und Unterbringung der Flüchtlinge zu einem großen Teil vom Engagement freiwilliger Rotkreuzschwestern abhing. Diese übernahmen nicht nur organisatorische oder soziale Aufgaben, sondern scheinen auch maßgeblich für die Einbeziehung der städtischen Bevölkerung gesorgt zu haben. Im Fall der Strickaktion gelang es ihnen sogar, die unmittelbar Betroffenen zur Mithilfe zu motivieren.

Die Netzwerke des ČSČK basierten offenbar nicht nur auf institutionellen Kontakten, sondern auch auf persönlichem Einsatz und persönlichen Beziehungen. Dass ausgerechnet die Rotkreuzschwestern so umfangreiche Hilfsleistungen mobilisierten, lässt darauf schließen, dass ihnen die Bevölkerung besonders viel Vertrauen entgegenbrachte. Vermutlich gründete sich dieses nicht zuletzt auf die Freiwilligkeit ihres Engagements. Im Vergleich mit dem späteren Engagement des ČSČK fällt außerdem auf, dass die Rotkreuzschwestern weniger an eine allgemeine nationale Verbundenheit, sondern vielmehr an das Prinzip der Menschlichkeit appellierten.

Die Vertreibungen und Repatriierungen nach 1945 unterschieden sich natürlich grundlegend vom oben dargestellten Beispiel. Es handelte sich nun nicht mehr nur um Personen unterschiedlicher Nationalität und unterschiedlicher Gruppenzugehörigkeit (z.B. DPs, Kriegsgefangene, Volksdeutsche). Auch die Netzwerke, in denen sich das ČSČK bewegte, hatten sich verändert. Während 1938 vor allem spontane Ersthilfe nötig war, die das ČSČK zusammen mit Einwohnern, Schulen und Ärzten bereitstellte, musste es spätestens ab 1947 mit Ministerien, staatlichen und städtischen Behörden sowie internationalen Organisationen (z.B. UNRRA, IRO, ITS) zusammenarbeiten.

---

127 Vgl. *Brandes*, Detlef: Flucht und Vertreibung (1938–1950), 2011. In: http://ieg-ego.eu/
de/threads/europa-unterwegs/ethnische-zwangsmigration/detlef-brandes-flucht-und-
vertreibung-1938-1950#Einfhrung (letzter Aufruf: 25.05.2018).

2.8 PCK und ČSČK in internationalen Organisationen

Während die Dokumentation der nationalen Suchdienste bei PCK und ČSČK sehr unterschiedlich ausfällt, deuten Archivbestände des ITS darauf hin, dass sich Mitarbeiter von PCK und ČSČK an internationalen Suchaktivitäten vergleichbar intensiv beteiligten. Beispielsweise entsendeten PCK und ČSČK Personal für Suchoperationen zum ITS.

Ihre Mitarbeiter registrierte der ITS in Bad Arolsen dabei als Vertreter sogenannter *Voluntary Agencies* bzw. *Voluntary Societies*, für deren Kosten PCK und ČSČK selbst verantwortlich waren. Die jeweilige nationale Linie entschied mitunter über den Status dieser Mitarbeiter – je nach politischem Bedürfnis mit einer Bandbreite, die vom Diplomatenstatus bis zur Schreibkraft reichte.

Die PCK-Mitarbeiter Roman Hrabar und Wiktor Pietruszka arbeiteten primär für die polnische *Division of Labor and Social Welfare*[128]. Sie hatten weitreichende Befugnisse und Privilegien, da sie mit Diplomatenstatus ausgestattet worden waren. Bei der Suche nach vermissten Kindern waren sie verantwortlich für Suchoperationen in der Schweiz sowie in der Britischen und Französischen Besatzungszone.[129] Insbesondere Roman Hrabar spielte eine wichtige Rolle bei der Beschleunigung von Repatriierungsmaßnahmen. Er vermittelte die deutschen Bedürfnisse an die polnische Regierung und war dank seiner »Regierungsautorität« in der Lage, vor Ort Entscheidungen zu treffen.[130]

Hrabar stand bereits seit 1946 in Verbindung mit Vertretern des *UNRRA-Hauptquartiers für Deutschland*[131]. Diese hatten ihn auf einer Reise der UNRRA nach Polen, die vom 19. bis 27. November 1946 stattfand, in Katowice kontaktiert. Hrabar arbeitete dort für das Ministerium für Sozialfürsorge.[132] Im Juli 1948 registrierte der ITS Hrabar dann als Mitarbeiter des PCK in der *US Zone Division*. Neben dem PCK waren derzeit auch das Französische Rote Kreuz (*Croix-Rouge française*, CRF) und das *Italienische Rote Kreuz (Croce Rossa Italiana*, CRI) beim ITS vertreten. Formal hatten auch diese Organisationen den Status sogenannter *Voluntary Societies*, waren allerdings mit lediglich je einem Repräsentanten im UNRRA-Hauptquartier vertreten. Das PCK hingegen war in der *US Zone Division* mit acht Mitarbeitern (davon zwei Frauen) vertreten.

---

128 Diese Bezeichnung meint vermutlich das Ministerium für Sozialfürsorge und Arbeit, Vgl. Child Search and Tracing (1947), 6.1.1/82506219/ITS Digital Archives, Bad Arolsen.
129 Child Search and Tracing (1947), 6.1.1/82506219/ITS Digital Archives, Bad Arolsen.
130 Child Search and Tracing (1947), 6.1.1/82506219/ITS Digital Archives, Bad Arolsen.
131 Wörtlich: UNRRA HQ for Germany.
132 Wörtlich: Ministry of Social Welfare, Vgl.: Report on Trip to Poland, 1946, 6.1.1/82512098/ITS Digital Archives, Bad Arolsen.

Unter diesen befanden sich auch die bereits erwähnten PCK-Angehörigen Roman Hrabar und Wiktor Pietruszka.[133]

Beide waren seit Februar 1948 dem Kindersuchdienst (*Child Search Division*) des ITS in der amerikanischen Besatzungszone zugeteilt. Eileen Blackey[134], die vom 11.–25. August 1945 als *Child Welfare Consultant* an einer Reise der UNRRA zum PCK-Suchbüro in Warschau teilgenommen hatte, forderte explizit Hrabar und Pietruszka dafür an. In ihrem Brief vom 24. Januar 1947 betonte sie, dass der Kindersuchdienst am Standort Heidelberg dringend PCK-Vertreter benötigte. Bei der Ankunft von Hrabar und Pietruszka wollte sie damals möglichst persönlich anwesend sein.[135]

Besonders erwähnenswert ist, dass sich diese beiden von den anderen PCK-Vertretern durch ihre Amtsbezeichnung unterschieden. Während von insgesamt elf[136] polnischen PCK-Vertretern im Kindersuchdienst fünf den Titel *Child Search Officer*, zwei den Titel *Secretary* und einer den Titel *Tracing Officer* trugen, waren Hrabar und Pietruszka sogenannte *PRC Plenipotentiaries* (PCK-Generalbevollmächtigte).[137] Eine Liste der IRO vom 26. November 1947 deutet ebenfalls darauf hin, dass Roman Hrabar für die grenzüberschreitenden Aktivitäten des Kindersuchdienstes zwischen Deutschland und Polen von herausragender Bedeutung war. Die IRO listete Hrabar hier als Generalbevollmächtigten für die Rehabilitation polnischer Kinder (*Plenipotentiary for the Vindication of Polish Children*) in der Niederlassung des ITS in Esslingen.[138]

Nur einen Monat später, im Dezember 1947, bilanzierte der ITS die Einrichtung der polnischen Generalbevollmächtigten als Erfolgsmodell. Die Zusammenarbeit war so produktiv, dass auch anderen Ländern die Einführung dieser Position vorgeschlagen wurde. Die Stärke dieser Position lag laut einem Bericht im »Regierungsstatus« und in der »Befugnis zum schnellen Handeln«. Im Vergleich lief der Umgang mit jugoslawischen Kindern, die keinen solchen Generalbevollmächtigten hatten, »beschwerlich«, »langsam« und war »selten erfolgreich«[139].

Roman Hrabar war offenbar eine handverlesene und strategisch kluge Besetzung für den Posten des Generalbevollmächtigten Polens. Er verschrieb

---

133 Supplement No 3 (1948), 6.1.2/82491736/ITS Digital Archives, Bad Arolsen.
134 Przemówienie delegata PCK na konferencji międzynarodowych biur poszukiwań w Arolsen (1949), 6.1.1/82519149 bis 6.1.1/82519164/ITS Digital Archives, Bad Arolsen. Hier:6.1.1/82519149.
135 Rotes Kreuz – Institutionelle Ablage 11.21, Ordner: B 6/2-1, ITS Bad Arolsen.
136 Von elf PCK-Vertretern hatte einer noch keine Position und trug dementsprechend den Vermerk *to be attached in the future*, Siehe: Voluntary Agency Personnel & Liaison Officers Tracing/Child Search Division (1948), 6.1.2/82491598/ITS Digital Archives, Bad Arolsen.
137 Ebd.
138 IRO Area Team 1066 (1947), 6.1.2/82487900/ITS Digital Archives, Bad Arolsen.
139 Child Search and Tracing (1947), 6.1.1/ 82506219/ITS Digital Archives, Bad Arolsen.

sich mit großer Verbindlichkeit dem Kindersuchdienst und verfasste später sogar zahlreiche populärwissenschaftliche (und autobiografische) Publikationen, die sich mit dem Schicksal polnischer Kinder seit 1939 befassten. Beispiele hierfür sind *Hitlerowski rabunek dzieci polskich: uprowadzanie i germanizowanie dzieci polskich w latach 1939–45* (Katowice 1960), *Jakim prawem?* (Katowice 1962), *»Lebensborn« czyli źródło życia* (Katowice 1975), *Czas niewoli czas śmierci* (Warszawa 1979) und *Skazane na zagładę: praca niewolnicza kobiet polskich w III Rzeszy i los ich dzieci* (Katowice 1989).

Die *Zone Tracing/Child Search Division* des vorläufigen Komitees der (PCIRO) in Ludwigsburg legte am 26. September 1947 eine Personalakte für Roman Hrabar an. Aus dieser geht hervor, dass Hrabar Angehöriger des PCK war, den Rang eines *Senior Search Officer* innehatte und vier Sprachen (Polnisch, Englisch, Französisch, Deutsch) beherrschte. Zu seinen Pflichten zählten die Korrespondenz mit Polen bei der Rehabilitation polnischer Kinder, die Untersuchung im Fall »Heimschule«, die Suche und Identifizierung polnischer Kinder, die Kooperation mit dem *War Crimes Unit* sowie die universelle Registrierung von Kindern. Für jede dieser Pflichten vermerkte die Personalakte eine Note nach dem amerikanischen Notensystem (A, B, C, D). Darüber hinaus wurde Hrabars professionelle Eignung in drei Kategorien benotet: Erstens *Persönlichkeit* (Kooperation, Führung, Kompatibilität), zweitens *Einsatz* (Fleiß, Energie, Initiative) und drittens *erzielte Resultate*. Insgesamt enthielt Hrabars Personalakte folglich acht Noten, von denen er fünfmal »A«, einmal »A-« und einmal »B« erreichte. Seine Gesamtnote lautete dementsprechend »A«[140].

Ein Kommentar des Leiters des *Search and Documents Unit*, John Troniak, der die Akte für Hrabar ausfüllte, belegt, dass dieser auf dem Posten des Generalbevollmächtigten klug platziert war. Troniak vermerkte Folgendes: »Dieser Angestellte ist ein Anwalt und ein Turm der Stärke für das Kindersuchprogramm. (…) Herr Hrabar ist der generalbevollmächtigte Repräsentant für die Suche nach polnischen Kindern in Deutschland. Im *Search and Documents Unit* ist er als Mitglied des Polnischen Roten Kreuzes gemeldet. Er ist kooperativ, verantwortungsbewusst und kompetent. Sein objektives Urteilsvermögen ist exzellent«[141]. Hrabar ist somit ein gutes Beispiel dafür, dass sich die internationale Tätigkeit des PCK und dessen Integration im sozialistischen System nicht vollkommen ausschlossen.

Dem oben erwähnten *Search and Documents Unit* gehörten im Dezember 1947 insgesamt drei PCK-Mitarbeiter und ein Mitarbeiter des ČSČK an. Neben Roman Hrabar, der »die Hauptverantwortung in den Beziehungen zum *War Crimes Unit* hatte«, waren dies Wiktor Pietruszka, der »Suchmethoden plante und besonders am Kindersuchplan arbeitete«, sowie Maria Aleksandra

---

140 Rotes Kreuz – Institutionelle Ablage 11.21, Ordner: B 6/2-1, ITS Bad Arolsen, 1.
141 Rotes Kreuz – Institutionelle Ablage 11.21, Ordner: B 6/2-1, ITS Bad Arolsen, 2.

Bolesta, eine Sekretärin mit Englischkenntnissen.[142] Bolesta war in diesem Jahr erst aus Augsburg zur *Child Search/Tracing Section* nach Wiesbaden versetzt worden. Cornelia Heise, Leiterin der Kindersuchsektion in Deutschland, hatte die in Lublin geborene PCK-Angehörige im September 1947 angefordert, da sie »verzweifelt nach Schreibkräften suchte«[143].

Auch Wiktor Pietruszka war aufgrund seiner professionellen Eignung offenbar ein äußerst begehrter Mitarbeiter. Grundsätzlich sahen die Strukturen zwischen IRO und nationalen Suchagenturen ab 1950 keine polnischen *Liaison Officers* vor. Während Belgien, Frankreich und Italien Personal als *Liaison Officers* ins ITS Hauptquartier nach Bad Arolsen schickten, arbeiteten PCK-Vertreter derzeit in der Regel nur im Hauptquartier des ITS-Kindersuchdienstes in Esslingen.[144] Am 6. Juli 1949 bat jedoch Dr. A. Kalmanowicz, *Acting PRC Senior Representative for Germany*, Herrn K. Okkenhaug, den Leiter der Abteilung für *Voluntary Societies*, Wiktor Pietruszka zu einem *Liaison Officer* für das PCK zu ernennen. Pietruszka war zu diesem Zeitpunkt als *Child Search Officer* beim ITS in Esslingen angestellt. Gemeinsam mit dem Leiter der ITS-Division in der britischen Besatzungszone hatte Okkenhaug zuvor besprochen, dass dort dringend ein Vertreter des PCK benötigt wurde. Aus dem Briefwechsel ist ersichtlich, dass Okkenhaug gezielt Pietruszka für diese Aufgabe ausgesucht hatte, da er sich »sehr gut« mit »Problemen der Kindersuche« auskannte. Pietruszka wurde somit im Sommer 1949 in die britische Besatzungszone nach Göttingen versetzt.[145]

Obschon die polnische Regierung anfänglich die Stellen von PCK-Mitarbeitern beim ITS unterstützte, war sie offenbar nicht gewillt, unendliche Suchoperationen zu finanzieren. Schrittweise änderten sich daher die Arbeitsbedingungen. Einige der PCK-Mitarbeiter gingen deshalb ab Dezember 1947 formal eine Beschäftigung beim *Church World Service* ein, der es ihnen ermöglichte, in gleicher Position in Deutschland weiterzuarbeiten.[146]

Der *Church World Service* beteiligte sich als *Voluntary Society* ähnlich nachhaltig an den IRO-Feldoperationen wie das PCK. Der *General Council* der IRO führte beide Organisationen in seinen Jahresberichten (Periode 1. Juli 1947 bis 30. Juni 1948 und Periode 1. Juli 1949 bis 30. Juni 1950) in der Liste der *Voluntary Societies*, die auf dem Gebiet Deutschlands, Österreichs und Italiens assistierten.[147] Im Dezember 1947 nannte die IRO insgesamt 19 Organisatio-

---

142 Child Search and Tracing (1947), 6.1.1/ 82506219/ITS Digital Archives, Bad Arolsen, 12 f.
143 Maria Aleksandra Bolesta (1947), Rotes Kreuz – Institutionelle Ablage 11.21, Ordner: B 6/2-1, ITS Bad Arolsen.
144 Annual Report IRO (1950), 6.1.1/82503958/ITS Digital Archives, Bad Arolsen, 61.
145 Rotes Kreuz – Institutionelle Ablage 11.21, Ordner B6/2-1, ITS Bad Arolsen.
146 Child Search and Tracing (1947), 6.1.1/ 82506219/ITS Digital Archives, Bad Arolsen, 14.
147 Annual Report IRO (1948), 6.1.1/82503479/ITS Digital Archives, Bad Arolsen, 29 und Annual Report IRO (1950), 6.1.1/82503958/ITS Digital Archives, Bad Arolsen, 79.

nen, die in diesem Rahmen in der amerikanischen Besatzungszone »unter der Kontrolle und Koordination der IRO« arbeiteten. Hiervon waren allein fünf nationale Rotkreuzgesellschaften, nämlich PCK, ČSČK, Italienisches Rotes Kreuz (CRI), Niederländisches Rotes Kreuz (*Rode Kruis*) und Jugoslawisches Rotes Kreuz. Abgesehen davon war auch das Internationale Rote Kreuz (IRK) in der amerikanischen Besatzungszone tätig.[148] Im Juni 1950 listete die IRO bereits 37 derartige Organisationen, von denen jedoch lediglich drei nationale Rotkreuzgesellschaften waren (PCK, British Red Cross, CRI).[149] Falls polnische oder tschechoslowakische Rotkreuzmitarbeiter nach Dezember 1950 weiterhin für die IRO arbeiteten, ist es also sehr wahrscheinlich, dass der *Church World Service* oder andere Träger aus dieser Liste sie beschäftigten.

Ein weiterer Bericht für den ITS vom 12. Dezember 1947 listet 20 Mitglieder aus *Voluntary Agencies*, die für den Kindersuchdienst (*Tracing/Child Search Division*) arbeiteten. Hiervon waren 9 im Hauptquartier und 11 bei Feldoperationen beschäftigt. Sie stammten aus vier Organisationen, von denen drei nationale Rotkreuzgesellschaften waren (PCK, ČSČK und Niederländisches Rotes Kreuz). Die vierte entsendende Organisation – und mit 7 Personen auch die stärkste – war der besagte *Church World Service*. Es folgte das PCK mit 6 Personen, das ČSČK mit 5 und das Niederländische Rote Kreuz mit 2 Personen.[150] Die nationalen Rotkreuzgesellschaften waren folglich wichtige Partner bei der Suche nach vermissten Kindern. Sie stärkten internationale Suchoperationen von IRO und ITS aktiv mit eigenem Personal und festigten so die Rolle des Roten Kreuzes im internationalen humanitären System.

Die Tätigkeit tschechoslowakischer Mitarbeiter, die das ČSČK nach Deutschland entsendete, ist leider wenig dokumentiert. Allerdings geben Quellen des ITS Aufschluss darüber, dass ähnlich wie im polnischen Fall Personal aus der Tschechoslowakei nach Bad Arolsen kam. Im Vergleich mit den polnischen Generalbevollmächtigten Hrabar und Pietruszka waren die Arbeitsbedingungen von ČSČK-Mitarbeitern aber denkbar ungünstig. Offiziell traten diese als Repräsentanten des *Ministeriums für Sozialfürsorge und Inneres*[151] auf, auch wenn das ČSČK allein die organisationale Finanzierung übernahm. Auch hier gab es mit Václav Vondraček einen Verantwortlichen für die Suche nach Kindern – allerdings konnte dieser mit dem Status als *Czech Research Officer* höchstens Einfluss auf einzelne Suchoperationen nehmen. Im Gegensatz zu den »PCK-Diplomaten« hatte er keinerlei politische Autorität.[152]

---

148 Section E, Voluntary Agencies (1947), 6.1.1/ 82522113/ITS Digital Archives, Bad Arolsen.
149 Annual Report IRO (1950), 6.1.1/82503958/ITS Digital Archives, Bad Arolsen, 79.
150 Child Search and Tracing (1947), 6.1.1/82506218/ITS Digital Archives, Bad Arolsen, 12.
151 Gemeint ist hier vermutlich das Ministerium für Sozialfürsorge (*Ministerstvo sociální péče*).
152 Child Search and Registration (1947), 6.1.2/82488335/ITS Digital Archives, Bad Arolsen.

In einem Bericht der UNRRA zur Kindersuche und -registrierung vom
15. Februar 1947 schilderte Václav Vondraček die Ergebnisse seiner Arbeit als
Research Officer. Zu diesem Zeitpunkt hatte er Interviews mit sieben Kindern
durchgeführt. Zudem hatte er bei der allgemeinen Kindersuche »einige Fälle
klären können«[153]. Auch in Berichten des ITS taucht Vondraček regelmäßig
im Zusammenhang mit der Repatriierung tschechischer Kinder auf. Dennoch
herrschte offenbar Verwirrung über seine Nationalität, weswegen er gelegentlich als Mitglied des PCK aufgelistet wurde.[154]

Im November des gleichen Jahres waren die ČSČK-Mitglieder Marie Hrubcová und Josef[155] Ondraček für Verhandlungen über die weiteren Suchaktivitäten des ČSČK nach Prag gereist. Dort fand sogar eine zweitägige Konferenz
zum Thema Kindersuche statt, an der Vertreter von allen großen Ministerien teilnahmen. Hierzu zählten das Ministerium für Sozialfürsorge, das
Innenministerium, das Außenministerium, das Finanzministerium und das
Justizministerium. Außerdem nahmen Vertreter des tschechoslowakischen
Militärs teil.

In einem vertraulichen Gespräch mit der Leiterin der Kindersuchsektion
in Deutschland, Cornelia Heise, berichtete Ondraček anschließend über die
Ergebnisse. Zwar habe die tschechoslowakische Regierung beschlossen, die
Suche nach vermissten Kindern in Deutschland fortzusetzen. Allerdings re-
duzierte sie den Umfang und plante, nur noch drei Personen in Deutschland
einzusetzen. Darunter waren namentlich er selbst und Václav Vondraček.
Ondraček schlug vor, dass die Kindersuchsektion eine direkte Bitte an die
tschechoslowakische Regierung richten sollte, da diese sicher die Entsendung
von mehr Personal finanzieren könnte. Insbesondere hielt es Ondraček für
notwendig, um den Verbleib von Captain Josef Pumperka in Deutschland zu
bitten, da derzeit keine andere Autorität mit *repatriation responsibility* in der
amerikanischen Besatzungszone vorhanden war. Weder die Tschechische Mission in Frankfurt, die als Konsulat fungierte, noch das Konsulat in München
oder die Tschechische Mission in Berlin hatten zu dieser Zeit die Befugnis,
die (tschechoslowakische) Nationalität unbegleiteter Kinder zu zertifizieren.

Ein Brief, den Cornelia Heise am 18. November 1947 verfasste, offenbart,
dass hinter der Beschäftigung von ČSČK-Mitarbeitern nicht nur humanitäre
Ziele, sondern auch strategische Überlegungen standen. Auch wenn jede Information aus der Tschechoslowakei an sie nur mündlich übermittelt wurde,
wollte sie mit ihrer schriftlichen Antwort oder mit einem persönlichen Vorstel-

---

153 Child Tracing and Registration (1947), 6.1.2/82488340/ITS Digital Archives, Bad Arol-
     sen, 7.
154 Child Search and Tracing (1947), 6.1.1/82506219/ITS, Digital Archives, Bad Arolsen, 12.
155 Der Vorname von Ondraček ergibt sich aus folgenden Dokumenten: Statement von 1947,
     6.1.2/82486400/ITS Digital Archives, Bad Arolsen, 3 und IRO Area Team 1066 (1947),
     6.1.2/82487900/ITS Digital Archives, Bad Arolsen, 2.

lungsgespräch bei den tschechoslowakischen Ministerien so lange warten, bis sie geklärt hatte, ob die Angelegenheit nicht doch »über Genf zu regeln« war. Außerdem gab es laut Aussage Ondračeks »ein Element in der Heimatregierung, das nicht wollte, dass er [Josef Pumperka] seine Arbeit fortsetzte«. Heise wollte deswegen genau prüfen, welche Befugnis tschechische Einrichtungen in Deutschland hatten, um Pumperkas Aufenthalt rechtfertigen zu können.[156]

Offensichtlich war die Beteiligung von ČSČK-Mitarbeitern an Suchaktivitäten in Deutschland nicht nur eine personelle und finanzielle Entscheidung des ČSČK, sondern auch eine politische Entscheidung. Hierbei müssen zwei Dimensionen unterschieden werden. Zunächst halfen politische Kontakte dem ČSČK, weil sie den Suchaktivitäten mehr Nachdruck verliehen. Erst im Mai 1946 hatte Hana Benešová, die damalige Vorsitzende des ČSČK, mit dem UNNRA-Hauptquartier für Deutschland ausgehandelt, dass überhaupt ČSČK-Mitarbeiter auf deutschem Gebiet nach vermissten Kindern suchen durften. Da Benešová die Ehefrau des tschechoslowakischen Präsidenten Edvard Beneš war, hatten ihre Briefe bei der UNRRA für Aufsehen gesorgt.[157] Das UNRRA-Hauptquartier in Bad Arolsen beschäftigte zu diesem Zeitpunkt bereits Kindersuchteams, die sich aus internationalem UNRRA-Personal sowie Mitarbeitern der *Voluntary Agencies* zusammensetzten. Ein Brief der UNRRA vom Mai 1946 informierte Hana Benešová, dass Mitglieder des ČSČK über München nach Bad Arolsen reisen sollten, um ebenfalls in diese Kindersuchteams integriert zu werden. Der zuständige UNRRA-Vertreter, W. Stawell, wollte »alles dafür tun, um die Nutzung des ČSČK-Personals zu ermöglichen«. Die »Delegierten« sollten allerdings einen Brief der »geeigneten Regierungsautorität« mit sich führen, in dem diese ihre »Zustimmung für die Zusammenarbeit« des ČSČK mit der UNRRA ausdrückt.[158] Ganz unbeteiligt war die Politik in diesem Fall also nicht. Auch die Wortwahl bestätigt, dass die UNRRA – ähnlich wie bei den Mitarbeitern des PCK – mehr mit Delegierten rechnete, die von der Politik unterstützt wurden, und weniger mit unabhängigen Angestellten.

Nur ein Jahr später hatte die Kindersuche daher politische Dimensionen angenommen, die dem ČSČK weniger halfen, sondern dessen Arbeit vielmehr verzögerten oder sogar behinderten. Der oben erwähnte Briefwechsel zwischen Ondraček und Heise vom November 1947 ist hierfür ein geeignetes Beispiel.[159]

156 Czechoslovakian Red Cross participation in Child Search (1947), Rotes Kreuz – Institutionelle Ablage 11.21, Ordner: B 6/2-1, ITS Bad Arolsen.
157 Letter from Mrs. Benes (1946), 6.1.1 / 82519464, Digital Archives, Bad Arolsen.
158 Brief des UNRRA-Hauptquartiers in Arolsen an die UNRRA Czechoslovakia für Hana Beneš (1946), MÚA, ka. 17, č. 1086.
159 Czechoslovakian Red Cross participation in Child Search (1947), Rotes Kreuz – Institutionelle Ablage 11.21, Ordner: B 6/2-1, ITS Bad Arolsen.

Im Frühjahr 1948 war das ČSČK beim Kindersuchdienst in der amerikanischen Besatzungszone trotz allem wieder mit vier Mitarbeitern, davon drei *Child Tracing Officers* und ein *Administrative Assistant Officer,* sowie mit dem besagten *Senior Liaison Officer,* Captain Josef Pumperka, vertreten. Die Repräsentanz des PCK war hier zu diesem Zeitpunkt gleichwohl mehr als doppelt so groß.[160]

Bemerkenswert ist an dieser Stelle, dass im *Search and Documents Unit,* dem seit 1947 Roman Hrabar, Wiktor Pietruszka und Maria Bolesta angehörten, auch Josef Ondraček und Václav Vondraček arbeiteten. Es handelte sich also tatsächlich um eine internationale Gruppe, in der PCK und ČSČK zusammenarbeiteten. Ondraček befasste sich darin gesondert mit »der Analyse der Lebensborn-Organisation und machte Empfehlungen für die künftige Untersuchung, die die Abteilung [gemeint ist die *Child Search and Tracing Division*] machen sollte«[161].

Auch wenn beide Länder ein großes Interesse an der Repatriierung von Kindern (und anderen DPs) hatten, zeigte sich hier eine recht unterschiedliche Priorisierung. Im polnischen Fall diente das PCK als diplomatische Vertretung, während im tschechoslowakischen Fall dem ČSČK eine rein operative Rolle vorbehalten blieb. Allerdings nahm im polnischen Fall zuerst das DRK Kontakt zum PCK auf, während im tschechoslowakischen Fall die Vorsitzende des ČSČK den Kontakt zur UNRRA in den Besatzungszonen aufbaute. In beiden Fällen begannen die Aktivitäten dennoch mit Suchinitiativen von nationalen Rotkreuzgesellschaften.

Abschließend muss noch einmal betont werden, dass sowohl PCK als auch ČSČK mit der Entsendung ihrer Mitarbeiter in internationale Suchorganisationen eine ungewöhnliche Investition tätigten. Das Belgische Rote Kreuz hatte bereits im Oktober 1946 signalisiert, dass sich »nicht mehr genügend belgische Kinder in Deutschland« befänden, um die Investition von Personal zu rechtfertigen. Angeblich hatte es beim Belgischen Roten Kreuz auch grundsätzlich Probleme bei der Besoldung dieses Personals gegeben. In Zusammenarbeit mit dem Jugoslawischen Roten Kreuz hatte das UNRRA-Hauptquartier eine Vereinbarung für die Entsendung von jugoslawischem Personal nach Deutschland vorbereitet. Da die jugoslawische Regierung hierbei jedoch keine Initiative ergriff, blieb die Vereinbarung ununterzeichnet.[162] Bei PCK und ČSČK handelte es sich folglich um eine außerordentliche und gut organisierte Personalpolitik, die sicherlich auch beweist, mit welcher Priorität die

---

160 Voluntary Agency Personnel & Liaison Officers Tracing/Child Search Division (1948), 6.1.2/82491598/ITS Digital Archives, Bad Arolsen.
161 Child Search and Tracing (1947), 6.1.1/82506219/ITS, Digital Archives, Bad Arolsen., 12.
162 Minutes of inter-zonal conference on child search and repatriation (1946), 6.1.1/8250 2661/ITS Digital Archives, Bad Arolsen, 2.

Repatriierung auf der politischen Agenda stand. Eindeutiger Schwerpunkt war hierbei der Kindersuchdienst.

Interessant ist, dass PCK und ČSČK qualifiziertes Personal – insbesondere jenes mit wertvollen Fremdsprachenkenntnissen – das sie im eigenen Land ebenso benötigten, nach Deutschland schickten. In umgekehrter Richtung gab es höchstens zeitlich begrenzte Delegationsreisen der UNRRA (z. B. 1945) sowie die Teilnahme des ITS an der ersten Konferenz der Nationalen Such-büros, die 1946 in Warschau stattfand. In keinem Fall assistierte alliiertes Personal vor Ort in polnischen bzw. tschechoslowakischen Suchbüros des Roten Kreuzes. Lediglich die Außenstellen der IRO in Prag und Warschau beschäftigten zeitweise alliierte Mitarbeiter. Eine Kooperation mit dem DRK war bis 1950 auf zentraler Ebene überhaupt nicht möglich. Aufgrund seiner »faktischen Gleichschaltung mit dem NS-Regime« verboten die vier Alliierten das DRK als »zentrale Organisation« schon wenige Monate nach Kriegsende. Nur Rotkreuzgruppen auf Orts-, Kreis- und Landesebene waren »nach einem Prozess der Entnazifizierung in einigen Besatzungszonen wieder erlaubt«[163]. Die Neugründung des DRK als nationale Rotkreuzgesellschaft folgte im Jahr 1950. Vom IKRK in Genf anerkannte nationale Rotkreuzgesellschaften gab es in der BRD erst wieder 1952 (und in der DDR sogar erst 1954).[164]

Dass sich die Suchstellen gewissermaßen in eine Abhängigkeit begeben hatten, als sie polnisches bzw. tschechoslowakisches Personal aufnahmen, ohne selbst Personal zu PCK oder ČSČK zu schicken, war ihnen durchaus be-wusst. Außerdem erkannten sie schon frühzeitig an, dass nur eine begrenzte Zahl solcher Mitarbeiter für den Kindersuchdienst abgestellt werden konnte. In einem Bericht für das UNRRA-Hauptquartier vom Oktober 1946 heißt es: »Das tschechische Rote Kreuz hat eins von seinen zwei Teams wieder in die amerikanische Zone gebracht und die Rückkehr des zweiten Teams wird erwartet. Das polnische Rote Kreuz hat so viel Personal geschickt, wie es in Polen entbehren konnte und es kann nicht erwartet werden, dass eine größere Anzahl von Arbeitern aus Polen verfügbar sein wird«[165].

Warum nicht nur die Internationalität, sondern auch die Arbeitsbedin-gungen herausfordernd waren, erinnert Roman Hrabar in *Jakim prawem?* (Katowice 1962) wie folgt: »Über die UNRRA sind zahlreiche Organisa-tionen und soziale Institutionen akkreditiert, genannt freiwillige Agenturen [*Voluntary agencies*]. Hier sind Rotkreuzinstitutionen: tschechische, belgische,

---

163 Suchdienst des Deutschen Roten Kreuzes: Suchen. Verbinden. Vereinen. Suchdienst – Im humanitären Mandat des Roten Kreuzes. Berlin 2015, 16.

164 Schwesternschaft München vom Bayerischen Roten Kreuz e. V.: Entstehung und Ent-wicklung der Rotkreuzbewegung. In: http://www.swmbrk.de/swm_orga_historie_ent stehungrk.html (letzter Aufruf: 25.05.2018).

165 Minutes of inter-zonal conference on child search and repatriation (1946), 6.1.1/8250 2661/ITS Digital Archives, Bad Arolsen, 2.

jugoslawische, amerikanische Charity-Organisationen, jüdische Organisationen. Das Polnische Rote Kreuz ist am stärksten repräsentiert und hat die meisten Gebietsvertretungen. Es gibt hier mehr polnische Angelegenheiten als die aller anderen zusammen. (…) Die Arbeitsbedingungen in Heidelberg sind fatal. Die Hauptbüros der Unterkünfte fallen in das von der Armee belegte Gebiet. Hier ist es eng, Platz für Akten und die Schreibmaschine fehlt«[166]. Darüber hinaus erklärt Hrabar, dass es den PCK-Mitarbeitern zunächst schwer fiel, sich bei der UNRRA zurechtzufinden: »Es ist schwer, sich in den Methoden und im Arbeitssystem zu orientieren. Allein die Organisationsmaschinerie. Unterkünfte, Verpflegung, Transport, Kommunikation, Telefonverbindung (…) – alles läuft wie am Schnürchen. Hier ist kein Platz für die ›Kunst der Improvisation‹, die bei Polen unter Goebbels als nette Unordnung so gelobt wurde«[167].

Anders als der ITS, der den Status des polnischen Generalbevollmächtigten zum Erfolgsmodell erklärte, berichtet Hrabar zudem von unangenehmer Bürokratie: »(…) es fehlt die Grundlage, um uns als eigene Mission (…) zu behandeln. Auf die Akkreditierung als UNRRA-Personal kann man sich nicht einigen. Das Polnische Rote Kreuz bleibt also eine freiwillige Agentur. (…) Wir bleiben auf eigene Kosten, finanziell nur vom Land abhängig. So eine Situation ist nicht ohne Bedeutung«[168].

Trotz allem fügten sich Mitarbeiter aus PCK und ČSČK gut in die internationalen Suchteams ein. John Troniak, der bereits erwähnte UNRRA-Angestellte, der u. a. die Personalakte für Roman Hrabar ausfüllte, berichtete am 25. November 1946, dass es mit ihnen »keine Schwierigkeiten« gab. In seinem Bericht an Eileen Davidson, *District Child Search Officer* in Regensburg, schilderte er die Zusammenarbeit mit PCK, ČSČK und dem Niederländischen Roten Kreuz im *UNRRA Area Team 1048*. Die Mitarbeiter von PCK und ČSČK »fühlten sich wie Mitglieder der Einheit, akzeptierten ihre Autorität bei der Arbeitsausführung, bei der Anfertigung von Berichten und allgemeinen Abläufen und kamen allen Anweisungen rechtzeitig und bereitwillig nach«[169]. Troniak erwähnte zudem würdigend, dass diese Mitarbeiter gleichzeitig den Interessen und Anforderungen ihrer Heimatregierung entsprechen mussten. Auf ihren Uniformen trugen sie daher neben dem UNRRA-Aufnäher auch die Zeichen ihrer nationalen Rotkreuzgesellschaften. Trotzdem war Troniak überzeugt, dass sie sich »in jeder Hinsicht wie UNRRA-Mitglieder fühlten«[170]. Im Gegensatz dazu gab es beispielsweise Probleme mit dem Niederländischen

---

166 *Hrabar*, Roman: Jakim prawem?. Katowice 1962, 24 f.
167 Ebd., 25.
168 Ebd.
169 Voluntary Agencies Representatives attached to this unit, Rotes Kreuz – Institutionelle Ablage. 11.21, Ordner: B 6/2-1, ITS Bad Arolsen.
170 Ebd.

Roten Kreuz. Dessen Vertreter wollten lieber als »eigene Abteilung« arbeiten, ausschließlich nach niederländischen Kindern suchen und Anweisungen nur von ihrem Vorgesetzten in Bad Arolsen entgegennehmen. Laut Troniak erwarteten sie von der UNRRA lediglich »Benzin und Verpflegung«[171]. Dieser Bericht verdeutlicht noch einmal die Komplexität der Beschäftigungsverhältnisse. Die nationalen Rotkreuzgesellschaften entsendeten ihr Personal mit humanitärer und gleichzeitig nationaler Begründung. Die Suchoperationen in den verschiedenen Besatzungszonen liefen jedoch unter internationaler Aufsicht und in einer nicht besonders transparenten Hierarchie. Im obigen Fall hatte das Niederländische Rote Kreuz Kontakt mit Eileen Blackey (in Bad Arolsen) und mit Cornelia Heise (in Heidelberg) aufgenommen, die eine Suchoperation nach ausschließlich niederländischen Kindern bewilligt hatten. Vor Ort reagierten die Mitglieder des Niederländischen Roten Kreuzes demzufolge ungehalten, als sie Uniformen mit UNRRA-Aufnähern tragen sollten.[172]

Abschließend ist an dieser Stelle festzuhalten, dass PCK und ČSČK selbst die Entsendung ihres Personals in internationale Organisationen beschlossen. Es gab weder einen staatlichen Auftrag, der diesen Schritt vorsah, noch ein internationales Mandat, das dieses Personal formal anforderte. PCK und ČSČK boten den internationalen Organisationen personelle Unterstützung für deren Suchoperationen an und handelten eigeninitiativ deren Status und Finanzierung mit der sozialistischen Staatsführung aus.

Da beide Seiten enorm vom Engagement der Rotkreuzmitarbeiter profitierten, entwickelten sich diese in einigen Fällen zu »Agenten«, die aktiv zwischen den internationalen Organisationen und dem sozialistischen Staat vermittelten. Hier zeigt sich sehr deutlich, dass PCK und ČSČK in der Lage waren, eigene Initiativen glaubwürdig für beide Seiten zu begründen. Im Fall der Suchdienste finanzierte daher auch der Staat humanitäre Aktivitäten beider Organisationen, obwohl diese grenzüberschreitend und systemübergreifend waren. Für die Netzwerke der beiden Rotkreuzgesellschaften war dies sehr förderlich. Zum einen knüpften sie auf diese Weise Kontakte mit Organisationen und Einzelpersonen in nicht-sozialistischen Ländern, wie z. B. der Bundesrepublik Deutschland. Zum anderen lernten ihre Mitarbeiter internationale Netzwerke und Arbeitsweisen kennen, erprobten ihre Fremdsprachenkenntnisse und qualifizierten sich in internationalen (nicht-sozialistischen) Strukturen weiter.

Dass sie sich dabei als »apolitische« Akteure verstanden, ermöglichte ihnen nicht nur eine sachbezogene Zusammenarbeit. Dieser Status führte auch dazu, dass ihre Beteiligung an Suchoperationen sowohl von der internationalen Gemeinschaft, als auch vom eigenen Staat anerkannt wurde. Trotz der partiku-

171 Ebd.
172 Ebd., 2.

laren staatlichen (bzw. sozialistischen) Interessen rückte das politische System also in den Hintergrund. Wie auch nicht-sozialistische Regierungen nutzten die sozialistischen Regierungen PCK und ČSČK als humanitäre Hilfsorganisationen. Jürgen Lieser formulierte wie folgt: »(…) Hilfsorganisationen [können] aufgrund ihres unabhängigen Status den Zugang zu den Hilfebedürftigen und die Einhaltung der humanitären Prinzipien besser gewährleisten als staatliche Institutionen (…)«[173]. Humanitäre Hilfe sei dabei geleitet von den Prinzipien Menschlichkeit, Unparteilichkeit, Neutralität und Unabhängigkeit. Sie richte sich an Menschen in Notlagen, »(…) unabhängig von ihrer ethnischen, religiösen und politischen Zugehörigkeit und allein nach dem Maß ihrer Not«[174]. Die Entsendung von Rotkreuzmitarbeitern war demnach ein produktiver und logischer Schritt, zumal die Suchoperationen und Repatriierungsmaßnahmen zu einem großen Teil DPs polnischer und tschechoslowakischer Herkunft betrafen.

Im Bereich der Suchdienste kann demzufolge von einer gewissen Öffnung gesprochen werden, die nach Maßgabe des Staates aber zeitlich und finanziell begrenzt war. Die Initiative für diese Öffnung stammte jeweils von PCK und ČSČK. Zwar verliefen die Karrierewege der vorgestellten Rotkreuzmitarbeiter nach ihrer Entsendung unterschiedlich. Einige kehrten in ihre Heimatorganisation zurück, während andere dauerhaft in internationale Organisationen abwanderten. Dennoch belegen sie exemplarisch, dass es im Rahmen von Suchoperationen eine intensive Zusammenarbeit von sozialistischen und nicht-sozialistischen Akteuren gab. Die nationalen Rotkreuzgesellschaften PCK und ČSČK bedienten dabei gleichzeitig humanitäre und nationale Interessen, für die sie gleichermaßen als Initiatoren und Wortführer auftraten. Die Entsendung von Mitarbeitern ist also ein anschauliches und sehr geeignetes Beispiel für Selbstorganisation von PCK und ČSČK im Staatssozialismus.

2.9   Suchanfragen von PCK und ČSČK

In *Documenting individual identity* (Princeton 2001) argumentieren die Herausgeber Jane Caplan und John Torpey, dass Identifizierungsprozesse – im Gegensatz zur individuellen Identität selbst – bisher kaum Gegenstand wissenschaftlicher Forschung waren. In ihrem Sammelband interessieren sie sich daher besonders für die Dokumentation individueller Identität (documentation of individual identity) und für Systeme standardisierter Registrierung

173 *Lieser*: Handbuch Humanitäre Hilfe, 20.
174 Ebd., 13.

(systems of standardized registration).[175] Die historische Entwicklung und Systematisierung von individueller Identität und deren Dokumentation betrachten sie hierbei als rechtliche und bürokratische Kategorie. Diese erfasse ihres Erachtens »(…) the emergence of precise controls and apparatuses of documentary identification developed by government, police, and public institutions, and the intersection of individual and collective systems of registration and identification«[176].

Laut Caplan und Torpey ist der Staat der wichtigste Träger derartiger Dokumentationspraktiken, da er beispielsweise Wähler, Schüler, Empfänger von Sozialleistungen oder Steuerzahler registriert. Für den sozialistischen Staat trifft diese Annahme natürlich in besonderem Ausmaß zu. PCK und ČSČK wurden mit ihren Suchdiensten ebenfalls zu Trägern individueller Identifikation. Sie waren Ansprechpartner für Suchende und Gesuchte, nahmen Suchanfragen auf oder füllten selbst Anfragen aus, die sie an internationale Stellen weiterleiteten.

Suchanfragen von PCK und ČSČK sind beispielsweise in den *Digital Archives* des International Tracing Service (ITS) in Bad Arolsen erhalten. Der ITS konzentrierte sich in seiner Anfangsphase auf »die Klärung des Schicksals der Verfolgten des NS-Regimes«[177], wobei die Suche nach Vermissten und die Registrierung der Überlebenden im Vordergrund standen. Suchfälle ab 1948 sind in den Beständen des ITS in einer sogenannten »T/D-Fallablage« erfasst.[178] Die Abkürzung »T/D« steht für »Tracing/Documentation«. Der ITS registrierte unter dieser Abkürzung Anfragen von Überlebenden und Suchenden aus der unmittelbaren Nachkriegszeit.[179] In zahlreichen Suchanfragen sind dabei die nationalen Rotkreuzgesellschaften PCK und ČSČK bzw. die Mitarbeiter, die diese nach Deutschland entsendet hatten, als Antragsteller vermerkt. Ein Blick auf die insgesamt 37 T/D-Fälle, die das Rote Kreuz als Antragsteller auflisten, zeigt, dass sich hierbei Umfang und Zeitraum der Suchanfragen unterschieden.

Von den 37 Suchanfragen stellte 24 das PCK, 12 das ČSČK und zwei das Internationale Rote Kreuz. Unter den Anfragen des PCK befinden sich zwei Fälle, bei denen die PCK-Vorsitzende Irena Domańska[180] Antragstellerin

---

175 *Caplan*, Jane; Torpey, John: Documenting individual identity. The development of state practices in the modern world. Princeton 2001, 1.

176 Ebd., 4.

177 Archivbeschreibung: DEITS6.3.1.1, Suchanfragen 1945–1946, Teilbestand, ITS und CTB, Bad Arolsen, 1.

178 Siehe: https://www.its-arolsen.org/infothek/glossar/letter/T/ (letzter Aufruf: 25.05.2018).

179 Ebd.

180 Von 1955 bis 1970 und von 1974 bis 1979; Vgl. Leksykon historii Polski (1995), 145. In: https://pl.wikipedia.org/wiki/Irena_Doma%C5%84ska#cite_note-1 (letzter Aufruf: 25.05.2018).

war.[181] Für das PCK gab es in den Suchformularen Bezeichnungen in verschiedenen Sprachen. Auf Polnisch waren dies *Pl. Czerwony Krzyz Zarzad Glowny, Biuro Inform. i Poszukiwan skrytka poczt Nr. 47*[182] und *Polski Czerwony Krzyz, Zarzad Glowny*[183]. Deutsche Bezeichnungen waren *PRK, Warszawa*[184], *Poln. R. Kr. Warschau*[185], *P. R. K. Warschau*[186], *(Name) üb. PCK Warschau*[187] oder *PCK Warschau für (Name)*[188]. In Anfragen, die auf Englisch ausgefüllt wurden, taucht das PCK unter zwei Bezeichnungen, nämlich *Polish Red Cross* und *Polish Red Cross, Warsaw ul. Mokotowska 14 Poland* auf.[189]

Von den 24 vorliegenden Suchanfragen stellte das PCK 16 erst in den 1990er-Jahren (sechs 1994, vier 1997, drei 1993 und je eine 1991, 1992 und 1995). Die übrigen Anfragen verteilten sich über einen Zeitraum von 1950 bis 1988, wobei das PCK einige Anfragen regelmäßig bearbeitete. Beispielsweise durchlief eine Anfrage aus dem Jahr 1958 mehrere Überarbeitungen, sodass sie schließlich Stempel aus den Jahren 1958, 1977 und 1998 enthielt.[190]

Bei Suchanfragen, die das ČSČK stellte, unterscheiden sich die Bezeichnungen deutlich. Von den 12 vorliegenden Anfragen stellte das ČSČK vier unter den Bezeichnungen *Ceskoslovensky Cerveny Kriz/federalni Vybor*[191], *Ceskoslovensky Cerveny Kriz, Prag*[192] oder *Czechoslovakian Red Cross, Ustredni Seretariat Praha*[193]. Weitere vier Anfragen nannten als Antragsteller das Slowakische Rote Kreuz (SČK) unter den Bezeichnungen *Slovensky Cerveny kriz*[194] und *Slovak Red Cross*[195]. Diese stammen allerdings erst aus den späten 1990er-Jahren, d. h. aus der slowakischen Nachfolgeorganisation des ČSČK. Entsprechend ist unter den ausgewählten 12 Anfragen auch eine von 1996, die die tschechische Nachfolge-Organisation, das Tschechische Rote Kreuz (ČČK), stellte.[196]

Drei von den 12 Anfragen stellte das Ministerium für Sozialfürsorge (*Ministerstvo sociální peče*) – eine davon im Namen von Captain Josef Pumperka –

181 0.1/53289272/ITS Digital Archives, Bad Arolsen und 0.1/53032631/ITS Digital Archives, Bad Arolsen.
182 0.1/51960053/ITS Digital Archives, Bad Arolsen.
183 0.1/50633124/ITS Digital Archives, Bad Arolsen.
184 0.1/53436848/ITS Digital Archives, Bad Arolsen.
185 0.1/51385791/ITS Digital Archives, Bad Arolsen.
186 0.1/51643014/ITS Digital Archives, Bad Arolsen.
187 0.1/51856988/ITS Digital Archives, Bad Arolsen.
188 0.1/53796046/ITS Digital Archives, Bad Arolsen.
189 0.1/51620747/ITS Digital Archives, Bad Arolsen.
190 0.1/52659583/ITS Digital Archives, Bad Arolsen.
191 0.1/53629514/ITS Digital Archives, Bad Arolsen.
192 0.1/51421166/ITS Digital Archives, Bad Arolsen.
193 0.1/51609062/ITS Digital Archives, Bad Arolsen.
194 0.1/51311950/ITS Digital Archives, Bad Arolsen.
195 0.1/52760440/ITS Digital Archives, Bad Arolsen.
196 0.1/51467734/ITS Digital Archives, Bad Arolsen.

schon Ende der 1940er-Jahre.[197] Die Prager Adresse des Suchdienstes in der Straße *Hybernská 2* (Praha II) stimmte dabei mit der Adresse überein, die das Ministerium in diesen Suchanfragen angab. Der Suchdienst des ČSČK befand sich zu diesem Zeitpunt noch in der Konstituierungsphase. Vermutlich unterstützten sich das Ministerium und das ČSČK zuerst gegenseitig beim Aufbau des Suchdienstes und profitierten anschließend von der räumlichen Nähe im gleichen Haus. Die Adresse des Suchbüros in der *Hybernska 2* ist ab Februar 1946 auch in Dokumenten des IKRK zu finden, das damals Adresslisten für das *Central Tracing Bureau* (CTB) und das *UNRRA-Hauptquartier in Deutschland* sammelte.[198]

Das ČSČK baute bei seinen Suchaktivitäten also auf schon bestehenden Einrichtungen auf. Dabei war nicht nur die Kommunikation mit lokalen und staatlichen Behörden wichtig. Zur Institutionalisierung des Suchdienstes steuerten gleichermaßen auch grenzüberschreitende Kontakte des ČSČK bei, beispielsweise im Zuge der Entsendung von Mitarbeitern nach Deutschland. Es überrascht daher nicht, dass eine der 12 Anfragen des ČSČK den ITS überhaupt nicht aus der Tschechoslowakei erreichte, sondern aus Ludwigsburg in Baden-Württemberg. Dort hielt sich Marie Hrubcová ab 1947 für die Organisation auf. Zusammen mit anderen Rotkreuzmitgliedern unterstützte sie dort die *Tracing/Child Search Division* der IRO.[199]

Die übrigen zwei Suchanfragen reichte das Internationale Rote Kreuz in Genf ohne Datierung ein.[200] Vermutlich stand hinter diesen Anfragen das IKRK, dass seit Beginn der 1950er-Jahre Kontakt mit dem PCK-Suchbüro in Warschau hatte. Briefe des Ministeriums für öffentliche Sicherheit (*Ministerstwo Bezpieczeństwa Publicznego*) an das PCK lassen jedenfalls auf einen regen Austausch zwischen PCK, Ministerien und PUR schließen, bei denen sich das IKRK nach Transportwegen von Repatrianten erkundigte.[201]

Wie die verschiedenen Bezeichnungen der Antragsteller in den T/D-Fällen zeigen, lagen trotz einheitlicher Formulare und *capture cards* kaum einheitliche Dokumentationspraktiken vor. Obwohl sich der ITS darum bemühte, nationale Suchagenturen zur Kommunikation in Englisch, Französisch oder Deutsch zu bewegen, füllten deren Mitarbeiter die Formulare relativ beliebig aus. PCK und ČSČK tauchen als Antragsteller dementsprechend in verschiedenen Sprachen und Schreibweisen auf – in der Regel ohne diakritische Zeichen

197 0.1/51733211/ITS Digital Archives, Bad Arolsen. und 0.1/52054140/ITS Digital Archives, Bad Arolsen. und 0.1/51912592/ITS Digital Archives, Bad Arolsen.
198 CICR, Addresses for tracing displaced persons (1946), 6.1.1/82510062 bis 6.1.1/82510064/ ITS Digital Archives, Bad Arolsen.
199 Tracing Section A (1947), 6.1.1/82522116/ITS Digital Archives, Bad Arolsen, 2.
200 0.1/52040500/ITS Digital Archives, Bad Arolsen. und 0.1/52429973/ITS Digital Archives, Bad Arolsen.
201 Brief von 1951, AAN, 2/284/0/9 und 2/284/0/9.49.

und oftmals mit dem Ortsnamen in der Landessprache. Anscheinend trugen die drei offiziellen Kommunikationssprachen im tschechoslowakischen Fall sogar dazu bei, dass das ČSČK Titel erhielt, die verschiedene Sprachen mischten (z. B. *Ceskoslovensky Cerveny Kriz, Prag* oder *Czechoslovakian Red Cross, Ustredni Seretariat Praha*)[202].

Die unterschiedlichen Dokumentationspraktiken bestätigen zudem die Vermutung, dass nicht einmal die Mitarbeiter innerhalb einer Organisation einheitlich arbeiteten. Bei PCK und ČSČK entschied der jeweilige diensthabende Mitarbeiter vor Ort über die Schreibweisen. Dies war vor allem bei Ortsnamen entscheidend, bei denen sich die Schreibweisen erheblich unterschieden (bspw. Stříbro, deutsch: Mies). In internationalen Einrichtungen wie dem ITS hing die Dokumentation häufig noch von der Nationalität der Mitarbeiter ab. Allgemein waren die Anforderungen an die Suchdienstmitarbeiter hoch, da sie bestenfalls über Fremdsprachenkenntnisse in mehr als einer Fremdsprache verfügten oder diese im Rahmen ihrer Tätigkeit zeitnah erwarben.

Die verschiedenen Bezeichnungen in den T/D-Fällen zu betrachten, erscheint auf den ersten Blick übertrieben pedantisch. In den einzelnen Suchfällen waren die korrekten Schreibweisen von Namen und Ortsnamen jedoch ausschlaggebend dafür, ob eine Person identifiziert werden konnte oder nicht. Insbesondere bei der internationalen Zusammenarbeit, z. B. zwischen ITS, PCK und ČSČK, waren Missverständnisse auf Grund unterschiedlicher Dokumentationspraktiken vorprogrammiert. Außerdem konnten vorhandene Kataloge mit Suchakten, die vor der internationalen Kooperation entstanden waren, nicht einfach in internationale Bestände aufgenommen werden. Häufig mussten die Mitarbeiter Informationen zeitaufwändig in andere Formate übertragen, wobei sich unnötige Dopplungen ergaben.

Der Blick auf die Suchanfragen von PCK und ČSČK belegt zunächst, dass beide Organisationen Suchbüros betrieben, in denen individuelle Suchanfragen aufgenommen und abgelegt wurden. Darüber hinaus veranschaulichen die Suchanfragen, dass PCK und ČSČK individuelle Identifizierungsprozesse häufig über einen langen Zeitraum dokumentierten. Zu den grundlegenden Merkmalen der Identifizierung zählten Name, Geburtsdatum und Geburtsort. Hinzu kamen Informationen über den Antragsteller, z. B. Name und Adresse, sowie weitere Angaben zu der gesuchten Person. Oftmals enthielten Suchanfragen auch Informationen über vorübergehende Aufenthaltsorte von Vermissten, beispielsweise in Konzentrationslagern, Krankenhäusern, Haftanstalten oder militärischen Abteilungen.

Letztlich profitierten die Suchdienste enorm von der regionalen Verbreitung der Rotkreuzgesellschaften. PCK und ČSČK betrieben regionale Suchfilialien,

---

202 Vgl. 0.1/51421166/ITS Digital Archives, Bad Arolsen. und 0.1/51609062/ITS Digital Archives, Bad Arolsen.

die ihre jeweiligen zentralen Suchbüros ergänzten. Suchanfragen waren daher Gemeinschaftsprojekte, die von verschiedenen nationalen und regionalen Stellen Informationen sammelten und idealerweise auf einer einzigen Karteikarte konzentrierten. Der ITS – derzeit die internationale Schaltzentrale für Suchanfragen – nahm Informationen von PCK und ČSČK entgegen und fungierte somit als internationaler Partner bei deren Suchaktivitäten.

Im Sinne von Caplan und Torpey ist besonders interessant, dass anstelle des Staates die nationalen Rotkreuzgesellschaften für diese Identifizierungsprozesse verantwortlich waren. Schließlich waren sie von großer Bedeutung für die staatliche Überwachung: »Registration and documentation of individual identity are essential if persons are to ›count‹ (…); they ease mobility and communication as well as controlling these activities; and they enhance public security at the same time as they expose everyone to (…) official surveillance«[203]. Die Identifizierung und nachfolgende Repatriierung von Vermissten über das Rote Kreuz substituierte in diesem Zusammenhang sogar staatliche Registrierungswege.

In *Registration and recognition. Documenting the person in world history* (Oxford 2012) erläutert Keith Breckenridge, dass Registrierung stets einer politischen oder ideologischen Motivation folgt: »(…) the ideological predisposition of the state must (…) be brought into the picture: registration could evidently function either as an instrument of gross oppression, as in Nazi Europe, or, to a lesser extent in Communist East Germany, or equally, as an instrument to promote liberation and equality«[204]. Laut Breckenridge ist besonders der sozialistische Staat daran interessiert, Individuen und Kollektive zu registrieren. Denkbare Ziele solcher Registrierung seien erstens der Wunsch, »gefährliche Klassen« (*dangerous classes*) zu überwachen sowie zweitens, soziale Maßnahmen, Gleichheit und Wohlstand zu verteilen.[205]

Das Ausmaß der selbstorganisierten Suchaktivitäten von PCK und ČSČK bedarf daher besonderer Würdigung. Ihre Suchdienste standen als Schaltstelle zwischen dem Staat und dem Individuum, sodass die Registrierung von bestimmten Personengruppen (z. B. DPs, ehemalige Kriegsgefangene, vermisste Kinder) statt unter staatlicher Kontrolle unter der Verantwortung humanitärer Organisationen stattfand. Im Bereich der humanitären Hilfe war die Abgabe von Kompetenzen des Staates auf Organisationen zwar üblich. Es ist jedoch bemerkenswert, dass sich der sozialistische Staat an dieser Stelle nicht von nicht-sozialistischen Staaten unterschied.

---

203 *Caplan*: Documenting individual identity, 6.
204 *Breckenridge*, Keith; Szreter, Simon: Registration and recognition. Documenting the person in world history. Oxford 2012, x.
205 Ebd., xi.

2.10 Zwischenfazit

Die polnische, tschechoslowakische und deutsche Geschichte sind nach 1945 untrennbar durch die Erfahrungen mit Zwangswanderung und Repatriierung verbunden. Die Suchdienste des Roten Kreuzes waren dabei wichtige Einrichtungen, die sich zuerst ad hoc gründeten und auf lokale Suchanfragen reagierten. Im Verlauf der Nachkriegsjahre etablierten sich diese Suchdienste zu Anlaufstellen für Suchende und Gesuchte, wobei sich auch die nationalen Rotkreuzträger zunehmend im internationalen humanitären System institutionalisierten.

Bei der Professionalisierung der Suchdienste profitierten PCK und ČSČK enorm von den Erfahrungen des IKRK, das bereits in früheren Kriegssituationen (z. B. deutsch-französischer Krieg 1870, Erster Weltkrieg) ein zentrales Suchbüro eingerichtet hatte. Trotz einer gewissen internationalen Harmonisierung von Suchaktivitäten deuten die T/D-Fälle des ITS aber darauf hin, dass Dokumentationspraktiken von IKRK, ITS, PCK und ČSČK nicht einheitlich waren, sondern nationalen Logiken unterlagen.

Die Suchdienste in Polen und der Tschechoslowakei stehen exemplarisch für gleichzeitig humanitäre und nationale Anliegen, die PCK und ČSČK in dieser Zeit leiteten. Dennoch – oder gerade deswegen – waren beide Organisationen an Suchoperationen der Alliierten beteiligt. Sie integrierten eigenes Personal in UNRRA, IRO und ITS und engagierten sich vor allem im Bereich der Kindersuche.

Dass sich die Suchdienste von PCK und ČSČK unterschiedlich entwickelten, hängt zum einem mit dem unterschiedlichen Bedarf zusammen. Für beide war Unterstützung durch die Politik unerlässlich, sodass sie Pläne der neuen sozialistischen Regierungen berücksichtigen mussten. Während deren Anliegen nach 1945 zunächst sehr ähnlich waren (z. B. Evakuierung der Deutschen, Kindersuche, Sicherung von Arbeitskräften), nahmen sie im Verlauf der Repatriierungen unterschiedliche Dimensionen an. Außerdem institutionalisierte sich der Suchdienst des ČSČK im Vergleich zum Suchbüro des PCK etwas zeitversetzt und arbeitete produktiv erst seit Anfang der 1950er-Jahre.

Die unterschiedlichen Rollen der Suchdienste können auch daran abgelesen werden, wie sehr PCK und ČSČK an Repatriierungsmaßnahmen und internationalen humanitären Maßnahmen partizipierten. Die Unterschiedlichkeit manifestiert sich beispielsweise in der Anzahl und im Status der Mitarbeiter, die PCK und ČSČK nach Deutschland entsendeten. In beiden Fällen belegt die Entsendung von Mitarbeitern, dass die Rotkreuzgesellschaften Vermittler zwischen der internationalen Gemeinschaft und der eigenen sozialistischen Regierung waren. Im Gegensatz zu ČSČK-Mitarbeitern erhielten PCK-Mitarbeiter von ihrer Regierung jedoch eine Art »Diplomatenstatus«.

Ein Vergleich der Suchdienste zeigt, dass es im Rahmen von Suchoperationen eine intensive Zusammenarbeit von sozialistischen und nicht-sozialistischen Akteuren gab. Die nationalen Rotkreuzgesellschaften PCK und ČSČK bedienten dabei gleichzeitig humanitäre und nationale Interessen, für die sie gleichermaßen als Initiatoren und Wortführer auftraten. Erstens gründeten sie eigeninitiativ Suchbüros, die sich professionalisierten und seit der Nachkriegszeit anstelle nationaler Suchagenturen etablierten. Zweitens bauten sie Netzwerke mit internationalen Organisationen und staatlichen Behörden im Ausland auf, die sie für die von ihnen koordinierten Suchaktivitäten nutzten. Drittens entsendeten sie ohne staatlichen (oder internationalen) Auftrag eigenes Personal in internationale Organisationen, die nach 1945 in den Besatzungszonen Suchoperationen durchführten. Viertens entwickelten sie unabhängig von den internationalen Organisationen auch Mechanismen, um ihre Suchdienste gegenüber dem Staat zu legitimieren.

Die Regierungen in Polen und der Tschechoslowakei unternahmen damals keine Anstrengungen, um diese Suchdienste durch staatlich gelenkte Suchagenturen abzulösen. Selbstorganisation war hier also auf zweierlei Weisen erfolgreich: Die Suchdienste von PCK und ČSČK etablierten sich dort, wo der Staat keine eigenen Ressourcen bzw. Strukturen hatte. Außerdem erreichten sie es, dass der Staat ihre Organisationen förderte. Am Beispiel der Suchdienste wird deshalb besonders deutlich, dass sozialistische Staaten – unter bestimmten Umständen – Selbstorganisation duldeten und sogar begrüßten.

3. Ehrenamtliche Blutspende bei PCK und ČSČK

3.1 Vorbemerkung

Die Organisation der Blutspende zählte zu den traditionellen Aufgaben der nationalen Rotkreuzgesellschaften in Polen und der Tschechoslowakei. In Hinblick auf Selbstorganisation lohnt sich eine nähere Betrachtung vor allem deswegen, weil die Blutspende im sozialistischen Staat einige Bedeutungswechsel durchlief. Es geht hier nicht nur um die technischen, administrativen und medizinischen Abläufe, die Blutspenden bei PCK (Polski Czerwony Krzyż) und ČSČK (Československý červený kříž) von Beginn an gemeinsam hatten.

Zusätzlich soll dieses Kapitel zeigen, dass die Blutspende von einer eigenen Metaphorik umgeben war, in der nationale Rhetorik mitschwingen konnte. Ziel solcher Rhetorik war in der Regel die Mobilisierung von Blutspendern – ein Vorhaben, bei dem sich die Begriffe »Blut« und »Nation« als zentrale Elemente abzeichneten. In diesem Kapitel argumentiere ich, dass Mobilisierung und Selbstorganisation im Bereich der Blutspende ineinandergriffen. Zwei wichtige Thesen, an denen sich dieses Kapitel orientiert, sind daher folgende: 1. PCK und ČSČK nutzten die inhaltliche Nähe zwischen Blutspendemetaphorik und sozialistischer Ideologie, um sich im sozialistischen Staat zu behaupten. 2. Die ambivalente Stellung zwischen Freiwilligkeit und sozialistischer Propaganda erklärt, warum die Blutspende bei PCK und ČSČK zur Selbstorganisation führte.

Diese Thesen sind vor dem Hintergrund semantischer Zuordnungen zu sehen, die den Begriff »Blut« begleiteten. Das *POLIN Museum der Geschichte der polnischen Juden* in Warschau formulierte 2017 für eine Ausstellung zum Thema Blut wie folgt: »Blood flows through all our veins. (…) It is the substance that symbolises our shared humanity. But though blood is universal, the meanings we attach to it are diverse and complex. It is both life and death, sacred and profane, pure and impure, cleansing and polluting. Blood has always been a powerful symbol through which we understand who we are«[1].

---

1 Ausstellung: »Krew. Łączy i dzieli (engl. Blood. Uniting & Dividing)«, POLIN Museum of the History of Polish Jews, 2017; Ausstellungskatalog und virtueller Rundgang in: http://www.polin.pl/en/news/2017/10/27/blood-uniting-dividing-catalogue/. http://www.polin.pl/en/virtual-walk-around-the-exhibition-blood-uniting-dividing (letzter Aufruf: 12.03.2018).

In diesem Sinne möchte ich die Blutspende als einen Forschungsgegenstand vorstellen, der Symbole und Identifikationsangebote berücksichtigt. Der polnische Lyriker Julian Tuwim unterschied 1944 zwei Arten von Blut, »the blood that flows inside the veins and the blood that spurts out of them«[2]. Dieses Zitat zeigt sehr treffend, mit welchen Assoziationen die Blutspende und somit auch Aktivitäten zur Ermöglichung von Blutspenden belegt waren. Das Kapitel wird deshalb auf die Blutspendemetaphorik eingehen.

Eine weitere wichtige Annahme dieses Kapitels ist, dass gerade die widrigen Umstände des Staatssozialismus Formen gesellschaftlicher Selbstorganisation hervorbrachten. Am Beispiel der Blutspende lässt sich dies meines Erachtens gut nachvollziehen. Folgende zwei Zugänge sollen das verdeutlichen: Erstens untersuche ich die Blutspendepropaganda von PCK und ČSČK, da sie Aufschluss über Werte und Prinzipien der beiden Organisationen geben kann. Meine These ist, dass ihre Blutspendepropaganda ein größeres Konzept des sozialistischen Gemeinwohls spiegelte. Zweitens beleuchte ich Dokumentationspraktiken beider Organisationen. Ein wichtiger Bestandteil aller Tätigkeiten von PCK und ČSČK war es, zu dokumentieren. Besonders deutlich wird dies auch am Beispiel der Blutspende. Zum einen registrierten die Organisationen individuelle Angaben ihrer Blutspender. Zum anderen dokumentierten sie Abläufe, die mit der Organisation von Blutspende verbunden waren. Wer für wen und wann dokumentierte, kann dabei Hinweise darauf liefern, inwiefern die Blutspende unter staatlichem Einfluss stand. Dieses Kapitel soll dementsprechend die Blutspende als geeignetes Beispiel vorstellen, an dem ich Phasen der Selbstorganisation im Sozialismus identifizieren und gegenüber Phasen der parteistaatlichen Durchdringung abgrenzen kann.

Von besonderem Interesse sind die Fragen, ob und wann die Kommunistischen Parteien auf die Blutspende von PCK und ČSČK Einfluss nehmen wollten. Meine These ist, dass explizite staatliche Bemühungen um die Blutspende in der Tschechoslowakei ausgerechnet zur Zeit der Normalisierung stattfanden. Die Einflussnahme fiele somit in eine Zeit, in der die Partei schon nicht mehr daran glaubte, die Menschen in ihrem Sinne mobilisieren zu können. Stattdessen setzte sie darauf, bescheidene Konsumbedürfnisse zu befriedigen und eine Mobilisierung im oppositionellen Sinne zu verhindern.[3] Die Blutspende hingegen erfuhr beim ČSČK gerade in dieser Zeit einen Mobilisierungsschub. In dem Zusammenhang nutzt dieses Kapitel auch zeitgenössische Zahlen, mit denen PCK und ČSČK ihre Blutspender bzw. ihre Blutspendeaktivitäten in die jeweilige Organisationsentwicklung einordneten.

---

2 *Tuwim*, Julian: My, Żydzi polscy (1944). In: Fundacja Szalom. Warszawa 1993, 16.
3 Siehe dazu: *Otáhal*, Milan: K některým otázkám dějin »normalizace«. Soudobé dějiny, 1995, r.2, č.1, 7 und *Mach*, Vladimír: Normalizace (resp. konsolidace), totalita.cz. In: http://www.totalita.cz/vysvetlivky/normalizace.php (letzter Aufruf: 31.05.2018).

Des Weiteren soll dieses Kapitel Arbeitsweisen von PCK und ČSČK auf lokaler Ebene beleuchten. Thesen hierzu sind folgende: 1. Auf lokaler Ebene waren nicht nur organisationsinterne Netzwerke von Bedeutung, sondern auch Netzwerke, die außerhalb der internen Hierarchie lagen. 2. Im Bereich der Blutspende handelte es sich um lokal begrenzte Netzwerke, die sich von Ort zu Ort unterschieden und stark vom Engagement Einzelner abhingen. Besonders deutlich wird dies für das ČSČK am Fallbeispiel Pilsen und für das PCK am Beispiel Bielawa.

Um die Blutspende in der Organisationsgeschichte von PCK und ČSČK zu verorten, bietet das Kapitel zunächst einen kurzen chronologischen Überblick an. Darauf folgen die Darstellungen für den polnischen und den tschechoslowakischen Fall mit den Fallbeispielen Krakau und Pilsen. Übergeordnetes Ziel dieses Kapitels ist es, Selbstorganisation sichtbar zu machen und im Kontext der sie umgebenden Bedingungen zu verstehen.

3.2 Vorgeschichte

Seit Mitte des 20. Jahrhunderts zählte die Blutspende zu den typischen Aufgaben der nationalen Rotkreuzgesellschaften. Dass die Blutspende bis nach dem Zweiten Weltkrieg eine eher nachrangige Bedeutung hatte, kann mit der Entwicklung der Transfusionsmedizin erklärt werden. In den 1930er-Jahren hatte der Pathologe Karl Landsteiner zwar schon die Blutgruppen (A, B und 0) systematisiert. Allerdings entdeckte er den Rhesusfaktor erst 1940. Bis dahin handelte es sich in der Regel um aufwändige und gefährliche direkte Bluttransfusionen. Geeignete Verfahren zur Blutkonservierung, beispielsweise Blutbeutel aus Kunststoff, wurden ebenfalls erst in den 1950er-Jahren entwickelt.[4]

Dementsprechend konzentrierte das PCK (*Polski Czerwony Krzyż*) seine Ressourcen in den 1930er-Jahren zunächst auf die Ausbildung von medizinischem Fachpersonal. Da in der Öffentlichkeit von einem »sich nähernden Krieg in Europa« die Rede war, schulte die Organisation massenhaft sogenannte *Kader-Schwestern*. Allein im Jahr 1932 registrierte das PCK insgesamt 732 derart ausgebildete Krankenschwestern.[5] Die Vorbereitungen

---

4 *o. A.*: Geschichte des Blutspendens. In: http://www.roteskreuz.at/blutspende/blut-im-detail/wissenswertes-ueber-blut/geschichte-des-blutspendens/ (letzter Aufruf: 30.05.2018) und *Dechert*, Fabienne: Bluttransfusionen früher – warum wir glücklich sein können, dass heute alles anders ist, 10.01.2014. In: https://www.blutspendedienst.com/blog/bluttransfusionen-fruher-warum-wir-glucklich-sein-konnen-dass-heute-alles-anders-ist (letzter Aufruf: 30.05.2018).

5 *Paliga*, Renata: Krwiolecznictwo i krwiodawstwo w medycynie polskiej XIX i XX wieku (1830–1951) od powstania listopadowego do utworzenia Instytutu Hematologii. Zielona Góra 2014, 153.

für den Kriegsfall umfassten aber auch Intensivkurse für Rettungssanitäter und Schulungen für Ärzte im Umgang mit Bluttransfusionen. Der polnische Unfallchirurg Tadeusz Sokołowski und der derzeitige Sanitärchef des PCK, Bolesław Szarecki, setzten sich dafür ein, auch die Blutspende unter der Schirmherrschaft des PCK zu organisieren. Ihres Erachtens war dieser Schritt sogar »unausweichlich«[6].

Generell interessierten sich polnische Chirurgen in den 1930er-Jahren in besonderem Maße für die Blutspende und für Probleme, die mit der Bluttransfusion verbunden waren.[7] Andrzej Felchner erläutert in einem Kapitel zur Blutspende in *Pod znakiem Eskulapa i Marsa służba zdrowia Wojska Polskiego* (Oświęcim 2016), dass es vor dem Herbst 1939 trotzdem noch nicht einmal eine militärische hämatologische Abteilung gegeben hatte. Die Bemühungen der 1930er-Jahre initiierte hingegen ein ziviles Institut für Blutabnahme und Blutkonservierung, das in Warschau schon 1936 entstanden war. Leiter des Instituts war der Arzt Henryk Gnoínski. Laut Felchner brachten sich in die Gründung dieses Instituts aber in großem Maße auch emeritierte Militärärzte, wie beispielsweise W. Gorczycki und der bereits erwähnte Bolesław Szarecki ein.[8]

Bei den folgenden zivilen und militärischen Maßnahmen waren gemeinsame Ziele vor allem die Schaffung von speziellen Blutspende-Einrichtungen und die Rekrutierung einer ausreichenden Zahl von Blutspendern. Insbesondere die polnische Armee entwickelte hierzu schnelle und umfassende Mechanismen. Beispielsweise verordnete der militärische Gesundheitschef am 8. August 1936, dass der gesamte Kader einschließlich der Reservisten zur Bestimmung der Blutgruppen antreten sollte. Ab dem 31. September 1938 gab es darüber hinaus Gesundheitskarten für Offiziere, die Informationen über deren Blutgruppen enthielten.[9]

Ludwik Hirszfeld, der 1935 als Vertreter der ärztlichen Abteilung (*Wydział lekarski*) am ersten »Kongress für Bluttransfusion« (*Zjazd Transfuzji Krwi*) in Rom teilnahm, beschreibt die Blutspende als eine internationale Angelegenheit. Gemeinsam mit Hirszfeld nahmen auch Tadeusz Sokołowski als »Delegierter der Armee« und Dr. J. Kołodziejski als »Delegierter der Stadt Warschau« an diesem Kongress teil. In seiner Autobiografie *Historia jednego życia* (Warszawa 1957) erinnerte sich Hirszfeld später daran, dass der Aufruf zu »uneigennütziger Opferbereitschaft beim Blutvergießen ohne anderen Schmerzen zuzufügen« auf »ungemeinen Enthusiasmus« stieß.[10] Aus seiner Ansprache in Rom zitierte er wie folgt: »Unsere Wissenschaft drückt nicht

---

6 Ebd., 154.
7 Vgl. *Felchner*, Andrzej: Pod znakiem Eskulapa i Marsa służba zdrowia Wojska Polskiego (od jesieni 1918 r. do mobilizacji w 1939 r.). Oświęcim 2016, 164.
8 Ebd.
9 Ebd., 164 f.
10 *Hirszfeld*, Ludwik: Historia jednego życia. Warszawa 1957, 162.

nur den intellektuellen Fortschritt aus, sondern auch die moralischen Werte einer Nation. Dem Nächsten sein Blut zu geben heißt Mitgefühl zu zeigen, (…) sich das Leiden des Anderen vorzustellen (…). Aus diesem Grund erlaubt die Organisation der Blutspender und das Interesse, das eine Nation diesem Problem zuteilt, nicht nur seine Kultur und seinen Geist, sondern auch seine moralischen Kräfte zu beurteilen«[11].

Zwei Jahre später nahm Hirszfeld gemeinsam mit Sokołowski und Gnoínski erneut an einem internationalen Kongress in Paris teil. Laut Hirszfeld saßen bei diesen Kongressen internationale Vertreter der Wissenschaft und der Armee gemeinsam mit Faschisten, Juden und Parteilosen beisammen. Demnach entstanden bis Ende der 1930er-Jahre Netzwerke, die nicht nur transnational, sondern auch gesinnungsübergreifend waren.

Mit Kriegsbeginn endeten diese strategischen Bemühungen sowie die Beteiligung polnischer Vertreter am internationalen Austausch. Während der deutschen Besatzung bildeten sich nur noch lokal begrenzte Netzwerke aus, die Blutspender in der Nähe von Krankenhäusern oder provisorischen Spitälern suchten. Beispielsweise gab es in Warschau einen Blutspendepunkt im Kinderkrankenhaus (*Szpital Dziecięcy*) in der Kopernikastraße, die nicht weit vom PCK in der Smolnastraße entfernt lag. Zwar studierte ein Großteil der dortigen Spender an der Sanitärschule (*Szkoła Sanitarna*) und kam somit aus dem unmittelbaren Umfeld des Blutspendepunkts. Dennoch erfreute sich dieser bald relativ großer Aufmerksamkeit, da Lebensmittel und Ausweise an die Blutspender ausgegeben wurden. Diese Ausweise enthielten in der Regel Fotos und Vermerke des Arztes und autorisierten die Spender, sich auch nach der Sperrstunde noch frei in Warschau zu bewegen. Zudem gab es zeitweise ein Verbot, Träger dieser Ausweise zur Zwangsarbeit einzuziehen. So unsicher die Blutspende also war, konnte sie in einigen Fällen doch durchaus erfolgreich zur Aushandlung von Freiräumen beitragen. Das Beispiel aus Warschau zeigt zudem, dass im Bereich der Blutspende Potential bestand, um solche Aushandlungsprozesse »von unten« anzustoßen.[12]

Später leitete das PCK seine Verantwortlichkeit im Bereich der Blutspende insbesondere aus Erfolgen ab, die es bei der medizinischen Versorgung während des Warschauer Aufstands 1944 erringen konnte. Die Blutspendepropaganda der Vorkriegszeit, die sich vorwiegend an Frauen gerichtet hatte, sowie die vom PCK initiierten Netzwerke stellten sicher, dass es während des Aufstands »(…) nicht an Blut und nicht an medizinischem Personal fehlte«. Angeblich waren 5.000 Sanitäter und Schwestern in Warschau unterwegs, die den Patienten Blut in einfachen Injektionsspritzen verabreichten. Sie stammten nicht nur vom PCK, sondern auch aus weiteren Organisationen, wie z.B.

---

11 Ebd.
12 *Paliga*: Krwiolecznictwo i krwiodawstwo, 211.

Feuerwehr, Grünes Kreuz (*Zielony Krzyż*), Gesundheitsamt der Heimatarmee (*Sanitariat Armii Krajowej*), Volksgarde (*Gwardia Ludowa*) oder Warschauer Wehrgruppierung des Frauendienstes (*Warszawski Zgrupowanie Wojskowa Służby Kobiet*).[13] Aufbauend auf den Entwicklungen der 30er-Jahre bewährte sich das PCK hier also erneut als ein wichtiger Multiplikator der Blutspende.

Gegen Ende des Krieges widmeten sich der Blutheilung und der Organisation von Blutabnahmen dann wieder vermehrt Militärchirurgen, wie Tadeusz Sokołowski und erneut Bolesław Szarecki. Szarecki schlug die Gründung eines eigenen Instituts unter der Führung von Spezialisten vor, konnte sich jedoch nicht mit Sokołowski auf einen gemeinsamen Plan einigen. Dieser strebte eine hämatologische Abteilung im Rahmen der militärischen Unfallchirurgie (*Wojskowy Instytut Chirurgii Urazowej*) an, deren Leiter er derzeit war.[14] Letztlich verwirklichten beide ihr Vorhaben: Szarecki gründete das Institut für Transfusion und Blutkonservierung (*Instytut Przetaczania i Konserwacji krwi*) mit dem PCK in Warschau, während das Unfallinstitut und Bezirkskrankenhaus (*Instytut Urazowy I Szpitala Okręgowego*) von Sokołowski unabhängig vom PCK entstand.[15]

Andrzej Felchner betont, dass die massenhafte Registrierung von Blutspendern in den 1930er-Jahren vor allem im Militär und zu militärischen Zwecken stattfand. Vermutlich wuchsen in dieser Zeit auch Verbindungen mit dem PCK, da Szarecki damals Sanitärchef des PCK in Warschau war. Außerdem setzten sich Szarecki und Sokołowski schon seit Beginn der 1930er-Jahre dafür ein, die Organisation von Blutspenden unter die Schirmherrschaft des PCK zu stellen.[16] Trotz der damals noch unterentwickelten Bedeutung von Bluttransfusionen stand Transfusionsmedizin also schon auf der Agenda des PCK.

Insbesondere ein Standort in Warschau schuf gute Voraussetzungen für die hohe Professionalität und Organisiertheit des PCK. Gemeint ist der PCK-Gebäudekomplex in der Smolnastraße 6. Von sieben Gebäuden gehörten dort drei zum PCK-Krankenhaus (*Szpital Główny PCK*), zwei weitere beherbergten die Schwesternschule des PCK (*Szkoła Pielęgniarska*) sowie das Institut für Transfusion und Blutkonservierung (*Instytut Przetaczania i Konserwacji krwi*). Die verbleibenden Gebäude wurden für Verwaltung und technische Abteilungen genutzt. Alle diese Einrichtungen unterstanden dem Hauptvorstand des PCK (*Zarząd Główny, ZG*), der somit über ideale und moderne Strukturen in zentraler Lage verfügte. Auf diese Weise sammelte das PCK schon damals Blut für die Armee und das zivile Gesundheitswesen und arbeitete mit dem Staatlichen Hygieneamt (*Państwowy Zakład Higieny*) zusammen.

---

13 Ebd., 212
14 *Felchner*: Pod znakiem Eskulapa i Marsa służba zdrowia Wojska Polskiego, 164.
15 *Paliga*: Krwiolecznictwo i krwiodawstwo, 154.
16 Ebd.

Im Gegensatz zu der 1935 von Tadeusz Sokołowski gegründeten Unfallchirurgie (*Instytut Urazowy I Szpitala Okręgowego*) hatte das Warschauer Institut des PCK gute finanzielle Entwicklungsmöglichkeiten. Dies lag zum einen am Status des PCK und der Unterstützung der polnischen Regierung in dieser Zeit. Allerdings konnte schon früher, auf Grundlage von Spenden der polnischen Gesellschaft und der amerikanischen Polonia ein zentrales Lagerhaus mit Materialsammlungen und Rettungsfahrzeugen aufgebaut werden. Darunter waren auch Boote und ein Flugzeug, mit dem das PCK 1937 die erste Luftrettung durchführte. Das PCK verfügte in dieser Zeit über umfangreiche materielle Rücklagen und hatte schätzungsweise 850.000 Mitglieder.[17]

Die Infrastruktur der polnischen Transfusionsmedizin blieb dabei nicht nur auf Warschau begrenzt. Auch in Łódź gab es zu dieser Zeit schon ein Institut, das sich auf Bluttransfusionen spezialisiert hatte (*Centralna Stacja Wypadkowa z Ośrodkiem Przetaczania Krwi w Łodzi*). Zu den Aufgaben des Instituts gehörte neben der Durchführung von Bluttransfusionen gleichfalls die Rekrutierung, Vorbereitung und Registrierung von Blutspendern.[18]

Wie bedeutsam die Blutspende in dieser Zeit war, bringt zudem eine Einschätzung von Zdzisław Abramek, dem organisationseigenen Historiker und langjährigen Blutspender beim PCK, pointiert zum Ausdruck. Er identifizierte die Jahre 1945 bis 1950 als eine Phase des Bruchs mit traditionellen Tätigkeiten. Die polnische Staatsverwaltung habe immer tiefgreifender in die Sphäre des gesellschaftlichen und privaten Lebens eingegriffen. Auch die Arbeit des PCK sei ideell und programmatisch beschränkt gewesen, sodass unter diesem Einfluss auch das Repertoire der Tätigkeiten begrenzt wurde. Die Organisation der Blutspende hingegen blieb auch in dieser Phase des Umbruchs eine der unangefochtenen Aufgaben des PCK.[19]

Im Vergleich dazu fanden Blutspenden in der Tschechoslowakei bis Ende der 1930er-Jahre noch eher unorganisiert statt. Das ČSČK (*Československý červený kříž*) verfügte über keine eigenen Einrichtungen. In der Regel spendeten Verwandte Blut, das in direkten Bluttransfusionen übertragen wurde. Ab Ende der 1930er-Jahre gewährleisteten einige Vorläufervereine des ČSČK, z. B. der Samariterverein (*Samarita*) oder der Zentrale Verband der Blutspender (*Ústřední svaz dárců krve*), eine gewisse ärztliche Aufsicht. Dass der Bedarf an Blutspenden ausgesprochen hoch war, verdeutlicht das Schicksal sogenannter *Berufsspender*. Diese spendeten oft mehrfach im Monat Blut, wobei eine Entnahme von bis zu 1.500 ml auf einmal zulässig war. Heute werden Blutspendern beim Roten Kreuz maximal sechsmal (Frauen maximal viermal) jährlich 500 ml Blut entnommen.

---

17 Ebd.
18 Ebd., 157.
19 *Abramek:*Powstanie i działalność Polskiego Czerwonego Krzyża, 186 f.

Im September 1938 plante das ČSČK unter den Vorzeichen des Krieges immerhin eine landesweite Umfrage zur Blutspende, da »(...) ein kleines Land alle Kräfte zusammennehmen müsse, um zu widerstehen«[20]. So formulierte es zumindest der Leiter des ČSČK-Pressebüros in Prag. Arnold Jirásek, Chirurg und Professor an der Prager Karlsuniversität, sollte hierzu als Experte auftreten und im Radio für die Blutspende des ČSČK werben. Er antwortete dem Redakteur von *Zdraví lidu* auf die Anfrage wie folgt: »Im Radio würde ich nur ungern über die Transfusion selbst sprechen. (...) Wenn es um meine Meinung zu der Umfrage geht, erlaube ich mir Folgendes zu sagen: Die Bluttransfusion ist heute eine unerlässliche Behandlung beim Verbluten und bei anderen Krankheitsbildern. Deshalb ist es notwendig, sich als Spender, sowie als Arzt, auf sie vorzubereiten. Wir sind bei uns in der Transfusion wohlbewandert. Für den Fall des Krieges ist es notwendig, die Spender vorzubereiten, die zum Großteil Frauen sein werden (...)«.[21] Trotz dieser fortschrittlichen Ansichten fanden in der Tschechoslowakei erst im Jahr 1943 erstmals öffentlich organisierte Blutspenden statt.[22]

Nach 1945 entwickelte sich die Blutspende dann zu einer traditionellen Aufgabe der nationalen Rotkreuzgesellschaften. Sie hatten Armee und Zivilbevölkerung im Krieg mit Blutspenden versorgt und identifizierten die Blutspende auch darüber hinaus als eine der wichtigsten Aufgaben ihrer Organisation. Heute schreiben die Nachfolgeorganisationen von PCK und ČSČK ihre Geschichte mit starkem Rückgriff auf die Zwischenkriegszeit. Dass die ersten Schulungen zur Bluttransfusion ausgerechnet in dieser Zeit stattfanden, passt also sehr gut zum heutigen Selbstbild der Organisationen.

Sowohl PCK als auch ČSČK etablierten sich spätestens ab 1945 unangefochten als Schirmherren der Blutspende. Annahmen aus der Organisationssoziologie über das *Entstehen* und *Überleben* von Organisationen legen nahe, dass es sich hierbei um einen erwartbaren Institutionalisierungsprozess handelte. Die nationalen Rotkreuzgesellschaften *entstanden*, da sie auf konkrete bestehende Probleme in der Gesellschaft antworteten – in diesem Fall den Bedarf an Blutkonserven und medizinischem Personal, das für deren Beschaffung ausgebildet war. Sie *überlebten*, da sie sich zu erfolgreichen und anerkannten Problemlösern entwickelten – in diesem Fall über die Etablierung eines Systems zur Schulung und Organisation für die Blutspende.[23] Mit der Blutspende hatten sich PCK und ČSČK also eine Aufgabe erschlossen, die in der Öffentlichkeit und gegenüber dem Staat nachhaltig zur organisationalen

---

20 MÚA, IIb, inv. č. 2822, k 32.
21 MÚA, IIb, inv. č. 2822, k 32.
22 Vgl. *Dobrý*, Eduard; *Fiala*, Jaroslav: Dárcovství krve. Praha 1957, 7 f.
23 Siehe hierzu: *Abraham*: Einführung in die Organisationssoziologie, 51.

Festigung beitrug. Auf diese Weise leistete die Blutspende schließlich einen Beitrag zum Überleben der Organisationen als Ganzes.[24]

3.3 Institutionalisierung der Blutspende nach 1945

In den unmittelbaren Nachkriegsjahren koordinierte das PCK vielfältige Maßnahmen zur Versorgung der polnischen Zivilbevölkerung. PCK-Mitarbeiter griffen dabei auf Erfahrungen aus der (Vor-) Kriegszeit zurück und nutzten materielle Ressourcen und Strukturen der Organisation. Für die Anfänge der Blutspendestationen war dieser Wissenstransfer natürlich von großem Vorteil. Neben sanitären Versorgungspunkten und Schwesternschulen zählten die Stationen für Blutspende und Bluttransfusion (stacje krwiodawstwa i przetaczania krwi PCK) zu diesem Zeitpunkt zu den wichtigsten Initiativen des PCK.

Im Februar 1948 rief das PCK zudem einen Wissenschaftsrat für Angelegenheiten der Blutspende (*Rada Naukowa do Spraw Krwiodawstwa*) ins Leben. Diesem gehörten »die hervorragendsten Propagatoren und Organisatoren der Blutbehandlung« an – darunter z. B. Ludwik Hirszfeld (Vorsitzender), Jerzy Rutkowski (I. Vizevorsitzender) und Bolesław Szarecki (II. Vizevorsitzender). Hauptaufgabe des Rates war es, der Blutspende in Polen eine einheitliche wissenschaftliche Richtung zu geben. Dabei warben die Ratsvertreter nicht nur in Ärztekreisen, sondern auch in der polnischen Bevölkerung für Blutbehandlung und Blutspende.[25] Mit dieser Initiative bekräftigte das PCK nochmals seine Zuständigkeit im Bereich der Blutspende und initiierte gleichzeitig neue Strukturen, die entscheidend zur Entwicklung und zur Professionalität der Blutbehandlungen beitrugen. Dass die Geschichte des PCK ausgesprochen nachhaltig mit der polnischen Medizingeschichte verknüpft ist, ist anhand dieses Beispiels unübersehbar.

Besondere Verdienste bescheinigt Grzegorz Zychowicz in dieser Hinsicht Bolesław Szarecki. In seiner Biografie *Generał Bolesław Szarecki 1874–1960* (Warszawa 1988) schildert Zychowicz dessen Engagement im PCK, bei dem Szarecki sich besonders um die Verbreitung der Blutspende bemühte. Als der Wissenschaftsrat im März 1949 über den Einsatz von Plasmaprodukten entscheiden sollte, plädierte Szarecki deshalb wie folgt: »Aus allem, was gesagt wurde, kann man den Vorschlag ziehen, unverzüglich mit der Produktion von Plasma in der vorhandenen Apparatur zu beginnen«. Auf den Hinweis, dass nur wenige Ärzte bereit waren, ihre Patienten mit Blutplasma zu behandeln, antwortete er, dass »auch vor dem Krieg Ärzte in Polen nur ungern Trans-

---

24 Ebd.
25 *Zychowicz*, Grzegorz: Generał Bolesław Szarecki 1974–1960. Warszawa 1988, 155.

fusionen nutzten. Die Popularisierung dieser Frage [müsse] in zwei Richtungen gehen: Zu den Ärzten und zur Gesellschaft«[26].

Doch nicht alle Initiativen des PCK führten so reibungslos zum Erfolg. Im gleichen Monat sah sich das PCK nämlich mit einer Verfügung des Gesundheitsministeriums (*M. P. 1949 nr. 22 poz. 359*) konfrontiert, die zu drastischen Veränderungen führte. Im Zuge dieser Verfügung fielen organisationseigene Ressourcen sowie die vom PCK betriebenen Anstalten, d.h. neben Krankenhäusern und Rettungsstationen auch die besagten Blutspendestationen, der Vergesellschaftung (*uspołecznienie*) anheim. Das Eigentum des PCK umfasste derzeit 177 komplett ausgestattete Rettungsstationen, 11 Blutspendestationen mit schätzungsweise 12.000 registrierten Spendern, diverse Krankenhäuser und Transportmittel sowie medizinische und technische Ausstattung. Laut Renata Paliga verschwanden zudem die ursprünglichen Leitfiguren der polnischen Blutübertragungsmedizin, Tadeusz Sokołowski und Bolesław Szarecki, sukzessive aus der Öffentlichkeit.[27]

Auf die Rechtsangleichungen des Gesundheitsministeriums reagierte das PCK während seines ersten landesweiten Kongresses 1951 in Warschau. Auch wenn damals von beiden Seiten das Gesundheitsministerium als direkter Vorgesetzter des PCK bestätigt worden war, blieben viele bestehende Abläufe unverändert erhalten. Zwar standen die PCK-Blutspendestationen nun unter staatlicher Aufsicht. Dennoch blieb das Tagesgeschäft gleich: Die Blutspendestationen rekrutierten Spender, kümmerten sich um deren Behandlung und Registrierung, organisierten Blutentnahme und -konservierung und schließlich die Verteilung der Blutkonserven. Das PCK war zuständig für alle allgemeinen Abläufe, die mit der Bluttransfusion zusammenhingen, z.B. Blutspendepropaganda oder Schulungen für medizinisches Fachpersonal.[28]

Zu Beginn der 1950er-Jahre zeigte sich das PCK also als integrationsfähiger Akteur, der im Bereich der Blutspende eine zunehmende institutionelle Rahmung erfuhr. Eine Bewegung ehrenamtlicher Blutspender entstand in Polen dennoch zunächst spontan, als Reaktion auf die Ereignisse in Poznań und Budapest 1956. Erst zwei Jahre später formalisierte sich diese Bewegung, um nicht mehr ausschließlich mit den tragischen Ereignissen von 1956, die sich schließlich gegen die damalige Regierung richteten, assoziiert zu werden. Ab 1958 gründeten sich dann landesweit PCK-Blutspenderclubs (*Kluby honorowych dawców krwi PCK*), die Krankenhäuser mit Blutkonserven belieferten.[29] Die bereits oben erwähnte Einführung von Kunststoffbeuteln hat den flächen-

---

26 Ebd., 156.
27 *Paliga*: Krwiolecznictwo i krwiodawstwo, 236f.
28 Ebd., 235.
29 *Maciejewski*: PCK w Okręgu Łódzkim, 97.

deckenden Erfolg der Blutspenderklubs und deren institutionelle Vernetzung sicherlich beschleunigt. Eine vergleichbare Veränderung erfasste in der Tschechoslowakei das ČSČK. Ab 1948 war die Organisation Teil der sogenannten Nationalen Front (*Národní fronta*), in der die Kommunistische Partei alle Massenorganisationen und politischen Parteien zusammenfasste. Ebenso wie das PCK verlor das ČSČK im Zuge des »Beschlusses der Parteien und der Regierungen über die Vereinheitlichung des Gesundheitswesens« (*Dokument strany a vlády o zjednotení zdravotníctva*) das gesamte organisationsinterne Eigentum.[30] Gleichzeitig professionalisierte sich jedoch die tschechoslowakische Transfusionsmedizin. Zum einen bekam sie 1948 mit dem Nationalen Transfusionsdienst (*Národní transfuzní služba, NTS*) ein eigenes Institut in Prag. Außerdem modernisierte das ČSČK die Organisation von Blutspenden, indem es fortan Spender schriftlich registrierte und – ganz ähnlich wie das PCK in Polen – Transfusionsstationen (*transfuzni stanice*) einrichtete. Zu diesem Zeitpunkt war die Blutspende beim ČSČK noch nicht zwangsläufig unentgeltlich bzw. ehrenamtlich. Es gab sowohl freiwillige, als auch bezahlte Blutspenden, wobei die Bezahlung in der Regel aus Lebensmittelpäckchen bestand, die der Spender unmittelbar nach der Blutentnahme erhielt.

Im Zusammenspiel mit dem NTS, den jeweiligen Kliniken und den organisationseigenen Transfusionsstationen oblag dem ČSČK vor allem das Anwerben der Blutspender über Presse, Radio, Filme, Vorlesungen, Flugblätter und individuelle Schwarze Bretter.[31] Auch hier systematisierten sich Abläufe und institutionalisierten sich Netzwerke zunehmend. Schon damals zeichnete sich eine starke Medienaffinität des ČSČK ab, die sich bis Ende der 1960er-Jahre schließlich in einer umfangreichen eigenständigen Publikationstätigkeit niederschlug.

Aufgrund ihrer hierarchischen Struktur, der regionalen Distribution und der gewählten Arbeitsbereiche integrierten sich PCK und ČSČK außerordentlich gut in das neue institutionelle Gefüge. Im Bereich der Blutspende platzierten sie ihr bereits bestehendes Wissen und Personal geschickt in den sich neu formierenden Netzwerken der sozialistischen Sozial- und Gesundheitssysteme.

30 *Mintalová*: Červený kríž na Slovensku v rokoch 1939–1947, 9 f.
31 *Dobrý*: Dárcovství krve, 11.

3.4   Blutspende als Merkmal des »neuen Menschen«

Aus ideologischer Sicht passte die ehrenamtliche Blutspende tatsächlich sehr
gut zum sozialistischen neuen Menschen. Erstens basierte das Prinzip der
Blutspende auf einer Solidarität der Massen. Zweitens rekrutierten sich Blutspender hauptsächlich aus der arbeitenden Bevölkerung. Blutspender zu sein
hieß im Sinne des neuen Menschen also gesund, gesellschaftlich aktiv, verantwortungsbewusst und diszipliniert zu sein.

PCK und ČSČK druckten traditionell vielfältige Materialien, um genau solche Personen anzusprechen und nachhaltig für die ehrenamtliche Blutspende
zu motivieren. Dass sie damit nicht nur den *sozialistischen neuen Menschen*
im Blick hatten, sondern auch die internationalen humanitären Rotkreuzprinzipien, zeigt schon ein Blick auf ausgewählte Propagandaslogans. Das
ČSČK verwendete in den 1970er-Jahren beispielsweise: »Erweitere die Reihen
ehrenamtlicher Blutspender!« (*Rozšiřuj řady bezpříspěvkových dárců krve!*).[32]
Es handelt sich hierbei um einen Spruch, der oberflächlich betrachtet nur
zum Anwerben neuer Blutspender diente. Bei genauerem Hinsehen impliziert
der Spruch aber auch, dass es bereits reihenweise Blutspender gab. Reihen
bereitstehender Rotkreuzaktivisten und eine zugeneigte Bevölkerung – dieses
militarisierte Bild hatte das ČSČK bereits Mitte der 1950er-Jahre gern benutzt,
um eine Mobilisierung von Massen zu suggerieren. Bei Großveranstaltungen
wie dem zweiten ganzstaatlichen Kongress 1956 tauchte dieses Bild sehr pro-
minent auf.[33] Gleichzeitig entschärft der Spruch aber gerade dieses Bild mit
dem Zusatz »ehrenamtlich«. Der Ausdruck »ehrenamtlich«, im Sinne von
unentgeltlich und freiwillig, steht der Vorstellung einer strengen Organisation
der Blutspende nach dem Vorbild von Betrieben oder der Armee merklich
entgegen. Überspitzt formuliert, konnten ehrenamtliche Blutspender gerade
nicht in Reihen bereitstehen, sondern spendeten nur, wann und wo sie selbst
es wollten.

Gelegentlich ließ das ČSČK in Propagandamaterialien auch Abdrucke aus
anderen nationalen Rotkreuzgesellschaften einfließen. So beispielsweise in *Co
vás zajímá o krvi a dárcovství krve* (Praha 1978), wo Miloslav Švanda Plakate
des Sowjetischen Roten Kreuzes, des Deutschen Roten Kreuzes (DRK) und
des PCK zeigte.[34] Es bestand zumindest für das ČSČK also die Möglichkeit,
Blutspendepraktiken anderer Länder zu rezipieren. Dementsprechend unterschieden sich tschechoslowakische Slogans derzeit auch kaum von den Slogans auf internationalen Plakaten. Interessant ist zudem die Bildsprache der

---

32 *Švanda*, Miloslav: Co vás zajímá o krvi a dárcovství krve. Praha 1978, 45.
33 Z. B. auf einem Plakat anlässlich des Kongresses: NA, archivní fond ČSČK, ka. 11.
34 *Švanda*: Co vás zajímá o krvi a dárcovství krve, 30–32.

Propaganda. Alle internationalen Plakate, die Švanda in seiner Veröffentlichung platzierte, zeigten Kinder. Diese hatten die jeweiligen Rotkreuzgesellschaften als »dankbare Empfänger« von Blutspenden dargestellt.

Im Gegensatz dazu hatte sich Eduard Dobrý knapp zwanzig Jahre zuvor in *Dárcovství krve* (Praha 1957) noch für Bilder aus dem »Blutspenderalltag« entschieden. Er druckte beispielsweise ein Foto, das eine zeitunglesende und vermeintlich auf ihre Blutspende wartende Frau vor einem ČSČK-Plakat zeigte. Das Plakat im Hintergrund des Fotos präsentierte wiederum eine Frau, die über dem Slogan »Werde ehrenamtlicher Blutspender« (*Staň se čestným dárcem krve*) eine gefüllte Blutkonserve hochhielt.[35] Diese Beispiele belegen, dass sich das ČSČK auffallend um Frauen bemühte, indem es in Propagandamaterialien auf die Rolle von Frauen als Blutspendern sowie Kindern als Empfängern hinwies.

Vergleichbare Bemühungen sind zu dieser Zeit auch beim PCK zu finden. In der Broschüre *To nieprawda, że nie można zrobić nic dobrego!* (deutsch: Es ist nicht wahr, dass man nichts Gutes tun kann!) argumentierte das PCK wie folgt: »Jede Mutter, deren Kind durch einen Blutaustausch gerettet wurde, muss sich daran erinnern, dass auch andere Mütter solche Schwierigkeiten erleben. Dieses Problem bedenkend fällt die Entscheidung zur Spende des eigenen Blutes für die pädiatrische Versorgung leichter, für die Rettung von Kindern, die von hämolytischen Krankheiten bedroht sind«[36] Anschließend appellierte der Text explizit »im Namen der weiblichen Solidarität« (*w imię kobieciej solidarności*) an Frauen, sich für die ehrenamtliche Blutspende zu entscheiden.

Beide Organisationen sahen also ein großes – und damals offenbar noch nicht ausgeschöpftes – Potential bei der Rekrutierung von weiblichen Blutspendern. Eine mögliche Erklärung dafür ist, dass Frauen für humanitäre Anliegen leichter empfänglich waren. Als Mütter suchten sie mit ihren Kindern höchstwahrscheinlich öfter medizinische Einrichtungen auf als die Väter. Deshalb waren sie vermeintlich sensibler für medizinische Belange und für die ggf. mangelhafte medizinische Versorgung. Eine andere mögliche Erklärung ist, dass Frauen im Sinne der allgemeinen sozialistischen Propaganda im Fokus vieler damaliger Kampagnen standen. Aus einer Gleichberechtigung im Beruf ließ sich schließlich ganz einfach auch eine gleichberechtigte Anwerbung für die Blutspende ableiten. Eine weitere und sehr wahrscheinliche Erklärung ist, dass Frauen in beiden Fällen eine starke Tradition als Blutspenderinnen hatten. Seit den 1930er-Jahren und schließlich im Zuge des Zweiten Weltkriegs hatten mehrere Generationen von Frauen regelmäßig Blut gespendet. Da diese kollektive Erinnerung im Sozialismus langsam verblasste, adressierten PCK und ČSČK ihre Propaganda wieder gezielt an die Gruppe der Frauen.

---

35 *Dobrý*: Dárcovství krve, 41.
36 Broschüre »To nie prawda, że nie można zrobić nic dobrego!«, ANK IV, 29/3029/74.

Das PCK nutzte für seine Propaganda unterschiedliche Formate. In *Poradnik dla propagatorów honorowego krwiodawstwa* (Warszawa 1973) betonte die Ärztin Wanda Ostrowska, dass »in der modernen Zeit die visuelle Form der Propaganda eine zunehmend gewichtigere Rolle spiele«[37]. Sie empfahl daher, Plakate grafisch gut auszuarbeiten und Farben einzusetzen. Außerdem sollte dem Betrachter ein kurzer Blick auf das Plakat genügen, um bestimmte Informationen verstehen zu können und sich an diese zu erinnern.[38] Laut Ostrowska war ein Großteil der regional und lokal verwendeten Plakate eher »ungeschickt« und »ungenügend«[39]. Zudem kritisierte sie, dass Plakate nicht auch bei den Gesundheitsbehörden, in Gängen und Wartezimmern von Krankenhäusern, in Kiosken, in Schulhorten oder in Apotheken aufgehängt wurden.

Auf eine bessere Einbindung von Apotheken deutet hingegen ein Plakat des ČSČK von 1978 hin. Es enthielt drei Textpassagen: Erstens zur »Bedeutung des Blutspendens«, zweitens über »einige wichtige Informationen für Blutspender« und drittens über »das ČSČK und die ehrenamtliche Blutspende«[40]. Die dritte Textpassage wies explizit darauf hin, dass die Anmeldebögen zur Blutspende nicht nur bei jeder Ortsgruppe des ČSČK, sondern auch bei Ärzten und in Apotheken erhältlich waren.

Beide Rotkreuzgesellschaften rechneten folglich damit, potentielle Blutspender auch außerhalb des geschlossenen Kontextes einer Blutspendeaktion ansprechen zu können. Mehr noch setzten sie insbesondere darauf, dass der gesunde und gesellschaftlich aktive *neue Mensch* sich auch für die Gesundheit anderer und für gesellschaftliche Belange interessierte, wenn er selbst gerade krank war. Einerseits belegt die Dominanz medizinischer Einrichtungen in der Liste von PCK und ČSČK lediglich, dass sie hauptsächlich aus diesem Klientel schöpften und Plakate leicht im medizinischen Umfeld platzieren konnten. Andererseits lässt dies darauf schließen, dass Menschen besonders dann und dort empfänglich für die Anliegen der Blutspende waren, wo sie sich selbst als Patienten – überspitzt formuliert als potentielle Empfänger von Blutspenden – wahrnahmen.

Ein weiterer Aspekt, der im Zusammenhang mit der Blutspende nicht vergessen werden darf, ist die Symbolkraft des Blutes. In *Blut aus nichthämatologischer Sicht* (Essen 2011) argumentieren Michal Anděl und Pavel Kraml, dass das Blut »Auch außerhalb der Medizin (...) als Integrationsstoff des gesamten Organismus verstanden (...)« wird.[41] Während Blut

---

37 *Ostrowska*, Wanda: Poradnik dla propagatorów honorowego krwiodawstwa. Warszawa 1973, 19; In: ANK IV, 29/3029/65.
38 Ebd., 20.
39 Ebd.
40 Beilage in: *Švanda*: Co vás zajímá o krvi a dárcovství krve.
41 *Anděl*, Michal; *Kraml*, Pavel: Blut aus nichthämatologischer Sicht. In: *Pešek*, Jiří: Blut Perspektiven in Medizin, Geschichte und Gesellschaft. Essen 2011, 175–177, hier 177.

in der Medizin als »Vereinigungsfaktor« wahrgenommen werde, der die einzelnen medizinischen Fachbereiche miteinander verbinde, wecke es außerhalb der Medizin gleichzeitig verbindende und abgrenzende Assoziationen: »Mit dem Begriff ›Blut‹ wird die nächste Familienverwandtschaft (also in der direkten Linie) verknüpft und in weiterer Perspektive sogar die Mitgliedschaft zur eigenen Nation, was immer wieder zum Mißbrauch [!] der symbolischen Kraft des Wortes ›Blut‹ auch für nationalistische Zwecke geführt hat«[42].

Eine politisch motivierte Nutzung der Blutspende überrascht also nicht. Familie und Nation waren dabei freilich Bezugsgrößen, die der sozialistische Staat im Vergleich zu den Begriffen »Proletariat« und »sozialistisches Lager« weniger betonte. Dennoch lässt sich nicht leugnen, dass Menschen Blut in erster Linie als Träger einer Blutsverwandtschaft (später: als Träger einer genetischen Information) wahrnahmen. Laut Irena Vaňková umfasse die »Opposition eigen – fremd« vorwiegend Charakteristika, wie z.B. Herkunft, Familienzugehörigkeit, angeborene Eigenschaften oder die »natürliche Neigung zu einer Sache«[43]. Die Instrumentalisierung der Blutspende zur Erziehung eines *neuen Menschen* ist aus dieser Sicht also nicht unbedingt logisch nachvollziehbar.

Um den Zusammenhang von sozialistischer Ideologie und ehrenamtlicher Blutspende besser zu verstehen, lohnt ein Blick auf die Sowjetunion. In ihrer Dissertation *Zeitgeschichtliche Einflüsse auf die Organisation von Blutspendediensten 1926–1945* (Würzburg 1997) stellt Regine Leibling das gesundheitspolitische Konzept »Leninismus in der Medizin« vor. Dieses bezeichnet das zentral organisierte Gesundheitswesen der Sowjetunion, »das jedem Bürger die kostenlose medizinische Versorgung (…) ermöglichen und die Bevölkerung aktiv am Aufbau des Gesundheitssystems (…) beteiligen« sollte.[44] Leibling spricht an dieser Stelle auch vom sogenannten »zentralistischen Modell«. Sie geht davon aus, dass die Zentralisierung des Gesundheitssystems auch entscheidend den Aufbau von Blutspendeorganisationen in der Sowjetunion prägte. Seit Mitte der 1930er-Jahre galt das sowjetische Blutspendewesen übrigens international als »das fortschrittlichste der Welt«[45]. Ludwik Hirszfeld bestätigt diesen Eindruck in seiner Autobiografie wie folgt: »Das Treffen [der Kongress für Bluttransfusion in Rom 1935] verläuft harmonisch. Das Material russischer Forscher schlägt ein, die die Bluttransfusion auf eine im Westen unbekannte Weise aufgebaut haben und in vielen Dingen mehr Erfahrung haben als andere«[46].

---

42 Ebd.
43 *Vaňková*, Irena: Blut im tschechischen Weltbild; In: *Pešek*, Jiří: Blut Perspektiven in Medizin, Geschichte und Gesellschaft. Essen 2011, 239–256, hier 249.
44 *Leibling*, Regine: Zeitgeschichtliche Einflüsse auf die Organisation von Blutspendediensten 1926–1945. Würzburg 1997, 13.
45 Ebd., 89.
46 *Hirszfeld*: Historia jednego życia, 165.

Leibling hält derartige Einschätzungen jedoch mehr für ein Ergebnis sozialistischer Propaganda und weniger für einen Erfolg des zentralistischen Systems.[47] Angesichts früherer Experimente, die beispielsweise der russische Arzt Alexander Bogdanov durchgeführt hatte, scheint diese Einschätzung gerechtfertigt. Nur wenige Jahre vor dem oben genannten Kongress war Bogdanov bei dem letzten seiner zwölf Selbstversuche mit Bluttransfusionen umgekommen. Stalin persönlich hatte ihn zwar zum Leiter eines Forschungsinstituts ernannt. Dennoch beschäftigte Bogdanov sich eher mit mythischen, als mit wissenschaftlichen Ideen: »Bogdanov promoted blood transfusion as a ›universal‹ technique for bodily rejuvenation (…). Transfusions offered the client better sleep, a fresher complexion, a change in eyeglass prescriptions and greater resistance to fatigue (…)«[48].

Sozialistische Ideen hielten zuerst Einzug in das sowjetische Blutspendewesen, als das *Zentrale Institut für Bluttransfusion* in Moskau »im Jahr 1937 eine Regelung zur einheitlichen Organisation der Spender, verbindlich für alle Bluttransfusionsdienste der Sowjetunion« beschloss. Beim Aufbau dieser Spenderorganisation unterstützte u. a. das Sowjetische Rote Kreuz das Zentralinstitut.[49] Laut Miloslav Hlach, der das Sowjetische Rote Kreuz *in Mezinárodní Červený kříž* (Praha 1975) vorstellte, ging diese Unterstützung sogar noch deutlich weiter: »Das Sowjetische Rote Kreuz betrachtet es als seine erste Pflicht, den Gesundheitsorganen und -einrichtungen alle Hilfe beim Schutz der Gesundheit (…) und bei der Gesundheitserziehung der Bevölkerung zu liefern, denn in der sozialistischen Gesellschaft ist Gesundheitsschutz nicht nur eine Angelegenheit des Staates und der Ärzte, sondern breiter Bevölkerungsschichten«[50].

Das Sowjetische Rote Kreuz hätte sich also durchaus als Vorbild für PCK und ČSČK geeignet. Es überrascht daher, dass diese sich nicht deutlicher an sowjetischen Blutspendetraditionen orientierten, sondern an nationalen Traditionen und Strukturen festhielten. Zwar gab es mit dem Hämatologischen Institut (*Instytut Hematologii*) in Polen und dem Nationalen Transfusionsdienst (*Národní transfuzní služba*, NTS) in der Tschechoslowakei auch staatliche Institute für Transfusionsmedizin. Die Organisation der Blutspende oblag hier jedoch weiterhin den nationalen Rotkreuzgesellschaften. Wichtigstes Merkmal der Blutspende bei PCK und ČSČK war die Freiwilligkeit. In diesem Punkt unterschieden sich ihre Blutspendedienste vom zentralistischen sowjetischen Modell, das beispielsweise eine »Massenbestimmung der Blut-

---

47 *Leibling*: Zeitgeschichtliche Einflüsse auf die Organisation von Blutspendediensten, 89.
48 *Ings*, Simon: Stalin and the Scientists. A history of triumph and tragedy 1905–1953. London 2016, 421.
49 *Leibling*: Zeitgeschichtliche Einflüsse auf die Organisation von Blutspendediensten, 19.
50 *Hlach*: Mezinárodní Červený kříž, 44.

gruppen in der Bevölkerung«[51] vornahm und »die Ausbildung nahezu aller Ärzte in der Transfusionstechnik«[52] anordnete.

Die ehrenamtliche Blutspende schien sich trotzdem hervorragend zur Mobilisierung von sogenannten *neuen Menschen* zu eignen. Wanda Ostrowska sah dies 1973 in der Entwicklung der ehrenamtlichen Blutspende des PCK bestätigt: »Im Jahr 1972 war das Verhältnis von ›ehrenamtlich‹ zu ›bezahlt‹ gewonnenem Blut 70 % zu 30 %.«[53]. Zwar ist in zeitgenössischen Quellen nicht die Rede von einem ausgeprägten »Bürgersinn«, wie beispielsweise Ralf Dahrendorf dieses Phänomen benennen würde.[54] Gleichwohl war die Freiwilligkeit der Blutspende auch im Staatssozialismus das Merkmal, welches das Rote Kreuz besonders herausstellte.

Auch Ostrowska führte die Erfolge der Blutspende auf aktive Blutspender sowie auf engagierte PCK-Mitarbeiter zurück, die diese Blutspender anwarben. Im Bereich der Blutspende waren die Erfolge des PCK ihres Erachtens »sehr groß«. Das PCK sei »die erste Organisation in Polen, die sich diesem Problem widme, und arbeite (…) mit allen Stellen für Blutdienste zusammen, die sich nach der Befreiung organisierten«[55]. An dieser Stelle scheint mit dem Wort »Befreiung« tatsächlich etwas sozialistische Rhethorik durch. Anschließend kritsierte Ostrowska aber sogar die Zusammenarbeit zwischen staatlichen Einrichtungen und dem PCK. Fachliche und organisatorische Angelegenheiten der polnischen Blutdienste lägen in der Kompetenz des Ministeriums für Gesundheit und Sozialfürsorge (*Ministerstwo Zdrowia i Opieki Społecznej*) sowie des Hämatologischen Instituts (*Instytut Hematologii*). Dem PCK fiele in der Zusammenarbeit mit diesen Trägern die »schwierige und verantwortungsvolle Aufgabe« zu, »die (…) Idee der ehrenamtlichen Blutspende in unserem Land« zu propagieren sowie »die Anwerbung von Blutspendern« zu organisieren.[56] Da sich das PCK nach Ende des Zweiten Weltkriegs als unabhängiger Initiator von Blutspendepunkten hervorgetan hatte, stellte Ostrowska die Aufgabenteilung mit staatlichen Stellen in den 1970er-Jahren als unangenehme Einschränkung dar.

Prinzipiell entsprach die von Ostrowska kritisierte Aufgabenverteilung zwischen staatlichen Trägern und dem PCK in den 1970er-Jahren weitestgehend dem sowjetischen Vorbild. In einem Kapitel über die »Gewinnung von Blutspendern« erläuterte Miloslav Hlach dazu wie folgt: »Der Transfusionsdienst ist in der UdSSR eine Angelegenheit der staatlichen Gesundheitsverwal-

51 *Leibling*: Zeitgeschichtliche Einflüsse auf die Organisation von Blutspendediensten, 17.
52 Ebd., 15.
53 *Ostrowska*: Poradnik dla propagatorów honorowego krwiodawstwa, 3.
54 Zur Definition von Bürgergesellschaft bei Ralf Dahrendorf siehe: *Spieker*: Katholische Kirche und Zivilgesellschaft in Osteuropa, 375.
55 *Ostrowska*: Poradnik dla propagatorów honorowego krwiodawstwa, 3.
56 Ebd.

tung. Das Sowjetische Rote Kreuz liefert den Gesundheitsorganen große Hilfe bei der Gewinnung von Blutspendern, indem es eine breite Öffentlichkeit mit der Wichtigkeit der Bluttransfusion und der Sendung von Spendern bekannt macht«[57]. Auch hier gehörte die Rekrutierung von Blutspendern also zu den vorrangigen Aufgaben der Organisation. Nach eigenen Angaben hatten in den Jahren 1971 bis 1975 übrigens insgesamt 17 Millionen Personen über das Sowjetische Rote Kreuz Blut gespendet.[58]

Die Eigenschaften von Blutspendern bestätigten gewissermaßen das Ideal eines *neuen* Menschen. Dies funktionierte sowohl in der Sowjetunion, wo ein zentralistisches System die Menschen zur Blutspende verpflichtete, als auch in Polen und der Tschechoslowakei, wo die Blutspende auf freiwilliger Bereitschaft beruhte. Die ehrenamtliche Blutspende von PCK und ČSČK war dabei nur zum Teil strukturell, vor allem aber rhetorisch eingebettet in ein sozialistisches Gemeinwohlkonzept, das Gesundheit als Recht und Sorge jedes Einzelnen definierte.[59] Im Rahmen der Blutspende konnten PCK und ČSČK letztlich hervorragend registrieren, inwiefern ihre Spender dieses Recht wahrnahmen und gleichzeitig ihrer individuellen Gesundheitssorge nachkamen.

3.5   Polnischer Fall

Anfang der 1950er-Jahre erschütterte zunächst ein Skandal die Blutspende des PCK. Zu diesem Zeitpunkt hatte sich das PCK gerade als Träger der Blutspende etabliert und versuchte, derartige Probleme möglichst intern und unter Ausschluss der Öffentlichkeit zu regeln. Da die Blutspende zu den Aufgaben zählte, die dem PCK Wege zur Selbstorganisation ebneten, ist dieser Schritt durchaus verständlich. Briefwechsel aus dem Mai 1950, die zwischen dem PCK in Wrocław, dem Zentralausschuss des PCK in Warschau und dem Gesundheitsministerium stattfanden, legen zudem die Vermutung nahe, dass das PCK im Bereich der Blutspende häufiger Opfer – vermeintlich unberechtigter – Angriffe war. Grund für die intensive Korrespondenz im Mai 1950 waren Vorfälle im öffentlichen Wojewodschaftskrankenhaus (Państwowy Szpital Wojewódzki) in Wrocław. Angeblich hatten Blutkonserven einer PCK-Blutspendestation bei mindestens drei Patienten schwere gesundheitliche Schäden hervorgerufen, die in einigen Fällen zum Tod führten.[60]

---

57 *Hlach*: Mezinárodní Červený kříž, 46.
58 Ebd.
59 Siehe oben: Motto des staatlichen Gesundheitsverlags der Tschechoslowakei: »Das Volk hat ein Recht auf Gesundheit« (Lid má právo na zdraví).
60 Brief des PCK Wrocław vom 24.05.1950, AAN, 2/284/13, Blatt 2.

Eine Untersuchungskommission des Gesundheitsministeriums (*Ministerstwo zdrowia*) rekonstruierte die Vorfälle, die sich vom 14. bis 28. April ereignet hatten. Im Rahmen der Untersuchung kontrollierte die Kommission die Blutspendestation des PCK, die sich im öffentlichen klinischen Krankenhaus Nr. 3 (*Państwowy Szpital Kliniczny Nr. 3*) in der Straße Poniatkowskiego 2 befand. Dabei entnahm sie beispielsweise Proben von destilliertem Wasser, Glukose und Konservierungsflüssigkeit sowie Proben einiger dort gelagerter Blutkonserven.[61] Das Protokoll der Untersuchungskommission diente am 12. Mai 1950 als Grundlage für ein Treffen des PCK mit dem Staatlichen Hygieneamt (*Państwowy Zakład Higieny*) im Hauptsitz des PCK in Warschau.[62] Die weitere Untersuchung erfolgte also gewissermaßen zu den Bedingungen des PCK, das Gespräche auf eigenem, »apolitischem« Boden erwirkte. Dass die Organisation den Vorwürfen auf diese Weise begegnete, überrascht kaum. Zum einen war die Warschauer Zentrale zuständig für strategische Gespräche mit staatlichen Einrichtungen. Dies war also ein erster guter Grund, um die Untersuchung aus Wrocław nach Warschau zu verlegen – zumal das Staatliche Hygieneamt ebenfalls eine Zentrale mit Sitz in Warschau hatte. Zum anderen signalisierte das PCK somit, dass die Organisationsspitze über die Vorfälle informiert war.

Wie oben angedeutet, ist ein interessantes Detail der Briefwechsel, dass sie geheim verliefen. Alle Briefe enthielten als Betreff das Wort »geheim« (*tajne*). Außerdem handelte der damalige Vorsitzende des PCK, Jan Rutkiewicz, offenbar in einer Doppelfunktion. Er war gleichzeitig der zuständige Abteilungsdirektor (*Dyrektor Departamentu*) im Gesundheitsministerium, der dem PCK-Hauptausschuss in Warschau Abschriften aller Berichte der Untersuchungskommission zuschickte.[63] Hierzu zählten auch Kopien der Krankenakten. Beispielsweise vermerkte Dr. med. Henryk Berger am 25. April 1950 in der Akte des Patienten Dymitr Grabowski als klinische Erklärung: »(…) wahrscheinlich Schock nach der Transfusion«[64]. Offensichtlich bemühte sich nicht nur das PCK selbst um Schadensbegrenzung. Auch das Gesundheitsministerium schien sehr daran interessiert zu sein, diese Angelegenheit intern aufzuklären, um den Ruf der Blutspende nicht öffentlich zu beschädigen.

Bereits am 10. Mai 1950 stellte das Staatliche Hygieneamt dem PCK in Warschau eine Rechnung über 5.400 zł für die Kosten der Untersuchung zu.[65] Die Untersuchung ergab, dass lediglich das destillierte Wasser, welches in der Blutspendestation verwendet worden war, die zulässigen Bleiwerte über-

---

61 Protokoll der Untersuchungskommission, AAN, 2/284/13, Blatt 12–15, hier Blatt 13–14.
62 Ebd., Blatt 15.
63 Brief des Gesundheitsministeriums (*Ministerstwo zdrowia*) vom 27.05.1950, AAN, 2/284/13, Blatt 7.
64 Odpis vom 25.04.1950, AAN, 2/284/13, Blatt 136.
65 Odpis vom 10.05.1950, AAN, 2/284/13, Blatt 28.

schritt.[66] Sonstige Nachweise über die Schuld oder über die Konsequenzen für das PCK, sind anhand der vorliegenden Quellen nicht nachvollziehbar. Dieses Beispiel verdeutlicht dennoch, dass sich das PCK in einem engen Netzwerk bewegte, in dem neben regionalen PCK-Verbänden und verschiedenen Krankenhäusern auch das Gesundheitsministerium, das Wehrbüro des Gesundheitsministeriums[67] und beispielsweise die Gerichtsmedizin vertreten waren. Alle diese Einrichtungen hingen daher in gewissem Ausmaß mit PCK-Strukturen zusammen. Skandale wie derjenige vom Mai 1950 zeigen, dass sich diese Strukturen Anfang der 1950er-Jahre regional noch sehr stark in ihrem Umfang und ihrer Professionalität unterschieden. Probleme landeten deshalb oft beim PCK-Hauptausschuss in Warschau, der in diesem Fall übrigens auch die Kosten der Untersuchung übernahm.

Abgesehen davon war die Blutspende auch ein durchaus materialintensives Ressort. Gute Beziehungen zu Partnereinrichtungen waren für das PCK daher von besonderer Bedeutung. Eine Liste des Ressorts für Soforthilfe und Blutspende (*Resort pomocy doraźnej i krwiodawsta*) aus dem Jahr 1950 zeigt, dass das PCK für die Organisation der Blutspende regelmäßig 28 verschiedene Artikel bestellte. Die Liste mit dem Titel »Verzeichnis der Apparate und Messgeräte für die Station zur Transfusion und Blutkonservierung« (*Wykaz aparatów i przyrządów dla Stacji Przetaczania i Konserwowania Krwi*) diente vermutlich zur Bestellung verschiedener Artikel und Geräte für die Blutspendestationen des PCK-Hauptausschusses in Warschau.[68] Sie belegt zunächst, dass die Blutspendestationen nicht nur die Blutentnahmen, sondern auch die Konservierung der Blutspenden vornahmen.

Von 28 aufgelisteten Posten bestellte das PCK damals 25 in einer Stückzahl von minimal 4 bis maximal 40 Stück. Hierunter waren beispielsweise analytische Waagen mit Gewichten (4 Stück), Hämoglobinmesser zum Messen der Blutfarbstoffmenge (17 Stück) und elektronische Geräte zur Destillation von Wasser (33 Stück). Drei Posten fallen auf der Liste besonders auf, da sie in sehr hoher Stückzahl bestellt wurden: Geräte zur direkten Blutentnahme (178 Stück), Mischbehälter für rote Blutkörperchen (252 Stück) und Mischbehälter für weiße Blutkörperchen (422 Stück).[69] Leider ist die Liste nicht präzise datiert. Außerdem enthält sie keine konkrete Angabe über den Bestimmungsort der bestellten Waren. Da das PCK in den Blutspendestationen regelmäßig Blutspenden organisierte, liegt jedoch die Vermutung nahe, dass es auch die oben genannten Artikel regelmäßig nachbestellte. Auch wenn die Liste also keine Aussage über die genaue Material- bzw. Kostenintensität zulässt, zeigt

66 Oddział wodny, AAN, 2/284/13, Blatt 66–67, hier Blatt 67.
67 Brief des Biuro Wojskowy Ministerstwa Zdrowia vom 19.06.1950, AAN, 2/284/13, Blatt 6.
68 Wykaz aparatów i przyrządów dla Stacji Przetaczania i Konserwowania Krwi (1950), AAN 2/284/13.
69 Ebd.

sie, dass die Blutspende zu diesem Zeitpunkt auf moderner medizinischer Ausrüstung beruhte. Interessant wären in diesem Zusammenhang auch Angaben über die Wiederverwendbarkeit dieser Ausrüstung. Spätestens zur Zeit des Kriegsrechts (1981–1983), als Material beim PCK besonders knapp war, wurde diese Frage sicherlich relevant.

Im Juni 1958 gründete der Ministerrat (*Rada Ministrów*) in Warschau das Hämatologische Institut (Instytut Hematologii), welches Blutdienste fortan dem Gesundheitsressort (*resort zdrowia*) unterstellte. Zum einen bedeutete dies eine institutionelle Professionalisierung der Blutspenden. Das Institut bemühte sich in den ersten Jahren »um die Systematisierung und Vereinheitlichung der Blutbehandlung sowie um die Gründung neuer Stellen für die Blutdienste«. Außerdem führte es Schulungen für wissenschaftliche Mitarbeiter, Laboranten und Techniker durch.[70] Materialbestellungen, Räumlichkeiten für die Blutentnahme und Personal für die Blutspende organisierte das PCK in Warschau also nicht mehr allein, sondern in Zusammenarbeit mit dem Institut.

Daran, dass dem PCK ab 1958 hauptsächlich Aufgaben im Bereich Propaganda zufielen, erinnert die Organisation auf zwei Weisen. Zum einen verstand sie Blutspendepropaganda als lästige Pflicht: »Die Hauptaufgabe war in dieser Zeit das Herausgeben von Plakaten, gemeinverständlichen Broschüren und Flugblättern in Massenauflage«[71]. Zum anderen konnte sie diese Aufgaben aber auch nutzen, um mit früheren Skandalen abzuschließen. Deshalb widmete sie »einer Aufklärungsaktion darüber, dass Blutspenden unschädlich ist«[72] besonders viel Aufmerksamkeit.

Anlässlich des 30-jährigen Jubiläums der ehrenamtlichen Blutspende gab der PCK-Hauptausschuss im Jahr 1988 eine Broschüre heraus. In dieser fasste er die Geschichte der ehrenamtlichen Blutspende in Polen zusammen, die seines Erachtens untrennbar mit der Geschichte des PCK verknüpft war. Blutspendeaktionen begannen in Polen demnach 1945 mit einer Initiative des PCK, das die ersten Blutspendestationen organisierte. Kurz darauf, »im Zuge der Entwicklung sozialer Gesundheitsdienste«, musste das PCK diese aber dem Ressort für Gesundheit und Sozialfürsorge (*Resort Zdrowia i Opieki Społecznej*) übergeben.[73] Bis 1957 wurden auch beim PCK »fast ausschließlich« bezahlte Blutspenden durchgeführt. Die Entwicklung der tatsächlich

---

70 Oddajkrew.pl: Honorowe Krwiodawstwo Polskiego Czerwonego Krzyża 1935–2000. In: http://www.hdkkarczew.pl/honorowe-krwiodawstwo-polskiego-czerwonego-krzyza-19 35-2000/ (letzter Aufruf: 30.05.2018).

71 Ebd.

72 Ebd.

73 Broschüre des ZG PCK »30 lat honorowego krwiodawstwa 1958–1988«, Innenseite, ANK IV, 29/3029/78.

unentgeltlichen Blutspende stellte das PCK in der Broschüre daher als eigene und »systematische Initiative« dar.[74]

Rückblickend erklärt Stanisław Maciejewski, dass es sich weniger um eine systematische Initiative, sondern vielmehr um eine Bewegung ehrenamtlicher Blutspender handelte, die aus Solidarität mit dem Volksaufstand in Ungarn und mit dem Posener Arbeiteraufstand im Jahr 1956 entstanden war.[75] Einerseits offenbart sich an dieser Stelle die geschickte Öffentlichkeitsarbeit des PCK. Die Organisation integrierte Bewegungen und Initiativen, die in einer Dynamik »von unten« entstanden, strategisch klug in die eigene Außendarstellung. Andererseits deutet dies auch auf eine gezielte Verschleierung zivilgesellschaftlicher Initiativen hin. Öffentliche Solidarität unter Blutspendern war zwar gewünscht, sollte jedoch nicht aus der Opposition gegen das kommunistische Regime heraus erwachsen. Selbst 1988, kurz vor Ende des sozialistischen Staates, formulierte das PCK also sichtlich zurückhaltend.

Eine gegensätzliche Erklärung liefert Jadwiga Duda in *213 spotkanie z cyklu »Wieliczka – Wieliczanie«* (Wieliczka 2015). Ihres Erachtens begann die systematische Verbreitung der ehrenamtlichen Blutspende damit, dass das PCK die Transfusionsstationen an den Staat abgeben musste: »Nach der Machtübernahme des Staates über die Stationen, führten die PCK-Blutspendepunkte ab dem Jahr 1958 eine planmäßige und systematische Tätigkeit in der Bewerbung der ehrenamtlichen Blutspende«[76]. Der Wandel von entgeltlicher zu unentgeltlicher Blutspende unterliegt offensichtlich unterschiedlichen regionalen Deutungen. Während Maciejewski die ehrenamtliche Blutspende als Erfolg »von unten« verbucht, geht Duda von einer Entwicklung »von oben« aus. Es ist durchaus möglich, dass beide mit ihrer Einschätzung Recht haben. Zeitgenössische Quellen deuten hingegen darauf hin, dass es ein offizielles Narrativ gab, in dem der PCK-Hauptausschuss seine Erfolge benannte.

Die oben erwähnte Broschüre ist dafür ein geeignetes Beispiel. Da es um ein wichtiges organisationales Jubiläum ging, bilanzierte das PCK hierin selbstverständlich auch die eigenen Erfolge. Seitdem die Organisation sich um die Propaganda ehrenamtlicher Blutspenden kümmere, habe deren Anzahl sukzessive zugenommen. Während im Jahr 1958, welches das PCK als erstes Jahr ehrenamtlicher Blutspenden zählte, nur 2,5 % der Spenden unentgeltlich erfolgten, waren es 1986 insgesamt 93 %.[77] Eine tabellarische Auflistung fügt dieser relationalen Entwicklung auch absolute Zahlen in Litern hinzu. Demnach zählte das PCK 1958 insgesamt 2.442 l aus ehrenamtlichen Blutspenden, was einen Anteil von 2,5 % aller Blutspenden ausmachte. Zwei Jahre später

---

74 Ebd.
75 *Maciejewski*: PCK w Okręgu Łódzkim, 97.
76 *Duda*, Jadwiga: 213 spotkanie z cyklu »Wieliczka – Wieliczanie«. Wieliczka 2015, 11.
77 Broschüre des ZG PCK »30 lat honorowego krwiodawstwa 1958–1988«, Innenseite, ANK IV, 29/3029/78.

waren es 19.476 l (17,0 %), sieben Jahre später 99.068 l (57,8 %) und zwölf Jahre später 178.329 l (70 %). Ab 1975 betrug der Anteil ehrenamtlicher Blutspenden flächendeckend über 80 %, nämlich 1975 insgesamt 275.664 l (80,1 %), 1980 insgesamt 391.376 l (87 %) und schließlich 1986 insgesamt 525.682 l (93,1 %).[78] In der Selbstdarstellung des PCK machten sich diese Zahlen besonders gut, da sie von der Bekanntheit (und sogar Beliebtheit) der ehrenamtlichen Blutspende in einer breiten Öffentlichkeit zeugten. Genau dies war derzeit das selbstauferlegte Ziel des PCK. In der Broschüre zum 30-jährigen Jubiläum betonte die Organisation dementsprechend, dass »das Bekanntmachen breiter gesellschaftlicher Kreise mit dieser Frage die grundlegende Aufgabe des Polnischen Roten Kreuzes auf dem Gebiet der Blutspende«[79] sei. Die Blutspende spiele schließlich »oft eine grundlegende Rolle bei der Rettung menschlichen Lebens«[80].

Die eigene Aufgabe bezeichnete das PCK als »informativ-propagandistisch« (*informacyjno-propagandowy*). Während sich die Einrichtungen der Blutdienste (*placówki służby krwi*), wie z. B. die Krankenhausblutspendepunkte (*przyspitalne punkty krwiodawstwa*) oder die Blutspendestationen der Wojewodschaften (*wojewódzkie stacje krwiodawstwa*), mit der Blutabnahme, -konservierung und -verarbeitung befassten, rekrutierte das PCK ehrenamtliche Blutspender. Hierbei sollte es in der Gesellschaft zur »Gewohnheit« werden, dass »alle gesunden Bürger aktiv und systematisch an der ehrenamtlichen Blutspende teilnahmen«[81].

Das PCK demonstrierte an dieser Stelle die problemlose Vereinbarkeit seiner Tätigkeit mit sozialistischen Prinzipien. Humanitäre Ideale und kollektivistische (sozialistische) Methoden sollten sich nicht gegenseitig ausschließen, sodass der Grundsatz der Freiwilligkeit das PCK nicht daran hinderte, eine flächendeckende und umfassende Verbreitung der ehrenamtlichen Blutspende anzustreben. Angesichts der sozialistischen Umgebung war das systematische Rekrutieren von Spendern (z. B. in den Betrieben) sogar ein plausibler strategischer Schritt.

Ähnlich wie das ČSČK in der Tschechoslowakei zeigte auch das PCK eine außerordentliche Medienaffinität. Zu den am häufigsten eingesetzten Medien gehörten Aushänge (*wywieszki*), Plakate (*plakaty*), Flugblätter (*ulotki*), Broschüren (*broszury*) und Aufkleber (*nalepki*). Darüber hinaus produzierte das PCK Filme, Sendungen für Radio und Fernsehen und platzierte Artikel in regionalen und lokalen Zeitungen. Blutspender versuchte das PCK dabei mit besonderem Einfallsreichtum zu binden. Zum einen druckte das PCK sein

---

78 Ebd.
79 Ebd.
80 Ebd.
81 Ebd.

Logo auf Alltagsgegenstände, wie z. B. Streichholzschachteln. Zum anderen organisierte es für langjährige ehrenamtliche Blutspender touristische Erholungsreisen, die nicht nur in die nahe Umgebung, sondern sogar ins Ausland führen konnten und somit sehr attraktive Prämien waren.[82]

Des Weiteren dokumentierte das PCK besonders stolz die jährliche Großveranstaltung »Tage der ehrenamtlichen Blutspende« (*Dni honorowego krwiodawstwa*). Diese landesweite Veranstaltung fand jeweils vom 22. bis 26. November statt und erfasste zumindest in Warschau auch den öffentlichen Raum. Das PCK schmückte dort Gebäude, Busse und Straßenbahnen mit Propagandamaterial und ließ eigene Briefmarken drucken.[83]

Strukturell bewältigte das PCK diese Aufgaben ab 1960 mit sogenannten Blutspenderclubs (*Kluby honorowych dawców krwi*, im Folgenden mit HDK abgekürzt). Diese basierten auf einer Musterordnung, die das Präsidium des PCK-Hauptausschusses vorgegeben hatte. Mitglieder der Clubs genossen verschiedene Privilegien, wie beispielsweise Vorrang bei ermäßigten oder kostenlosen Ausflügen und Erholungsreisen. Dafür übernahmen die Clubs vor Ort die Organisation von Individual- oder Sammelterminen, leisteten Bereitschaft bei Blutspendepunkten, propagierten die Blutspende in ihrer Umgebung, arbeiteten mit Gesundheitsdiensten auf dem Land und mit Diensten für Studierende zusammen und kümmerten sich um soziale Bedürfnisse der PCK-Mitglieder (z. B. Feiern, Unterhaltungsprogramm, Ausflüge).[84]

Anlässlich des 30-jährigen Jubiläums bilanzierte der Hauptausschuss des PCK auch die Entwicklung der HDK. Erwartungsgemäß fiel auch diese Bilanz außerordentlich positiv aus: 1960 gründete das PCK die ersten 26 HDK mit ca. 800[85] Mitgliedern. Fünf Jahre später gab es bereits 79 HDK, die insgesamt 3.002 Mitglieder zählten. Von 1965 bis 1970 machte die Entwicklung einen deutlichen Sprung, sodass das PCK für 1970 insgesamt 374 HDK mit 20.944 Mitgliedern verzeichnen konnte. Daraufhin gründeten sich nahezu explosionsartig landesweit Blutspenderclubs. Im Jahr 1975 registrierte das PCK insgesamt 2.123 HDK mit 177.192 Mitgliedern, 1980 insgesamt 3.793 HDK mit 328.608 Mitgliedern, 1981 insgesamt 3.986 HDK mit 352.000 Mitgliedern und zuletzt 1986 4.036 HDK mit 353.724 Mitgliedern.[86] Mit ähnlichen, aber nicht identischen Zahlen bilanziert das PCK noch heute die Entwicklung der Blutspenderclubs. Auf der Internetseite www.oddajkrew.pl sind für die Jahre

---

82 Ebd.
83 Ebd.
84 Ebd., Außenseite.
85 Siehe zu dieser Zahl: Oddajkrew.pl: Honorowe Krwiodawstwo Polskiego Czerwonego Krzyża 1935–2000. In: http://www.hdkkarczew.pl/honorowe-krwiodawstwo-polskiego-czerwonego-krzyza-1935-2000/ (letzter Aufruf: 30.05.2018).
86 Broschüre des ZG PCK »30 lat honorowego krwiodawstwa 1958–1988«, Außenseite, ANK IV, 29/3029/78.

1960 bis 1970 die gleichen Zahlen zu finden. Abweichungen gibt es nur für die Jahre 1980 und 1986. Für 1980 gibt das PCK hier die gleiche Anzahl an Clubmitgliedern (328.608), jedoch eine höhere Anzahl an HDK (3.986) an. Für 1986 stimmt ebenfalls die Anzahl der Clubmitglieder (353.724) überein, während eine deutlich höhere Anzahl an HDK (4.415) aufgeführt wird.[87]

Wie schon zuvor bei der Statistik ehrenamtlicher Blutspender fallen bei der Entwicklung der Blutspenderclubs die Jahre 1970 bis 1975 auf. Entweder war dies die Phase, in der die systematische Rekrutierung des PCK Wirkung zeigte und sich die Anzahl der Blutspender bzw. der Blutspenderclubs enorm vermehrte. Oder dies war die Phase, welche das PCK Ende der 1980er-Jahre nach außen hin als wirksame systematische Rekrutierung darstellen wollte.

Da das PCK in beiden Fällen nicht nur mit relationalen Zuwachsraten argumentierte, sondern absolute Zahlen nannte, können die Bilanzen als einigermaßen glaubwürdig angesehen werden. Allerdings fehlt eine Gegenüberstellung mit der Gesamtzahl registrierter Blutspender sowie mit der Anzahl der PCK-Mitglieder. Die ehemalige Vorsitzende des PCK, Irena Domańska, rechnete in ihrem Artikel für das *International Review of the Red Cross* 1969 mit insgesamt über 5 Millionen PCK-Mitgliedern und 650.000 ehrenamtlichen Blutspendern.[88] Im Vergleich dazu scheint die Zahl der HDK-Mitglieder (z. B. 1970 insgesamt nicht einmal 21.000 Mitglieder) erstaunlich niedrig. Falls beide Zahlen stimmen, deutet dies zumindest darauf hin, dass sich nur ein Bruchteil der ehrenamtlichen Blutspender in den HDK binden ließ. Im Umkehrschluss engagierten sich im Rahmen der HDK auch nur einige wenige Personen für die regelmäßige Blutspendebereitschaft von sehr vielen Personen. Falls auch diese Annahme zutrifft, ist von großen regionalen bzw. lokalen Unterschieden auszugehen, weil der Erfolg von Blutspendeaktionen vom Engagement Einzelner abhing. Die Bilanz zum 30-jährigen Jubiläum gibt über die regionale Distribution jedoch keinerlei Auskunft.

Möglicherweise rückte das PCK damals einige Zahlen in ein jubiläumstaugliches Licht. Dennoch zeichnet die Broschüre grobe Entwicklungslinien nach, die auf eine hohe Priorität der Blutspende ab Mitte der 1970er-Jahre schließen lassen. Diese Priorisierung betraf vermutlich sowohl das PCK, als auch die in die Blutspende involvierten staatlichen Einrichtungen des Gesundheitswesens.

Ernsthaft fragwürdig scheinen die beiden Bilanzen allerdings für die 1980er-Jahre. Laut der Broschüre hatte die Zeit des Kriegsrechts keinen nennenswerten Einfluss auf die Anzahl der ehrenamtlichen Blutspender und die Anzahl der Blutspenderclubs. Dies ist unwahrscheinlich, denn zu dieser Zeit

---

87 Oddajkrew.pl: Honorowe Krwiodawstwo Polskiego Czerwonego Krzyża 1935–2000. In: http://www.hdkkarczew.pl/honorowe-krwiodawstwo-polskiego-czerwonego-krzyza-19 35-2000/ (letzter Aufruf: 30.05.2018).
88 *Domańska*: The Work of the Red Cross in Poland, 59.

zeigte sich in Polen besonders dramatisch, wie sehr staatliche Gesundheitseinrichtungen vom PCK abhingen. Die Blutspende, d. h. die erfolgreiche Lieferung von Blutkonserven über das PCK, war dabei das erste Glied in einer Kette weiterer Arbeitsabläufe. Sobald die Blutspende des PCK aussetzte, konnte es folglich zu ernsthaften Versorgungsengpässen in polnischen Krankenhäusern kommen.

Die Jahre 1981 bis 1983 waren allgemein durch eine desolate ökonomische Lage gekennzeichnet. Viele Lebensmittel unterlagen der Rationierung, darunter z. B. Zucker, Fleisch, Butter und Mehl.[89] Während zwischen 1980 und 1981 noch Engpässe mit Lebensmitteln überwogen, betrafen diese ab 1982 auch Konsumgüter. In den Geschäften war nur noch ein Fünftel der Artikel dauerhaft erhältlich, während vier Fünftel entweder Gegenstand der Reglementierung (*kartki*) waren oder vom Verbraucher zeitaufwändig auf dem Schwarzmarkt aufgetrieben werden mussten.[90] Selbst der Mangel von Toilettenpapier zählte zu alltäglichen Entbehrungen.[91]

Fotos aus den *Audiovisual Archives* des Internationalen Komitees vom Roten Kreuz (IKRK) dokumentieren, dass im Januar 1982 diverse Hilfslieferungen aus dem Ausland für die polnische Bevölkerung eintrafen. Das PCK koordinierte beispielsweise Lieferungen vom Deutschen Roten Kreuz (aus der BRD) und vom Belgischen Roten Kreuz. Das Norwegische Rote Kreuz schickte sogar 900 Rinder. Die Verteilung und angemessene Versorgung der Tiere gehörte wohl zu den »überraschendsten Aufgaben, vor denen Angestellte des PCK in dieser Zeit standen«[92]. Des Weiteren belegen Fotos aus diesem Bestand, dass das PCK in zahlreichen Städten, z. B. in Warschau und Łódź, Notfallapotheken einrichtete, in denen PCK-Schwestern Medikamente an die Bevölkerung ausgaben.[93]

Am PCK gingen die Jahre 1981 bis 1983 zweifellos nicht spurlos vorbei. Im Zuge des Kriegsrechts mussten viele Mitglieder aus den Wojewodschaften ihre Tätigkeit im PCK aufgeben, da sie führende Positionen in staatlichen Institutionen innehatten. Dies bedeutete für das PCK vorübergehend einen relevanten Personalmangel. Außerdem gab es laut Małgorzata Świder einen drastischen Einbruch in der ehrenamtlichen Blutspende, da Arbeitnehmer

89 *Borodziej*, Włodzimierz: Geschichte Polens im 20. Jahrhundert. München 2010, 360–374, hier 366.
90 *Paczkowski*, Andrzej: Wojna polsko-jaruzelska, Stan wojenny w Polsce 13 XII 1981–22 VII 1983. Warszawa 2006, 244–258, hier 256.
91 *Kott*, Sandrine; *Kula*, Marcin; Lindenberg, Thomas: Socjalizm w życiu powszednim. Dyktatura a społeczeństwo w NRD i PRL. Warszawa 2005, 20.
92 *Świder*: Polityka i Humanitaryzm, 227.
93 Siehe V-P-PL-D-00008-07, V-P-PL-D-00006-16 und V-P-PL-D-00005-15, ICRC Audiovisual Archives. In: https://avarchives.icrc.org/ (letzter Aufruf: 30.05.2018).

unter den »militarisierten« Bedingungen nicht mehr während der Arbeitszeit zum Blutspenden gehen durften.[94] Die Aufnahme und Verteilung von Blutspendern war in der Tat eines der gravierendsten Probleme, mit denen sich das PCK in dieser Zeit konfrontiert sah. Neben Lagerräumen mit speziellen sanitären Voraussetzungen fehlten vor allem Büroräume und Transportmittel, zudem Personal für die Betreuung von Blutspendern.[95] Einige Kommunikationskanäle konnten während des Kriegsrechts nicht uneingeschränkt genutzt werden, sodass sich auch im Bereich der Blutspende Anweisungen, z. B. hinsichtlich der Verteilung von Blutkonserven, nur langsam übermitteln ließen. Abhilfe schufen schließlich vom IKRK bereitgestellte Kurzwellentransmitter, welche es dem PCK erleichterten, internationale Hilfslieferungen zu koordinieren und ihr Tagesgeschäft sozusagen *via Funkgerät* zu halten.[96]

Im Zuge des Kriegsrechts veränderten sich im Bereich der Blutspende beim PCK also diverse Arbeitsabläufe, Transportwege, Kommunikationskanäle und personelle Besetzungen. Aufgrund des Personalmangels brachen zunächst einige lokale Blutspenderclubs zusammen, die auf dem Engagement einzelner engagierter Mitglieder beruhten. Darüber hinaus wirkte sich der Personalmangel natürlich auch auf die umfangreichen Netzwerke des PCK mit Kliniken und Krankenhäusern aus. Nachdem diese sich seit 1945 nach und nach verstetigt und institutionalisiert hatten, mussten nun alternative Lösungen gefunden werden, um den Bedarf an Blutkonserven zu decken. Beispielsweise koordinierte das PCK in Łódź damals unversehens Spenden für acht Wojewodschaften.[97]

Das Beispiel Łódź verdeutlicht außerdem, inwiefern sich PCK und Verwaltung personelle Überschneidungen nutzbar machten. In allen größeren Betrieben der Stadt gab es Blutspenderclubs, deren Mitglieder gleichzeitig auch in anderen Bereichen aktiv waren. Sie vertraten das PCK in verschiedenen Verwaltungsgremien und sogar in der Gesundheitskommission. Derartige Positionierungen, die ursprünglich von den PCK-Mitgliedern ausgegangen waren – und die Lösung lokaler Probleme sicherlich beschleunigt hatten – wendete der Staat ab 1981 in die entgegengesetzte Richtung.[98]

Die Zahlen, die das PCK zur Entwicklung der Blutspenderclubs nennt, müssen vor diesem Hintergrund gedeutet werden. Falls die Angaben des PCK zu

---

94   *Świder*: Polityka i Humanitaryzm, 227.
95   *Szymoniczek*, Joanna: Międzynarodowy Czerwony Krzyż wobec stanu wojennego w Polsce. In: *Świder*: Polityka i Humanitaryzm, 227.
96   Siehe V-P-PL-D-00004-08, V-P-PL-D-00004-10 und V-P-PL-D-00004-13, ICRC Audiovisual Archives. In: https://avarchives.icrc.org/ (letzter Aufruf: 30.05.2018).
97   *Maciejewski*: PCK w Okręgu Łódzkim, 97.
98   *Kobacka*: PCK w Tomaszowie Mazowieckim, 105.

den 1980er-Jahren zutreffen, gab es nicht – wie in der Sekundärliteratur dargestellt – einen Einbruch der ehrenamtlichen Blutspender. Vielmehr verzeichneten die HDK ein kontinuierliches und ungestörtes Wachstum. Die Angaben stammen aus dem Jahr 1988 und weisen somit eine zeitliche Nähe zur Zeit des Kriegsrechts auf. Gleichfalls liegt eine zeitliche Nähe zum anschließenden politischen Umbruch 1989 vor. Inwiefern dies die PCK-Statistik beeinflusst hat, kann natürlich nicht abschließend geklärt werden. Eine kritische Kontextualisierung der Zahlen scheint hier dennoch angebracht.

Im Verlauf der Systemtransformation veränderte sich die Situation von Blutspendern erneut. Im polnischen Fall führte dies nochmals zu einem drastischen Rückgang der ehrenamtlichen Blutspender. In *Kronika Bielawy* (Wrocław 2005) erklärt Krzysztof Pludro, dass sich für die Arbeit der traditionellen Blutspenderclubs nicht nur die finanziellen Bedingungen wandelten, sondern auch ein genereller gesellschaftlicher Wandel stattfand.

Erinnerungen aus dem Blutspenderclub *Bieltex* verdeutlichen seines Erachtens, warum es in Bielawa Anfang der 1990er-Jahre immer schwieriger wurde, ehrenamtliche Blutspender zu rekrutieren: »Der Großteil der Bevölkerung (…) kämpfte um das tägliche Brot und kümmerte sich um das Schicksal der eigenen Familie, was zugegeben immer schwieriger war. Besonders erwähnenswert sind deshalb diejenigen Menschen, die (…) im Mitgefühl mit dem Schicksal der bürgerlichen Familien den Nächsten ehrenamtlich ihr eigenes Blut spendeten«[99]. Zwar gab es in Bielawa traditionelle Blutspenderclubs, die Blutspenden in den Betriebsclubs *Bieltex*, *Bielbaw* und *Bester* sowie im städtischen Blutspendepunkt ermöglichten. Dennoch war es »unter den neuen Umständen (…) immer schwerer; im Radio und im Fernsehen hörte man Appelle für die ehrenamtliche Blutspende, die in den Krankenhäusern zu fehlen begann«. Die Engpässe bei der Blutversorgung gingen so weit, dass bei geplanten chirurgischen Eingriffen oft Angehörige für die Patienten Blut spendeten. Hier sehen wir also sogar einen Rückgang zu den Verhältnissen der Vorkriegszeit. In Notfällen war die einzige Rettung hingegen die noch verbliebene Blutbank.[100]

In der Erinnerung des Blutspenderclubs *Bieltex* spielt die langjährige Vorsitzende Danuta Szostek eine große Rolle. Gemeinsam mit Jerzy Sowa und Waldemar Sarnecki hatte Szostek den Club 1981 gegründet. Die Gründung fiel demnach genau in die Zeit des Kriegsrechts, als viele langjährig institutionalisierte Abläufe des PCK unterbrochen worden waren. Unter ihrer Leitung war der Club besonders aktiv. Im Verlauf von 15 Jahren Tätigkeit (1981–1996) sammelte der Club über 1.126 Liter Blut, finanzierte Ferienlager für Kinder und erhielt diverse Auszeichnungen von der Staatsregierung, der Stadtverwal-

---

99 *Pludro*, Krzysztof: Kronika Bielawy. Wrocław 2005, 47, 56f.
100 Ebd.

tung und dem PCK. Vom PCK in Warschau erhielt *Bieltex* sogar die Ehrenaus-
zeichnung 3. Grades (*Odznaka honorowa PCK III. stopnia*).[101] An dieser Stelle
ist besonders interessant, dass betriebliche Blutspenderclubs wie z. B. *Bieltex*
existierten, die nicht zwangsläufig dem PCK angehörten, offensichtlich aber
mit diesem sehr eng kooperierten.

In der Tätigkeit der Blutspenderclubs zeichnete sich in den 1990er-Jah-
ren zudem eine gewisse Regression ab. Zunächst ging die Anzahl der Mitglieder zurück, woraufhin auch die Anzahl der ehrenamtlichen Blutspender zwangsläufig abnahm. Laut Pludro konnten ehemalige Blutspender die
Gründe für diese Entwicklung nicht verstehen, weil sie aus der sozialistischen
Zeit an »bescheidene Privilegien« gewöhnt waren. Als Begründung für das
zurückgehende Engagement in den 1990er-Jahren nennt er deshalb folgende
sechs Punkte: erstens Schwierigkeiten bei der Blutentnahme, zweitens private
Gründe bei Erwerbstätigen, drittens der Verlust eines Urlaubstags für die
Blutspende, viertens Aberkennung bisheriger Auszeichnungen, fünftens un-
zureichende Beschreibungen der Blutspenderclubs und sechstens schlechte
Information in Hinblick auf AIDS.[102]

In einem Informationsblatt über die Tätigkeit des Blutspenderclubs in Bielawa zwischen 1981 und 2015 (*Informacje o działalności miejskiego klubu honorowych dawców krwi w Bielawie w latach 1981–2015*), meldete sich auch Danuta
Szostek zu Wort. Im Oktober 2015 war sie offenbar immer noch Vorsitzende
des lokalen Blutspenderclubs (*Prezes HDK*) und schilderte Eckdaten aus der
Clubgeschichte. Aus ihrer Darstellung geht hervor, dass der HDK seinen Angehörigen weitaus mehr bot als regelmäßige Blutspenden.[103] Zu den Angeboten
zählten Veranstaltungen, wie z. B. »Blut zur Hilfe« (*Akcja Krew na ratunek*),
feierliche Begegnungen anlässlich der »Tage des ehrenamtlichen Blutspen-
ders« (*Dni Honorowego Dawcy Krwi*, 22.–26. November)[104], Blutspenderpartys
(*Imprezy z krwiodawcami*) oder Fußballturniere für Blutspender (*Turniej Piłki
Nożnej Honorowych Dawców krwi*).[105]

Ihr Rückblick veranschaulicht, dass die Blutspende während der sozialistischen Zeit bestimmten Dokumentationspraktiken unterlag, die der Club
in Bielawa ab 1990 abrupt beendete. Beispielsweise begründete Szostek Erfolge des Clubs bis 1990 mit der Anzahl der Mitglieder und der von ihnen

---

101 Ebd., 56 f.
102 Ebd., 57.
103 *Szostek*, Danuta: Informacje o działalności miejskiego klubu honorowych dawców krwi w
 Bielawie w latach 1981–2015. PCK Bielawa (07.10.2015). In: http://bip.um.bielawa.pl/pl/
 bip/artykuly/px_zal4_do_protokolu_10.15.kom.promocji.pdf (letzter Aufruf: 30.05.2018).
104 Vgl. Krajowa rada HDK (ZG PCK): Dni Honorowego Krwiodawstwa PCK, 21.11.2016. In:
 http://www.oddajkrew.pl/aktualnosci.php?id=681 (letzter Aufruf: 07.06.2017).
105 *Szostek*: Informacje o działalności miejskiego klubu honorowych dawców krwi w Bielawie, 1 f.

gespendeten Menge Blut in Litern. Auf diese Weise dokumentierte auch der Hauptausschuss des PCK in Warschau, wie beispielsweise anlässlich des oben genannten 30-jährigen Jubiläums.

Im Jahr 1984 zählte der Club in Bielawa 147 Mitglieder, die insgesamt 132 l Blut spendeten. 1985 waren es bereits 180 Mitglieder mit insgesamt 500 l und 1986 154 Mitglieder mit insgesamt 680 l Spenden. Das Jahr 1989 bezeichnete Szostek als »Krisenjahr« (*rok kryzysowy*), da gleichzeitig die Anzahl der Mitglieder und die Anzahl der Blutspenden (insgesamt nur 88 l) zurückgingen.[106] Für die folgenden Jahre änderte Szostek den Fokus. Sie machte Erfolge nun nicht mehr an den absoluten Zahlen fest, sondern vielmehr an gelungenen Aktivitäten und Großveranstaltungen. Hierzu zählte sie beispielsweise die Jubiläen zum 10-jährigen Bestehen (1991), zum 20-jährigen Bestehen (2001) und zum 25-jährigen Bestehen (2006) sowie die Verleihung von Auszeichnungen für »Verdiente Blutspender« (*Zasłużony HDK*). Nach ihren Angaben erhielten insgesamt 79 Personen eine Medaille dritter Stufe, 24 eine Medaille zweiter Stufe und 6 eine Medaille erster Stufe.[107]

Darüber hinaus deutet das Informationsblatt darauf hin, dass das PCK in Bielawa Wiedererkennungswerte von Orten nutzte: »Im Jahr 1985 (…) organisieren wir Blutspendeaktionen beim Denkmal der polnischen Mütter [Pomnik Matki Polki] sowie ein Lagerfeuer«[108]. Vermutlich etablierte sich dieser Platz somit zum Treffpunkt der Blutspenderkreise, die ihn mit eigenen Bedeutungen prägten. Blutspendeaktionen konnten unter Umständen also auch öffentlich sichtbar und abseits eines klinischen Umfelds stattfinden. Dies ist besonders dann entscheidend, wenn es um die Präsenz des PCK in der polnischen Bevölkerung geht. Öffentliche Blutspendeaktionen konnten dazu beitragen, das PCK einem breiten Publikum zugänglich zu machen und es in das lokale Stadtbild (bzw. Ortsbild) zu integrieren.

Das Beispiel Bielawa ist insofern interessant, als dass sich das PCK hier ausgerechnet zur Zeit des Kriegsrechts formierte. Es ist allerdings nicht davon auszugehen, dass Bielawa exemplarisch für die Entwicklung von Blutspenderclubs in dieser Zeit steht. Die Organisation der Blutspende hing weiterhin vom Engagement der lokalen PCK-Mitglieder ab, sowie von der Verfügbarkeit der notwendigen Ressourcen. Vielmehr zeigt das Beispiel Bielawa, wie sehr sich das PCK an lokalen Bedürfnissen orientierte. Dass die Zeit des Kriegsrechts vielfältige lokale Bedürfnisse hervorbrachte, steht wohl außer Frage. Dass die widrigen Umstände dieser Zeit auch Formen gesellschaftlicher Selbstorganisation hervorbrachten, die sich schließlich in PCK-Strukturen ausprägten, belegt der (Einzel-)Fall Bielawa sehr anschaulich.

---

106 Ebd., 1.
107 Ebd., 1 f.
108 Ebd., 1.

3.6 Blutspende beim PCK in Krakau

Die Bestände zum PCK im Staatsarchiv Krakau (Archiwum Narodowy w Krakowie) umfassen auch Unterlagen des Clubs ehrenamtlicher Blutspender (Klub honorowych dawców krwi), der sich in Krakau bei der Verlagsdruckerei im Namen von Władysław Ludwik Anczyc (Drukarnia Wydawnicza im. W. L. Anczyca) in der Wadowickastraße 8 (ul. Wadowickiej 8) befand.[109] Die Unterlagen geben Aufschluss über Dokumentationspraktiken im Bereich der Blutspende.

In den Jahren 1977 bis 1981 führte der Club ehrenamtlicher Blutspender ein Spenderbuch, auf dessen Umschlag in roter Farbe ein Tropfen Blut mit der Überschrift »Blut ist Leben« (*Krew to życie*) gedruckt war. Das Buch enthielt eine Liste der Spender, die alphabetisch nach Namen und ggf. Vornamen sortiert waren. Für jeden Spender legte der Club handschriftlich eine eigene Seite an, auf der er persönliche Informationen, wie z. B. Geburtsdatum, Blutgruppe mit Rhesusfaktor, Datum der Spenden sowie Umfang der Spenden in Millilitern erfasste.[110] Beispielsweise nahm Wacław Liwacz (geboren 1955) am 25. Januar 1977 erstmals an einer Blutspendeaktion des Clubs teil. Während er anschließend nie wieder in den Listen auftauchte, füllte das Profil von Kazimierz Flaszyński (geboren 1956) eine ganze Seite. Auch er war am 25. Januar 1977 zum ersten Mal als Blutspender beim PCK erschienen. Zwischen 1977 und 1981 spendete er insgesamt elfmal Blut, insgesamt 3.800 ml, wovon drei Spenden 200 ml und acht Spenden 400 ml umfassten. Besonders aktiv war er in den Jahren 1977 und 1979, in denen er je dreimal spendete.[111]

Das Spenderbuch kann zwar keine repräsentativen Zahlen für die Aktivität des Blutspenderclubs liefern. Allerdings dokumentiert es interessante Besonderheiten, wie beispielsweise Geschlecht und Altersstruktur der Spender. In diesem Fall handelte es sich ausschließlich um männliche Blutspender, die entweder am 25. Januar oder am 18. April 1977 erstmals beim PCK spendeten. Die ältesten Spender stammten aus dem Jahrgang 1939, die jüngsten Spender aus dem Jahrgang 1958.

Darüber hinaus füllten die Mitglieder des Clubs Erklärungen (*deklaracja*) aus, in denen sie die »edlen Ziele der Bewegung der ehrenamtlichen Blutspender« anerkannten und sich mit Unterschrift zu einem monatlichen Mitgliedsbeitrag verpflichteten. Der Beitrag sollte einen »Fonds für die Tätigkeiten des Clubs ehrenamtlicher Blutspender« bilden.[112] Bei neun ausgewählten

---

109 Zur Geschichte der Druckerei siehe *Drukarnia Wydawnicza: O firmie*. In: http://www. drukarnia-anczyca.com.pl/historia.html (letzter Aufruf: 30.05.2018).
110 Heft »Krew to życie« (ab 1977), ANK IV, 29/3029/42.
111 Ebd.
112 Deklaracja członka von 1990, ANK IV, 29/3029/42.

Mitgliedserklärungen wählten vier Personen einen Beitrag von 5000 zł und je eine Person einen Beitrag von 4.000 zł, 3.000 zł, 1.500 zł oder 1.000 zł.[113] Zwar stammen diese Zahlen aus dem Jahr 1990 und fallen somit nicht mehr direkt in die Zeit des Staatssozialismus. Trotzdem scheinen die Zahlungen angesichts vorangegangener Versorgungskrisen in der Volksrepublik erstaunlich hoch. Allerdings schildert beispielsweise Włodzimierz Borodziej für das Ende der 1980er-Jahre eine »galoppierende Inflation« und eine »Inflationsspirale«, die solche Beitragszahlungen relativieren könnten.[114]

3.7　Tschechoslowakischer Fall

Während die tschechoslowakische Blutübertragungsmedizin nach dem Ersten Weltkrieg noch zurückgelegen hatte, holte sie in den folgenden Jahren im internationalen Vergleich auf. Beschleunigt durch die Entdeckung der Blutgruppen gewann die Bluttransfusion in den 1940er-Jahren enorm an Bedeutung.[115] Dementsprechend nannte Petr Svobodný In seinem Aufsatz über Die Hämatologie an den Prager Medizinischen Fakultäten vom Ausgang des 19. bis zur Mitte des 20. Jahrhunderts (Essen 2011) für die erste Hälfte des 20. Jahrhunderts zwei große Themen der Medizingeschichte: Erstens die Entdeckung der vier Blutgruppen und dadurch zweitens die Zunahme von Blutübertragungen in den 1930er- und 1940er-Jahren.[116] In der tschechoslowakischen Medizingeschichte sind beide Themen eng mit der Person Jan Janský (1873–1921) verknüpft, den die sozialistische Propaganda in den 1950er-Jahren zum »wahren Entdecker der Blutgruppen« ernannte.

In ihrem linguistischen Aufsatz Blut im tschechischen Weltbild (Essen 2011) erläutert Irena Vaňková, woran Menschen in Tschechien denken, wenn sie ein bestimmtes Wort, wie beispielsweise »Blut« (krev) verwenden.[117] Übereinstimmend mit den Darstellungen von Petr Svobodný, Soňa Štrbáňová und Michal Anděl legt sie nahe, dass solche Assoziationen zu dem Wort »Blutgruppen« unweigerlich wieder zu Jan Janský führen würden. Auch wenn Janský heute als invented legend gilt, trägt die wichtigste Auszeichnung für ehrenamtliche Blutspender, die Janský-Medaille (Medaile prof. MUDr. Jana Janského), mit der das ČSČK ehrenamtliche Blutspender ehrte, bis heute seinen Namen. Die

---

113　Ebd.
114　Borodziej: Geschichte Polens im 20. Jahrhundert, 379.
115　Svobodný, Petr: Die Hämatologie an den Prager Medizinischen Fakultäten vom Ausgang des 19. bis zur Mitte des 20. Jahrhunderts. In: Pešek: Blut. Perspektiven in Medizin, Geschichte und Gesellschaft, 227.
116　Ebd., 219.
117　Vaňková: Blut im tschechischen Weltbild, 243.

Nachfolgeorganisationen des ČSČK (ČČK in Tschechien und SČK in der Slowakei) vergeben bis heute ebenfalls diese Medaille.[118]

In dem Propagandafilm »Geheimnisse des Blutes« (*Tajemství krve*) von 1953 nutzte die sozialistische Regierung Jan Janský gezielt zur Profilierung gegenüber dem Westen und gegenüber der amerikanischen Wissenschaft. Der österreichische und später in Amerika lebende Karl Landsteiner (1868–1943), der 1930 für seine Entdeckung der Blutgruppen (A, B und 0) den Nobelpreis erhalten hatte, war das erklärte Feindbild dieser Propaganda.[119] Tatsächlich argumentierte die Kommunistische Partei der Tschechoslowakei (*Komunistická strana Československa*, KSČ) nicht ganz unbegründet. Auch Janský hatte ein System aus vier Blutgruppen entwickelt, das sogar früher bekannt war als das von Landsteiner. Allerdings zielte Janský in seiner Forschung nicht primär auf die Entdeckung von Blutgruppen ab. Dementsprechend blieb er zu seinen Lebzeiten selbst in der Tschechoslowakei völlig unbekannt.[120] Laut Petr Svobodný ist die Annahme, Jan Janský sei der »wahre Entdecker der Blutgruppen«, jedoch bis heute unter tschechischen Ärzten und Historikern weit verbreitet. Auch diverse medizinische Lexika haben zu diesem Mythos nachhaltig beigetragen.[121]

Dennoch war die *Wiederentdeckung* Janskýs in Blutspenderkreisen nicht willkürlich. Neben der künstlichen Konfrontation mit Landsteiner durch die sozialistische Propaganda begründete natürlich auch Janskýs Arbeit für die Hämatologie seine Beliebtheit.[122] Die möglichst genaue Bestimmung und Klassifizierung von Blutgruppen für die Blutübertragung war schließlich die »(…) Voraussetzung für moderne Operations- und Heiltechniken in der zweiten Hälfte des 20. Jahrhunderts«[123]. Für das ČSČK war Janský zudem eine geeignete Identifikationsfigur, die insbesondere das in der Organisation zahlreich vertretene medizinische Fachpersonal ansprach.

Die Wiederentdeckung Janskýs fällt in den 1950er-Jahren zudem in eine Zeit, die das ČSČK besonders intensiv zur inhaltlichen Profilbildung nutzte. Zu den wichtigsten Themen gehörte die ehrenamtliche Blutspende nicht nur deswegen, weil ständig Blutkonserven benötigt wurden. Für das ČSČK war die Blutspende vor allem auch eine Möglichkeit, moralische Positionen sichtbar zu machen. Hierbei ergänzten sich staatliche Strategien und Rotkreuzprinzipien durchaus gegenseitig. Beispielsweise warb der staatliche Gesundheitsverlag

---

118 *Štrbáňová*, Soňa: Blood as a Research Object at the Prague Medical Faculties. History Mingled with Politics; In: *Pešek*: Blut. Perspektiven in Medizin, Geschichte und Gesellschaft, 207.

119 Ebd.

120 *Anděl*: Blut aus nichthämatologischer Sicht, 177.

121 *Svobodný*: Die Hämatologie an den Prager Medizinischen Fakultäten, 229.

122 *Štrbáňová*: Blood as a Research Object at the Prague Medical Faculties, 211.

123 *Svobodný*: Die Hämatologie an den Prager Medizinischen Fakultäten, 219.

der Tschechoslowakei für seine Veröffentlichungen mit dem Motto »Das Volk hat ein Recht auf Gesundheit« (*Lid má právo na zdraví*). Im Jahr 1957 gab der Verlag dementsprechend eine Broschüre von Eduard Dobrý und Jaroslav Fiala heraus, die der Blutspendepropaganda des ČSČK diente.

Das ČSČK stellte sich hierin als traditioneller Organisator der Blutspende vor und berichtete über die Zusammenarbeit mit dem Nationalen Transfusionsdienst (NTS), dem Gewerkschaftsbund (ROH) und der sowjetischen Transfusionsmedizin. Mit der Propaganda und Rekrutierung fielen dem ČSČK Aufgaben zu, die besondere Erfahrung im Umgang mit Freiwilligen erforderten.

Auf diese Aufgaben reagierte das ČSČK in den 1950er-Jahren auch in struktureller Hinsicht. Es gründete innerhalb der einzelnen Rotkreuzfilialen sogenannte *NTS-Kommissionen*, darunter beispielsweise Transfusionsmediziner, die mit den Transfusionsdiensten in Verbindung standen. Abgesehen vom ČSČK konnten in gewissem Umfang natürlich auch Ärzte und Klinikpersonal Blutspender anwerben. Die einzige systematische und massenhafte Rekrutierung von Blutspendern fand zu diesem Zeitpunkt allerdings über den Gewerkschaftsbund (ROH) in den Fabriken statt.[124] Um dem sozialistischen Ideal eines *neuen Menschen* gerecht zu werden, war diese Maßnahme auch nötig. Bisher rekrutierten sich die meisten Blutspender in der Tschechoslowakei nämlich nur theoretisch aus der arbeitenden Bevölkerung. Vielmehr gab es seit Kriegsende einen Hausfrauenüberschuss unter den Spendern.

Eine Stichprobe von 2.863 Spendern, die im zweiten Quartal 1956 in der *Transfusionsstation des Hämatologischen Amts* Blut spendeten, wies ein deutliches Alters- und Sozialprofil auf. Von den Spendern waren 1.337 Männer und 1.526 Frauen. In der Gruppe der Männer zeichnete sich der Trend ab, dass hauptsächlich junge Männer zwischen 18 und 29 Jahren spendeten, die beispielsweise Beamte (19,1 %) oder Studenten (16,9 %) waren oder bewaffneten Einheiten wie z. B. dem SNB (*Sbor národní bezpečnosti*) angehörten (11,3 %). In der Gruppe der Frauen waren hingegen 32 % der Spenderinnen bereits zwischen 40 und 49 Jahren und 28,1 % zwischen 30 und 39 Jahren. Ein Großteil der Spenderinnen waren Hausfrauen (41 %). Die Zusammensetzung nach Berufen war abgesehen davon ähnlich wie in der Gruppe der Männer: Arbeiterinnen (19,1 %), Beamte (17,2 %) und eher marginal Angestellte im Gesundheitswesen (3,8 %). In beiden Gruppen hatten die Blutspender regelmäßig, d. h. mindestens 5–9mal gespendet. In der Gruppe der Männer war dies mit 43,3 % noch deutlicher als in der Gruppe der Frauen mit 36,8 % regelmäßigen Blutspenden.[125]

---

124 Ebd., 13.
125 *Dobrý*: Dárcovství krve, 19.

Die Autoren Dobrý und Fiala leiteten aus diesen Zahlen die Notwendigkeit besserer Blutspendepropaganda ab. Da es nur wenige Neuspender gab, wollten sie insbesondere die Abläufe zur Rekrutierung optimieren. Sie argumentierten, dass den bereits aktiven Blutspendern nicht zu häufig Blut entnommen werden dürfe, sondern die Blutspende vielmehr in die breite Öffentlichkeit getragen werden müsse. Anreiz für Neuspender sollte dabei eine moralische Verpflichtung für die Gemeinschaft sein. Dass Berufsgruppen mit großer Verantwortung (z. B. Lehrer, Beamte, SNB) spendeten, sowie Personen, die über den Bedarf an Blutkonserven informiert waren (z. B. Angestellte im Gesundheitswesen), nutzten sie als Vorlage für ihre Propaganda. Dass sie insbesondere die Gruppe der Studenten und Hausfrauen vernachlässigten, lag vermutlich daran, dass diese häufig nur wegen der Belohnung (z. B. Lebensmittelgutscheine oder Lebensmittelpäckchen) zur Blutspende gingen. Außerdem passten diese nicht so gut in das auf die Arbeitenden fixierte sozialistische Gemeinwohlkonzept.

Anhand dieses Beispiels wird deutlich, wie ambivalent das ČSČK im Sozialismus arbeitete. Einerseits wurden alle Personengruppen aus der Blutspende dokumentiert und sogar regelmäßig für ihre Freiwilligkeit geehrt. Andererseits wählten Dobrý und Fiala gezielt spezielle Personengruppen für einen sozialistischen Anstrich ihrer Blutspendepropaganda aus. Blutspender verkörperten dabei ein Ideal gesunder und verantwortungsbewusster *neuer* Menschen. In der Tschechoslowakei machte sich der sozialistische Staat diese inhaltliche Kompatibilität von Blutspende und Parteilinie besonders in den 1970er-Jahren nutzbar.

Während der sogenannten Normalisierung (*Normalizace*) betrieb das ČSČK nämlich eine intensive Propaganda zur Rekrutierung freiwilliger Blutspender. Bei zwei Veröffentlichungen von Miloslav Švanda, der Mitglied des ČSČK und Fachmann für Transfusionsdienste in der Region Südböhmen war, handelte es sich um Informationsbroschüren, die zum einen über den technischen Ablauf der Blutspende aufklärten, zum anderen Statistiken über die Entwicklung der Blutspende enthielten. Sowohl *Co vás zajímá o krvi a dárcovství krve* (Praha 1978)[126], als auch *Člověk člověku dárcem krve* (Praha 1988)[127], folgten dieser Struktur. Beide Veröffentlichungen zeigen kleine Veränderungen der Propagandastrategie von 1978 zu 1988.

In seiner Broschüre von 1978 setzte Švanda einen eher didaktischen Schwerpunkt. Sie enthielt daher direkte (suggestive) Fragen an den Leser, wie z. B. »Haben Sie verstanden, dass das Blutspenden eine Frage tiefer menschlicher Verantwortlichkeit ist und Ausdruck der gegenseitigen Beziehungen von Menschen?«. Außerdem präsentierte die Broschüre ein Bedrohungsszenario, das

---

126 *Švanda*: Co vás zajímá o krvi a dárcovství krve.
127 Ders:. Člověk člověku dárcem krve, Praha 1988.

Appelle an den Leser, wie z. B. »Die Leben vieler Mitbürger sind immer noch gefährdet… auch Ihr Blut kann sie retten.«, rechtfertigte.[128] Dieses Szenario wurde hier jedoch nicht weiter verfolgt, sodass als Abschluss der Broschüre nur eine Auflistung der beliebtesten Propagandasprüche folgte. Auch diese waren als Appelle an den Leser formuliert und lauteten beispielsweise »Spende Blut – Rette leben!« oder »Fahrer, spende heute dein Blut! Rette menschliche Leben! Vielleicht retten sie morgen deins!«[129].

Die zweite Broschüre von 1988 rekrutierte sehr viel offensiver freiwillige Blutspender. Zuerst sollte der potentielle Spender mit Statistiken überzeugt werden, die eine Notwendigkeit von mehr als 4 % Blutspendern in der Bevölkerung darlegten. Laut Švanda kam in den 1930er-Jahren nur ein einziger Blutspender auf 10.000 Einwohner, Ende des Zweiten Weltkriegs einer auf 500, kurz nach der Gründung des Nationalen Transfusionsdienstes (NTS) schon einer auf 50 Einwohner und im Jahr 1988 sogar ein Spender auf 25 Einwohner inklusive Kinder und Frühgeborene.[130] Warum genau aber noch mehr, nämlich 5 % Blutspender in der Bevölkerung benötigt wurden, begründete Švanda nicht. Er erwähnte lediglich, dass Länder wie z. B. Frankreich derzeit auf einen Anteil von 7 % an freiwilligen Blutspendern in der Bevölkerung zurückgreifen konnten. Im Grunde versuchte Švanda an dieser Stelle recht offensichtlich, seine Vorstellungen von Modernität und Fortschrittlichkeit mit der Blutspende zu verbinden.

Ein wichtiges Anliegen der Broschüre war es, ein allgemeines Verantwortungsbewusstsein für die Blutspende zu wecken. Da unzureichende Blutspendedienste auch unzureichende andere medizinische Leistungen bewirken könnten, sollten sich nicht nur das ČSČK und das Gesundheitswesen, sondern alle gemeinsam für das Vorhandensein von ausreichend Blutspenden verantwortlich fühlen.[131] In gewisser Weise spiegelte die ČSČK-Blutspendepropaganda auch hier ein größeres Konzept des sozialistischen Gemeinwohls, das sich mit Werten wie Solidarität und Mitgefühl mischte.

Die Broschüre von 1988 lieferte außerdem systematische Identifikationsangebote für die Blutspende. Zunächst schlüsselte Švanda die Blutspender nach Gruppen (Jugend, Frauen, Blutspender aus den Fabriken) auf. Außerdem legte er einen *Zehnpunkteplan* mit konkreten Planzielen für die weitere Ent-

128 Ders. (1978), 45.
129 Beispiele: Daruj krev – zachráníš život! / Krev – nejvzácnější dar života! / Daroství krve – projev lidskosti! / Lidská krev vrací život! / Daroval jsi už někdy krev? / Staň se bezpříspěvkovým dárcem krve! / Staň se stálým dárcem krve! / Rozšířuj řady bezpříspěvkových dárců krve! / Léky léčí, ale krev nenahradí, daruj krev pro záchranu života! / Řidiči, daruj dnes svoji krev! Zachraňuje lidské životy! Možna, že zitra zachrání tvůj!.
130 *Švanda*: Člověk člověku dárcem krve, 11.
131 Ebd., 39.

wicklung der Blutspende vor. Beispielsweise sollte der Anteil der Blutspender aus der Bevölkerung um 0,5 % erhöht werden, aus den Fabriken sogar um bis zu 2 %. Außerdem schlug Švanda vor, jedes vierte neue Mitglied des ČSČK zur gleichzeitigen Registrierung als Blutspender zu verpflichten.[132]

Beiden Broschüren gemeinsam war die Schlüsselfunktion des ČSČK bei der Rekrutierung sowie Registrierung von Blutspendern. Das ČSČK bemühte sich in diesem Bereich offensichtlich sehr um ein gutes Freiwilligenmanagement.

Im Gegensatz zu 1978 nutzte das ČSČK 1988 aber Netzwerke im Bereich des Gesundheits- und Sozialwesens. Švanda vertrieb sein sog. *Metodický list* dieses Mal nicht nur im Bezirksausschuss des ČSČK, sondern auch in den Organen der Nationalen Front, im Gewerkschaftsbund (ROH), im Frauenverband, im Jugendverband, im Svazarm[133], im Sportverband sowie in der Direktion des Nationalen Gesundheitsamtes.[134]

In den Broschüren gibt es kaum Anhaltspunkte dafür, dass die Kommunistische Partei zwischen 1978 und 1988 auf die Blutspendepropaganda Einfluss nahm. In der Einleitung der ersten Broschüre hieß es lediglich, das ČSČK müsse die Blutspende nach dem *XV. Kongress der KSČ* (im April 1976) weiter vorantreiben. Vermutlich verstärkte sich aber das Interesse der Partei an den Bemühungen zur Rekrutierung, während die Bemühungen insgesamt gleich blieben.

Anhand der Blutspendepropaganda können Bedeutungswechsel im Bereich der Blutspende identifiziert werden. Seit Ende des Zweiten Weltkriegs oblag sowohl PCK als auch ČSČK die Rekrutierung von Blutspendern. Dementsprechend betrieben sie eine dauerhafte und nachhaltige Blutspendepropaganda für die breite Öffentlichkeit. Ein Blick auf den Umfang der tschechoslowakischen Propaganda zeigt, dass in Zeiten des politischen Stillstands besonders viel für die Blutspende geworben (bzw. ausgegeben) wurde. Nachdem die Blutspende für das ČSČK zunächst ein geeignetes Mittel zur Integration im sozialistischen Staat gewesen war, legitimierte sie in den 1970er-Jahren also eine strengere Kopplung an diesen.

Abschließend kann festgehalten werden, dass die Blutspende – ob nun in Phasen der tagesgeschäftlichen Selbstorganisation oder in Phasen stärkerer parteistaatlicher Einflussnahme – einen relevanten Tätigkeitsbereich von sowohl PCK als auch ČSČK darstellte. Ihr *Überleben* im sozialistischen Staat hing in gewisser Weise davon ab, wie erfolgreich sie als Problemlöser in eben solchen Bereichen waren. Da PCK und ČSČK traditionell starke Sprachrohre

---

132 Ebd., 44 f.
133 Svazarm = Svaz pro spolupráci s armádou (deutsch: Verband für die Zusammenarbeit mit der Armee).
134 *Švanda*: Člověk člověku dárcem krve, 44.

für das Anliegen der Blutspende waren, stellt sich hier allerdings die Frage, ob eine Einflussnahme der Kommunistischen Parteien überhaupt je mehr bedeuten konnte als eine zusätzliche finanzielle oder rhetorische Unterfütterung.

3.7.1 Blutspende zur organisationalen Legitimation

Das ČSČK nutzte die Blutspende zur Legitimation gegenüber dem Staat. Zahlreiche Veröffentlichungen von den 1950er-Jahren bis in die 1980er-Jahre belegen, dass diese Aufgabe eine wichtige Konstante in der Arbeit des ČSČK darstellte, die der Staat wünschte, zeitweise aber auch für eigene Propagandazwecke einsetzte.

Auffällig ist hierbei, dass es praktisch keine Darstellungen über die Blutspende gab, die nicht das ČSČK selbst verfasste. Auch Broschüren, die eigentlich eine breite Öffentlichkeit adressierten, enthielten mitunter genaue medizinische Informationen, für die sich wohl nur ein gebildetes Fachpublikum interessieren konnte. Zu den wichtigsten Veröffentlichungen des ČSČK zählten *Dárcovství krve* (Praha 1957) und *Životodárná tekutina: krev a dárcovství krve* (Praha 1967) von Eduard Dobrý und Jaroslav Fiala. In den 1970er- und 1980er-Jahren kamen *Co vás zajímá o krvi a dárcovství krve* (Praha 1978 und Praha 1980) und *Člověk člověku dárcem krve* (Praha 1988) von Miloslav Švanda hinzu, sowie ein Tagungsband zur Blutspendekonferenz in Nitra mit dem Titel *Rozvoj darcovstva krvi v Slovenskej socialistickej republike* (Martin 1984) von Mikuláš Hrubiško.

Anlässlich des 70. Jubiläums des ČSČK verfasste außerdem Hedviga Bečková zusammen mit der Direktorin der Regionalbibliothek Rožňava, Anna Hrušková, eine Regionalbibliografie mit dem Titel *Darcovia života* (Rožňava 1989). Darin stellte sie anhand lokaler Presseberichte die Entwicklung der ehrenamtlichen Blutspende in der Stadt Rožňava zwischen 1963 und 1989 dar. Da dieses Beispiel allgemeine Mechanismen offenlegt, die für die Öffentlichkeitswirksamkeit des ČSČK relevant waren, wird es im Folgenden kurz ausgeführt.

Die regionalen Zeitungen *Zora Gemera*, *Východoslovenské noviny*, *Práca*, *Magnezit* u. a. berichteten regelmäßig über Blutspendeaktivitäten des ČSČK. Wiederkehrende Anlässe für die Berichterstattung waren Blutspendetermine, die die Stadtgruppe in Rožňava organisierte, sowie Ehrungen ansässiger Blutspender. Auszeichnungen waren scheinbar sogar der häufigste Grund für die Erwähnung von Blutspendern in der Presse. Dies hatte vor allem strukturelle Gründe: Da das ČSČK Blutspender bereits nach der dritten Blutentnahme als »Vorbildliche Blutspender« (*Vzorný darca krvi*) betrachtete, war das System sehr niedrigschwellig. Nach sechs ehrenamtlichen Blutspenden erhielt der Spender die Auszeichnung »Verdienter Blutspender« (*Zaslúžilý darca krvi*) und bei regelmäßiger Teilnahme ehrte das ČSČK mit der Janský-Medaille. MUDr. Jan Janský galt in der Tschechoslowakei zwar fälschlicherweise und nur dank staatlicher Propaganda als Entdecker der Blutgruppen, zierte aber dennoch eine der wichtigsten Medaillen der Organisation (siehe oben). Auch hier war das System für ehrenamtliche Blutspender noch relativ niedrigschwellig angelegt: Nach zehn Blutspenden gab es die Janský-Medaille in Bronze, nach zwanzig Spenden als Silbermedaille und nach vierzig Spenden schließlich als Goldmedaille.[135]

In ihrer Bibliografie verzeichnete Bečková für die Jahre 1963 bis 1989 insgesamt 49 Einträge. Davon entfielen 27 auf *Zora Gemera*, 8 auf *Východoslovenské noviny*, 4 auf *Magnezit*, 3 auf *Práca* sowie je ein Eintrag auf Veröffentlichungen in *Banické slovo, ČSČK, Elán, Gömöri Hejnal, Slovenka, Uj Szó* und *Zdravie*. Es handelte sich also um eine Mischung aus Zeitungen in tschechischer, slowakischer und ungarischer Sprache, die in der Regel mindestens einmal jährlich über die Blutspende berichteten. In den 1970er-Jahren erwähnten *Zora Gemera, Východoslovenské noviny* und *Práca* diese jedoch auffällig häufig. Meistens handelte es sich um Danksagungen und Ehrungen. Die Berichte umfassten aber auch detailliertere Bilanzen. Beispielsweise informierte Štefan Bloch im Vorfeld einer ČSČK-Konferenz im Frühjahr 1977 darüber, dass für die Kreisorganisation 100 Sanitäterkreise arbeiteten, 9.000 Rotkreuzmitglieder und 1.240 ehrenamtliche Blutspender.[136]

Dass in der regionalen Presse von Rožňava besonders in den 1970er-Jahren von der Blutspende die Rede war, spiegelt auch einen allgemeinen nationalen Trend wider. In dieser Zeit nutzte die KSČ die Blutspende verstärkt für Propagandazwecke, um vom politischen Stillstand abzulenken. Während die regionalen und lokalen Gruppen des ČSČK bis dahin recht unbehelligt von der Prager Zentrale ihrem Tagesgeschäft nachgegangen waren, manifestierte sich nun eine politische Durchdringung der Organisation. Diese erreichte auch die Stadt Rožňava, die sich demzufolge bemühte, viele Blutspender zu rekrutieren, mehr Ehrungen zu vergeben und über diese Tätigkeiten sichtbar in der Presse zu berichten.

Tatsächlich täuschte die stärkere mediale Präsenz der Blutspende aber über eine nachlassende Blutspendebereitschaft hinweg. Im Jahr 1968 gab es im Kreis Rožňava nämlich noch ca. 2.734 ehrenamtliche Blutspender, d. h. noch mehr als doppelt so viele, wie 1977.[137] In den 1970er-Jahren verstärkte das ČSČK daher seine Blutspendeaktivitäten in regionalen Betrieben, wo zu einem

---

135 *Bečková*, Hedviga: Darcovia života. Výberová regionálna bibliografie k 70. výročiu založenie ČSČK. Rožňava 1989, 2.

136 *Bloch*, Štefan: Roky záslužnej práce. Pred konferenciou ČSČK. In: Zora Gemera, Band Nr. 26, Ausgabe Nr. 7 vom 17.2.1977, 1.

137 *o. A.*: Darcovia krvi, In: Zora Gemera, Band Nr.18, Ausgabe Nr. 2 vom 17.1.1969, 1.

Termin bis zu 70 Personen Blut spenden konnten. Bei außerbetrieblichen Terminen waren es zumeist nur bis zu 30 Personen.[138]

Um dem Rückgang der Blutspender entgegenzuwirken – und vermutlich auch, um auf die staatliche Propaganda zu reagieren – veranstaltete das ČSČK Rožňava im Frühjahr 1979 einen kreisweiten Wettbewerb unter dem Titel »Vorbildliche ČSČK-Kreisorganisation« (*Vzornú ZO ČSČK*). Anschließend bilanzierte die *Zora Gemera*, dass im Kreis Rožňava 220 Personen mit der Auszeichnung »Vorbildliche Blutspender« (*Vzorný darca krvi*) lebten, 199 Personen mit der Auszeichnung »Verdienter Blutspender« (*Zaslúžilý darca krvi*) und insgesamt 34 Bürger Träger der Janský-Medaille waren.[139]

Trotz schwankender Frequenz der Berichte belegt Bečkovás Bibliografie, dass die ehrenamtliche Blutspende in der Öffentlichkeit äußerst präsent war. Blutspender erhielten auf diese Weise nicht nur organisationseigene Abzeichen, sondern auch eine breite öffentliche Aufmerksamkeit. Darüber hinaus verdeutlicht die Bibliografie, dass Blutspende in dieser Region ohne die Mitwirkung des ČSČK kein Thema war.

Dass das ČSČK die Blutspende ganz selbstverständlich zu den eigenen Aufgaben zählte, dokumentieren auch organisationsinterne Berichte. Diese erwähnten explizit und regelmäßig die Organisation der ehrenamtlichen Blutspende. Jedoch enthielten sie kaum inhaltliche Details – vermutlich weniger aus datenschutzrechtlichen Gründen, als vielmehr auf Grund der selbstverständlichen Annahme dieser Aufgabe. Selbst in den 1970er-Jahren erneuerten Berichte des ČSČK-Vorstands und der Revisionskommission lediglich die strategische Gewichtung der Blutspende in der jeweiligen Jahresplanung bzw. in der Haushaltsplanung.

Ein interner Bericht vom Juni 1968 veranschaulicht, dass das ČSČK eine hierarchisch angelegte Organisation war, die keinesfalls nur auf der zentralstaatlichen Ebene kommunizierte. Vielmehr fand Kommunikation zwischen den jeweiligen Ebenen und sowohl von oben nach unten, als auch umgekehrt statt. Sobald es allerdings um Ausgaben für die Blutspende ging, zeigte sich die Zentrale in Prag weisungsbefugt. Das folgende Kapitel gibt exemplarisch eine damalige Diskussion über den »Kostenfaktor Blutspende« wieder.[140]

---

138 *Bečková*: Darcovia života, 5.
139 *o. A.*: Darcovia krvi (1969), 1, 4.
140 Zpráva ústřední revizní komise (1968), NA, ČSČK, Praha, ka.17, 2, 5.

3.7.2 Kostenfaktor Blutspende

Die Zentrale Revisionskommission des ČSČK, die regelmäßig den Haushalt
der Organisation prüfte, nannte die Blutspende einen relevanten Kostenfaktor.
Anlässlich des VIII. Treffens des Zentralausschusses im Juni 1968 verfasste sie
einen Bericht für den Vorstand, indem sie feststellte, dass nicht die Blutspende
selbst so teuer war, sondern die mit ihr verbundene Rahmenorganisation. Auf
Seite 2 dieses Berichts hieß es, dass Ausgaben, die mit der Gewinnung freiwilliger Blutspender verbunden waren, im Wesentlichen mit dem Betrieb von
Autos zusammenhingen. Diese waren nötig, um das medizinische Personal
zu den einzelnen Organisationen des ČSČK bzw. zu Einrichtungen aus dem
Gesundheitsbereich zu bringen. Die Organisation einer Massenabnahme, d. h.
der Blutabnahme bei 50 bis 100 Personen, stellte dabei einen enormen personellen, aber auch zeitlichen Aufwand dar. Die bisherige Propaganda bewertete
die Revisionskommission als unzureichend. Zudem war sie der Meinung, dass
mit der Blutspende auch ein umfangreiches System von Ehrungen und Auszeichnungen verbunden war, für die das ČSČK eigentlich kein Geld hatte.[141]
   Besonders kritisierte die Revisionskommission die Aufteilung des Budgets
zwischen Zentrale und untergeordneten Abteilungen. Sie zeigte sich zwar
prinzipiell einverstanden damit, dass große Anschaffungen, wie z. B. Autos,
über die Zentrale abgerechnet würden. Dennoch riet sie dem Zentralausschuss
dazu, Ausgaben für Abzeichen, Drucksachen u. Ä. künftig an die Bezirksausschüsse weiterzugeben. Dies war wohl eher eine erzieherische als eine tatsächlich notwendige Maßnahme. Einige Bezirksausschüsse hatten den Jahreshaus-
halt nämlich unnötig belastet, indem sie von der Zentrale übertrieben viele
Stifte anforderten, die derzeit an ehrenamtliche Blutspender verteilt wurden.
Im Bericht der Revisionskommission tauchte die unglaubliche Summe von
1.000.000 CZK, die für die Stifte ausgegeben worden war, als »erheblicher
Kostenfaktor« auf.[142]
   Dieses Beispiel verdeutlicht, dass die Blutspende innerhalb des ČSČK kaum
inhaltlich hinterfragt wurde. Vielmehr war sie Bestandteil eines routinierten
Tagesgeschäfts, das mit materiellen und personellen Ressourcen der Organisation abgeglichen und in eine zentrale Jahresplanung eingepasst werden
musste. Zudem liefert dieser Bericht einen Einblick in die Arbeitsabläufe der
Gremien in Prag. Im Bereich der Blutspende umfassten diese in Prag offenbar
eher koordinative Aufgaben sowie Aufgaben im Bereich der strategischen Mit-
telverwendung. Das folgende Beispiel zur Blutspende in Pilsen zeigt hingegen,
dass auf lokaler Ebene Kommunikation und Netzwerkpflege überwogen.

141 Ebd., 2.
142 Ebd., 5.

3.8   Blutspende beim ČSČK in Pilsen

Auch in Pilsen gehörte die Blutspende zu den typischen Aufgaben des ČSČK. Ähnlich wie in der Prager Zentrale setzte die Organisation ab Ende der 1960er-Jahre einen stärkeren Fokus auf die Blutspendepropaganda. Aus Materialien des Archiv města Plzně geht hervor, dass die Blutspende hier jedoch weniger an politische Entwicklungen gebunden war. Vielmehr entschieden Einzelpersonen, Einrichtungen und Veranstaltungen über die erfolgreiche Rekrutierung von Spendern.

Mitte der 1960er-Jahre rückten überraschend auch wieder die Transfusionsstationen in den Fokus von Briefwechseln zwischen Pilsen und Prag. Der Zentralausschuss des ČSČK in Prag richtete am 8. Juli 1966 einen *Brief Nr. 4* an alle Bezirksausschüsse sowie an den Slowakischen Ausschuss in Bratislava und die ČSČK-Schule in Líšeň. Auch das ČSČK in Pilsen erhielt diesen Brief, der konkrete Anweisungen für die künftige Zusammenarbeit mit den Transfusionsstationen enthielt. Diese sollten nach den Wünschen des Zentralausschusses ab 1967 zu Gemeinschaftsprojekten verschiedener Akteure werden.

Auf Seite 3 des insgesamt 18-seitigen Briefes formulierten Jiří Klučera (Leiter der ČSČK-Organisationsabteilung) und Josef Bukovanský (Vizevorsitzender des ČSČK-Zentralausschusses) drei Kernaufgaben im Bereich der Blutspende. Das ČSČK praktizierte demnach erstens die Anwerbung von Blutspendern, wobei es sich vorrangig an ehrenamtliche Blutspender richtete, zweitens Blutspendepropaganda, die der »Erziehung zu Blutspendern« diente und drittens die Auszeichnung von freiwilligen Blutspendern. Diese Aufgaben sollte das ČSČK »entsprechend den Bedürfnissen der Transfusionsdienste ausführen und damit den Gesundheitseinrichtungen helfen«. Die Transfusionsdienste sollte das ČSČK »in Zusammenarbeit mit anderen gesellschaftlichen Organisationen, v. a. ROH, ČSM, Frauenausschüsse u. a. betreiben«[143].

Laut ČSČK zielte die Rekrutierung von Blutspendern in den Betrieben und in den Dörfern zudem auf große Kollektive ab. Die Transfusionsstationen bestimmten hierbei den Bedarf an Spendern in einem gewählten Zeitraum. Zeitlicher und räumlicher Ablauf der Rekrutierung oblagen hingegen Organen des ČSČK und den zugehörigen Transfusionsstationen. Als wichtige Veränderung im Vergleich zum Vorjahr strebte das ČSČK in *Brief Nr. 4* an, die Bezirksausschüsse gemeinsam mit der staatlichen Gesundheitsverwaltung vorab die Anzahl ehrenamtlicher Blutentnahmen bestimmen zu lassen. Des Weiteren wollte das ČSČK den Bedarf an Blutkonserven nicht mehr nur über ehrenamtliche Blutspender abdecken. In diesem Zusammenhang sollte sogar eine Quote bekanntgemacht werden, die den Anteil ehrenamtlicher Blut-

---

143 Brief Nr. 4 (*Dopis č. 4*) vom 08.07.1966, AMP, ČSČK Plzeň, ka. 2840, 3 f.

spenden prozentual festsetzte.[144] In die sonst lokal begrenzte Organisation der Blutspende griff der Zentralausschuss des ČSČK im Sommer 1966 also »von oben« ein. Die zuvor wenig reglementierten Abläufe wurden durch Planziele ergänzt, die im Voraus konkrete Soll-Vorstellungen formulierten.

Mögliche Erklärungen hierfür wären eine akute Gefährdung der Blutversorgung in öffentlichen Einrichtungen oder auch der Wunsch nach zentraler Steuerung von Blutspenden. Für diese Erklärungen spricht, dass *Brief Nr. 4* neben den ehrenamtlichen Blutspendern gleichzeitig wieder entgeltliche Blutspender aufnimmt. Zudem deutet *Brief Nr. 4* auf eine verstärkte Systematisierung der (ehrenamtlichen) Blutspende hin, bei der sich das ČSČK um »große Kollektive« in Betrieben und Dörfern bemühte.[145]

Da sich bis 1968 insgesamt eher eine Liberalisierung innerhalb des ČSČK abgezeichnet hatte, ist insbesondere die intensivierte Zusammenarbeit mit den staatlichen Einrichtungen und den anderen Massenorganisationen verwunderlich. Vermutlich hatte sich die Wirtschaftskrise der frühen 1960er-Jahre derart negativ auf die tschechoslowakischen Gesundheitseinrichtungen ausgewirkt, dass solche Maßnahmen im ČSČK erforderlich wurden. Die Transfusionsstationen entwickelten sich in dieser Zeit folglich zu Gemeinschaftsprojekten des Staates mit dem ČSČK.

Ab 1968 machte sich daraufhin die Niederschlagung des Prager Frühlings beim ČSČK mit einer Intensivierung der Blutspendepropaganda bemerkbar. Auf diesem Gebiet war keine Kollision mit staatlichen Interessen zu befürchten – ganz im Gegenteil nahm die KSČ ab Ende der 1960er-Jahre gezielt Einfluss auf diese Propaganda, um sie zur erneuerten Mobilisierung zu nutzen. Am Beispiel Pilsen lässt sich verdeutlichen, dass die verstärkte Einflussnahme hierbei weitestgehend auf den Zentralausschuss in Prag beschränkt blieb.

In der zweiten Jahreshälfte 1968 formulierte hier zwar der Stadtausschuss des ČSČK (*MV ČSČK Plzeň*), dass »maximale Bemühungen der Gewinnung unentgeltlicher Blutspender gewidmet werden müssen«, vor allem über Blutspendepropaganda im Radio und in der Presse.[146] In gewisser Weise nahm Pilsen also den Prager Trend für die Blutspendepropaganda wahr. Diese rückte so auch in Pilsen plötzlich auf Platz eins der Aufgabenliste. Dennoch blieb der Stadtausschuss relativ unbeeindruckt von den großen Kampagnen der Zentrale. In Pilsen setzte das ČSČK hingegen auf die Aktivierung bestehender Netzwerke. In einem zweiten Entwurf über die *Hauptaufgaben des Stadtausschusses* wurde daher auf die Zusammenarbeit mit Amtsärzten, anderen Organen der Organisation sowie mit anderen Massenorganisationen gesetzt.[147]

---

144 Ebd.
145 Ebd.
146 Plán činnosti na II. pololetí 1968, AMP, ČSČK Plzeň, ka.4295.
147 Ebd.

Außerdem sollten Blutspender, die bisher nur für Gegenleistung spendeten, dazu gebracht werden, mindestens einmal im Jahr ehrenamtlich zu spenden.[148] Ein Tätigkeitsbericht vom 24. Februar 1939 zeigt, dass die Zusammenarbeit mit lokalen Einrichtungen für das ČSČK Pilsen typisch war. Damals hatte die Organisation im örtlichen Krankenhaus eine große Blutspendeaktion veranstaltet, zu der sich 200 Spender angemeldet hatten. In dem Bericht vom 24. Februar vermerkte das ČSČK Folgendes: »(...) ein Mangel an Ärzten und unsere anderen Aufgaben haben es uns nicht gestattet, diese Aktion fortzusetzen und deshalb nehmen wir weiterhin Anmeldeformulare der Blutspender an. Die Anmeldeformulare erhalten Sie heute bei der Versammlung oder im ČSČK-Büro in der Jízdecká-Straße 15. (...) Blut zu spenden gefährdet nicht den Gesundheitszustand, deshalb vergrößern Sie sicher die Reihen edler Blutspender, die bereit sind, das Leben eines Kranken zu retten«[149].

Zum einen bestätigt dieses Zitat, dass das ČSČK schon damals lokale Netzwerke in Pilsen nutzte, um die ehrenamtliche Blutspende zu organisieren. In diesem Fall kooperierte es mit dem Krankenhaus und mit lokal ansässigen Ärzten. Zum anderen deutet das Zitat an, dass die Rekrutierung ehrenamtlicher Blutspender zu den traditionellen Herausforderungen zählte. Sofern der Stadtausschuss in der zweiten Jahreshälfte 1968 auf den Tätigkeitsbericht von 1939 (oder spätere vergleichbare Berichte) zugreifen konnte, war dies auch kein Geheimnis.

Die strategische Rekrutierung neuer Blutspender war beim ČSČK in Pilsen deshalb häufig an bestimmte Ereignisse geknüpft. Beispielsweise gewann der Stadtausschuss anlässlich des *30. Jubiläums des IX. Treffens der Kommunistischen Partei* und anlässlich des *60. Jubiläums des ČSČK* im Jahr 1979 insgesamt 3.000 Blutspender. Darüber hinaus rekrutierte die Organisation bei diesem Anlass über 500 neue Mitglieder, von denen 160 unter 35 Jahren alt waren. Aber auch unabhängig von politischen Anlässen registrierte der Stadtausschuss Neuspender. Wichtige Mulitplikatoren waren hierbei das *Städtische Amt für nationale Gesundheit* (MÚNZ) und die Polikliniken, die neben Neuspendern v. a. auch junge Erwachsene in die Organisation holten.[150]

Auf lokaler Ebene waren für das ČSČK somit auch Netzwerke von großer Bedeutung, die außerhalb der internen Hierarchie lagen. Im Bereich der Blutspende handelte es sich um lokal begrenzte Netzwerke, die sich von Ort zu Ort unterschieden und stark vom Engagement Einzelner abhingen. Direkter Kontakt zwischen dem ČSČK in Pilsen und staatlichen Einrichtungen bestand nicht, da der Zentralausschuss des ČSČK alle Verbindungen in Prag pflegte.

---

148 Ebd.
149 Jednatelská zpráva vom 24.02.1939, AMP, ČSČK Plzeň, ka. 3691, 7.
150 Závazkový list (ZO, III. poliklinika MÚNZ) und Závazkový list (III. poliklinika), AMP, ČSČK Plzeň, ka. 4295.

Nicht nur in Pilsen, sondern vermutlich auch in allen anderen regionalen und lokalen Abteilungen verschaffte sich das ČSČK auf diese Weise Spielraum für selbstorganisiertes Handeln.

Darüber hinaus verdeutlicht ein Blick in die Haushaltsplanung des ČSČK in Pilsen, dass ein großer Teil der lokalen Propagandamaterialien ohnehin schon dem Bereich Blutspende zuzurechnen war. Die Haushaltspläne (*Rozpisy rozpočtu ČSČK*) der Jahre 1962 bis 1968 belegen dies mit Aufschlüsselungen für jährlich vier Quartale, die der Stadtausschuss nach Art und absoluten Kosten der jeweiligen Ausgaben tabellarisch sortierte. Im Haushalt für 1962 waren beispielsweise in der Rubrik »Propaganda« (*propagace*) Ausgaben in Höhe von 4.600 CSK[151] vorgesehen. In Wirklichkeit blieb das ČSČK in diesem Jahr weit hinter der Kalkulation zurück. Insgesamt gab es nur 1.690,91 CSK aus, wovon mit 588,50 CSK allein die Zeitschrift *časopis ČSČK* mehr als die Hälfte der Ausgaben ausmachte.[152] Laut dem Stadtausschuss bedeutete dies eine Auslastung des Haushalts von lediglich 36,78 %. Grund hierfür waren Lieferengpässe beim Papier gewesen, sodass »gleichfalls bei den Auszeichnungen der DDK [*dobrovolné dárce krve*, deutsch: ehrenamtliche Blutspender] eine wesentliche Einsparung zu erkennen« war.[153]

Im folgenden Jahr listete der Haushaltsplan für den Zeitraum zwischen dem 1. Januar und dem 1. Dezember insgesamt 2.900 CSK für Propagandazwecke auf.[154] Hierin waren Ausgaben für Blutspendeaktivitäten noch nicht einmal enthalten. Zu diesen zählte der Stadtausschuss in seinem Haushaltsentwurf beispielsweise Anmeldebögen für ehrenamtliche Blutspender (*Přihlášky pro DDK*), Ausweise für »Vorbildliche Blutspender« (*Přihlášky pro vzor. dárce krve*) oder schriftliche Anerkennungen für Ehrenblutspender (*písemné uznání pro čestného dárce krve*).[155] Hinzu kamen 1963 insgesamt 150 Auszeichnungen für »Vorbildliche Blutspender« und 20 Auszeichnungen für »Verdiente Blutspender«, jeweils im Wert von 2 CSK pro Stück. Insgesamt ehrte das ČSČK in Pilsen Blutspender also mit Abzeichen, die mindestens 340 CSK kosteten. Im Vergleich zu den derzeit benötigten ČSČK-Mitgliedsausweisen (*členské legitimace ČSČK*) – 2.000 Stück in Höhe von je 2 CSK – erscheinen diese Kosten aber immer noch marginal.[156]

Aus einer Auflistung für das Jahr 1963 geht trotz allem hervor, dass Blutspender nach den ČSČK-Sanitätern (*Zdravotník ČSČK*), den »jungen Sanitätern«

---

151 CSK = česko-slovenská koruna, auch Koruna československá, kurz Kčs, vgl. o. A.: Státovky a bankovky. In: http://www.papirovaplatidla.cz/bankovky/statovky-a-bankovky (letzter Aufruf: 30.05.2018).
152 Rozpis rozpočtu ČSČK (1962), AMP, ČSČK Plzeň, ka. 2839, 5.
153 Ebd.
154 Rozpis rozpočtu ČSČK (1963), AMP, ČSČK Plzeň, ka. 2480.
155 Rozpis rozpočtu ČSČK, vom 30.07.1962, AMP, ČSČK Plzeň, ka. 2480: Punkte 20–22.
156 Ebd., Punkte 64–65.

(*Mladý zdravotník*) und den ehrenamtlichen ČSČK-Schwestern (*Dobrovolná sestra ČSČK*) zu den teuersten Posten gehörten. Dies lag vor allem daran, dass das ČSČK in Pilsen bei Auszeichnungen für Blutspender deutlich stärker differenzierte. Während Sanitäter und Schwestern nur eine einfache Auszeichnung erhielten und die jungen Sanitäter immerhin eine Auszeichnung ersten, zweiten und dritten Grades, gab es beim Stadtausschuss des ČSČK in Pilsen fünf verschiedene Auszeichnungen für Blutspender: Für »Vorbildliche« Blutspender, für »Verdiente« Blutspender, sowie die Janský-Medaille (*Janského plaketa*) mit Orden ersten, zweiten und dritten Grades. Darüber hinaus vergab Pilsen sogenannte Wanderfahnen (*putovní vlajky*) für vorbildliche Sanitäterwachen und Sanitätermannschaften sowie Stoffabzeichen (*látkové znaky*), Plakate und Flugblätter für Jugendsanitätergruppen, Kreisgruppen und Landesgruppen. Im Haushalt für 1963 schlugen sich alle diese Artikel im Ressort Blutspende mit insgesamt 1.630 CSK nieder.[157] Im Jahr 1964 nahmen Propaganda-Ausgaben noch weiter zu und umfassten zum 31. Dezember insgesamt 3.400 CSK.[158] Erst ab 1966 zeichneten sich beim Stadtausschuss in Pilsen Brüche mit dieser Planung ab. Für Propagandazwecke gab das ČSČK 1966 nur noch 300 CSK[159] und in der ersten Jahreshälfte 1968 sogar nur noch 208 CSK[160] aus.

Dass ausgerechnet 1968 die Propaganda-Ausgaben nachließen, hatte unterschiedliche Gründe. Zum einen schloss die Revisionskommission ihren Bericht für den Zentralausschuss des ČSČK in Prag ab, in dem sie feststellte, dass die Blutspende verhältnismäßig teuer war.[161] Da die Revisionskommission vorschlug, kleinere Ausgaben (z. B. für Stifte und Ausdrucke) den Ortsgruppen anzulasten, scheint eine Reduzierung der Propaganda-Ausgaben beim ČSČK in Pilsen plausibel. Gleichzeitig fallen die niedrigeren Ausgaben kurz vor eine Leerstelle bei den ČSČK-Haushaltsberichten. Diese hatte vielmehr mit der politischen Situation ab der zweiten Jahreshälfte 1968 zu tun. Vermutlich wartete der Stadtausschuss in Pilsen zuerst ab, wie sich der Haushalt unter der nun stärkeren Einflussnahme der Partei entwickeln würde.

Berichte des Stadtausschusses des ČSČK in Pilsen (*MěV ČSČK v Plzni*) aus den 1970er-Jahren zeigen, dass die Blutspende zu den Aktivitäten gehörte, die die Organisation selbst als besonders nachhaltig ansah. In einem Tätigkeitsbericht für die zweite Jahreshälfte 1974 forderten der Vorsitzende der Organisation, MUDr. Milan Sedláček, und der Schriftführer, MUDr. Miloslav Novák v.r., für die Blutspende »dauerhafte Aufmerksamkeit«[162]. Diese sollte sich vor

---

157 Návrh plánu ČSČK (1963), AMP, ČSČK Plzeň, ka. 2480: Punkte 6–19.
158 Rozpis rozpočtu ČSČK (1964), AMP, ČSČK Plzeň, ka. 2480.
159 Rozpis rozpočtu ČSČK (1966), AMP, ČSČK Plzeň, ka. 2480.
160 Rozbor hospodaření, I. pololetí 1968, AMP, ČSČK Plzeň, ka. 2480.
161 Zpráva ústřední revizní komise (1968), NA, ČSČK, Praha, ka.17, 2.
162 Plán činnosti MěV ČSČK v Plzni na II. pololetí 1974, AMP, ČSČK Plzeň, ka. 4295,1.

allem auf die Gewinnung weiterer ehrenamtlicher Blutspender richten. In ihrem Bericht schlugen Sedláček und Novák daher vor, Feierlichkeiten für das »Aktiv BDK [Bezpříspěvkové dárce krve, deutsch: ehrenamtliche Blutspender] zu verwirklichen, bei denen die besten Blutspender ausgewertet werden«. Darüber hinaus sollte diese Veranstaltung »ordnungsgemäß organisatorisch gesichert und popularisiert werden«. Sie sollte »über die kollektiven Nachrichtenwege geeignete Propaganda zur Gewinnung weiterer BDK« nutzen.[163] Unter geeigneter Blutspendepropaganda verstanden sie beispielsweise eine »gut arrangierte Ausstellung« aus Fotografien von solchen Feierlichkeiten, die sie »an einem frequentierten Platz in irgendeinem Schaukasten« präsentierten.[164]

In dem Tätigkeitsbericht planten sie auch die Einberufung eines »Aktivs von Referenten«. Diese wollten sie aus den Grundorganisationen (*Základní organizace*, ZOČČK[165]) nach Pilsen holen, um weitere Blutspender zu rekrutieren. Da ein Chirurg des Transfusionsdienstes (*Transfúzní služba*, TS) die eigentlichen Vorlesungen leiten sollte, erfolgte die Auswahl dieser Referenten vermutlich buchstäblich »mit der Zielrichtung auf die Gewinnung weiterer DK [Dárce krve, deutsch: Blutspender] im Rahmen ihres Wirkens«[166]. Weiter formulierten Sedláček und Novák, dass »unter Berücksichtigung ihres Gesundheitszustandes« Blutspender, die schon längere Zeit nicht mehr gespendet hatten, auf »geeignete« Weise angesprochen werden müssten.[167]

Über die Gesamtzahl der Blutspender in Pilsen liegen leider keine Informationen vor. Allerdings kann ein Blick auf die Anzahl der Rotkreuzmitglieder helfen, um wenigstens eine Größenordnung zu bestimmten. Laut Sedláček hatte das ČSČK in Pilsen 1973 11.371 Mitglieder und 1974 12.680 Mitglieder. Bemühungen um den Nachwuchs hatten in der Organisation also innnerhalb eines Jahres zu einem Zuwachs von 1.309 Mitgliedern geführt. Im Verhältnis zur Einwohnerzahl der Stadt, die das Statistische Amt der Tschechischen Republik (*Český Statistický Úřad*) für das Jahr 1970 mit 153.524[168] beziffert, ist der Anteil an Rotkreuzmitgliedern also relativ gering.

---

163 Ebd.
164 Ebd.
165 Das ČSČK in Pilsen setzte sich strukturell aus der Stadtgruppe und den sogenannten Grundorganisationen (*Základní organizace*, ZO) im Umland zusammen. Im Jahr 1974 hatte das ČSČK Pilsen insgesamt 52 ZO, von denen drei ZO Jugendorganisationen waren. Siehe: Hodnocení činnosti MěV ČSČK v Plzni za rok 1974, AMP, ČSČK Plzeň, ka. 4295, 3.
166 Plán činnosti MěV ČSČK v Plzni na II. pololetí 1974, AMP, ČSČK Plzeň, ka. 4295, 1.
167 Ebd., 2.
168 Český statistický úřad (ČSU): Historický lexikon obcí České republiky – 1869–2011, III. Počet obyvatel a domů podle krajů, okresů, obcí, částí obcí a historických osad / lokalit v letech 1869–2011, hier: Plzeň. In: https://www.czso.cz/csu/czso/iii-pocet-obyvatel-a-domu-podle-kraju-okresu-obci-a-casti-obci-v-letech-1869-2011_2015 (letzter Aufruf: 30.05.2018).

Es ist sehr wahrscheinlich, dass ein Großteil der regelmäßigen ehrenamtlichen Blutspender auch Mitglied im ČSČK war. Diejenigen Blutspender, die
nur einmalig oder gelegentlich Blut spendeten, waren vermutlich keine Mitglieder. Unter dieser Voraussetzung ergibt sich, dass die Gesamtzahl der ehrenamtlichen Blutspender in Pilsen wohl noch deutlich hinter der Gesamtzahl der Mitglieder zurückblieb. Gemessen an der Einwohnerzahl der Stadt
machten die ehrenamtlichen Blutspender in den 1970er-Jahren somit einen
einstelligen Prozentanteil, d.h. weit weniger als 10 % in der Bevölkerung aus.
Selbst eine Einschränkung nach Personen im blutspendefähigen Alter verbes-
sert dieses Verhältnis nicht merklich.

3.9   Zwischenfazit

Der sozialistische Staat konnte die Blutspendedienste von PCK und ČSČK nur
zeitweise, nämlich in den 1950er-Jahren und erneut in den 1970er-Jahren,
»parteistaatlich« durchdringen. Die Blutspende gehörte zu den ganz entscheidenden Aufgaben, bei denen der Staat auf das Rote Kreuz angewiesen war –
daher legitimierte die Blutspende die Organisationen im sozialistischen System. Während sich PCK und ČSČK nach 1945 zunächst auf Grund ihres schon
vorhandenen Know-hows als Schirmherren der Blutspende etablierten, war es
in den 1970er-Jahren der Staat, der dem ČSČK »von oben« Autorität verlieh.

Hinsichtlich der Institutionalisierung und der Netzwerkbildung kann für
die Zeit nach 1945 jedoch durchaus von Selbstorganisation gesprochen werden. Auch als der Staat die Blutspende für seine Propaganda des *neuen Menschen* entdeckte, konnte er stets nur rhetorisch eingreifen. Die Organisation
der ehrenamtlichen Blutspende, d.h. Rekrutierung und Registrierung von
Spendern, die administrativen, technischen und medizinischen Abläufe, oblagen stets dem PCK bzw. ČSČK und den zuständigen medizinischen Akteuren
(Kliniken, Ärzte usw.).

Am Beispiel der Blutspende lässt sich also die ambivalente Stellung von PCK
und ČSČK zwischen Freiwilligkeit und sozialistischer Propaganda nachvollziehen. Allerdings dürfen Wechsel zwischen Phasen der Selbstorganisation
und Phasen der staatlichen Einflussnahme nicht ausschließlich als Ergebnis
politischer Entwicklungen verstanden werden. Organisationen wie PCK und
ČSČK waren traditionell intermediäre Gebilde, die zwischen dem einzelnen
Mitglied der Gesellschaft und der Gesamtgesellschaft standen. Deshalb waren
sie ein Teil des sie umgebenden Gesellschafts- und Wirtschaftssystems und in
gewissem Maße stets auch von diesem abhängig.[169]

---

169 Siehe *Abraham*: Einführung in die Organisationssoziologie, 31.

Neben *Phasen der Selbstorganisation* deutet das Beispiel Pilsen auch auf *Orte der Selbstorganisation* hin. Im Vergleich zur Zentrale in Prag, wo viel strategische Arbeit stattfand und das ČSČK mit staatlichen Behörden korrespondierte, konzentrierte sich das ČSČK in Pilsen auf ein überschaubares Tagesgeschäft. Der Streit um Autos und Stifte hatte offensichtlich keine politische Kopplung, sondern bezog sich auf die wirtschaftliche Situation des ČSČK. Vermutlich hatte der staatliche Einfluss auch in anderen hierarchisch angelegten Massenorganisationen ähnliche räumliche Grenzen.

4. Jugend in PCK und ČSČK

4.1 Vorbemerkung

Jugend spielte in staatssozialistischen Systemen eine zentrale Rolle. Im Sinne der kommunistischen Ideologie stellten Kinder und Jugendliche ein wichtiges Potential zur Erschaffung eines neuen Menschen dar. Sie waren jung und formbar, oblagen in verschiedenen Betreuungs- und Ausbildungseinrichtungen der Obhut staatlicher Erziehung und sollten von Kindheit an für das sozialistische Projekt begeistert werden.

Die nationalen Rotkreuzgesellschaften PCK (*Polski Czerwony Krzyż*) und ČSČK (*Československý červený kříž*) waren seit ihrer Gründung im Bereich der Jugend tätig. Da sie diese traditionelle Aufgabe auch zur Zeit des Staatssozialismus behielten, untersuche ich in diesem Kapitel die Bedingungen und Inhalte ihrer damaligen Jugendarbeit. Meine These ist, dass beide Organisationen ihren Nachwuchs gleichzeitig mit humanitären Werten und mit sozialistischer Propaganda erzogen. Ich vermute, dass hinter ihrer Jugendarbeit zudem ein Gemeinwohlkonzept stand, das in vielerlei Hinsicht mit der sozialistischen Ideologie kompatibel war. Besonders interessant ist hierbei die Frage, ob PCK und ČSČK eine eigene Vision für die sozialistische Jugend in ihren Ländern entwickelten, oder lediglich eine staatliche Planvorgabe umsetzten.

Um Selbstorganisation im Bereich der Jugend sichtbar zu machen, wähle ich in diesem Kapitel zwei Zugänge. Zum einen beleuchte ich, inwiefern PCK und ČSČK Massenorganisationen im typischen Sinne waren – d. h. mit massenhafter Rekrutierung, staatlichem Auftrag, integriert in staatliche Strukturen und der staatlichen Ideologie verpflichtet. Besonders relevant sind an dieser Stelle die Verflechtungen mit den Gesundheits- und Bildungsministerien.

Zum anderen untersuche ich, wer wann Aktivitäten für die Jugend plante und unter welchen Bedingungen diese stattfanden. Dabei beziehe ich die Standorte der Aktivitäten, ihren Zeitraum, ihre Kooperationspartner und weitere Begleitumstände mit ein. Meine These ist dabei, dass Selbstorganisation im Bereich der Jugend nur außerhalb der staatlichen Reichweite stattfand (z. B. in den Ortsgruppen), gleichzeitig aber erst aus der Kooperation von Staat und Organisation heraus entstand.

Selbstorganisation lässt sich meines Erachtens gut an der zeitgenössischen Selbstdarstellung der beiden Organisationen ablesen. Folgende drei Fragen sind dafür aufschlussreich: Wie grenzten sich PCK und ČSČK rhetorisch von staatlichen Angeboten für die Jugend ab? Wann suchten sie hingegen den

Schulterschluss mit staatlichen Behörden bzw. den staatlichen Jugendverbänden? Und welche Inhalte vermittelten sie ihrer Zielgruppe? Die letzte Frage beantworte ich in diesem Kapitel, indem ich sowohl die Jugendlichen als auch deren Ausbilder und Betreuer als Zielgruppe von Jugendaktivitäten betrachte. Quellen dieses Kapitels sind vorwiegend Publikationen von PCK und ČSČK. Für den gesamten Untersuchungszeitraum liegen in den Beständen des Archiwum Akt Nowych in Warschau, in den Nationalbibliotheken in Warschau und Prag sowie im Prager Nationalarchiv Broschüren, Monatshefte und Ratgeber der beiden Rotkreuzgesellschaften vor, die mit dem Thema Jugend in Zusammenhang stehen.

Übergeordnetes Ziel dieses Kapitels ist es zu zeigen, wann und wo die beiden Organisationen im sozialistischen Staat eine selbstorganisierte Jugendarbeit leisteten. Im Umkehrschluss möchte ich staatliche Einflüsse sichtbar machen, die zu einer fremdorganisierten oder fremdgesteuerten Jugendarbeit führen konnten. Ich frage deshalb auch danach, wann und wo der Staat an PCK und ČSČK Aufträge vergab oder ihre Jugendarbeit mit landesweiten (sozialistischen) Kampagnen durchsetzte.

4.2 Jugend im Staatssozialismus

In der Forschung zum Staatssozialismus widmeten sich Wissenschaftler schon früh dem Thema Jugend. Beispiele dafür sind neben anderen Lorenz Knorr (1960)[1], Eliška Freiová (European Journal of Sociology 1969)[2], Siegfried Baske (Berlin 1987)[3], und Wolfgang Oschlies (1980–1985)[4]. Die gegenwärtige Forschung beschäftigt sich vermehrt mit kulturwissenschaftlichen und alltagsgeschichtlichen Fragestellungen, die die Lebenswirklichkeit von jungen Menschen beleuchten. Hierbei geht es beispielsweise darum, welche Musik die Jugendlichen hörten, welche Kleidung sie bevorzugten oder für welche Frisuren sie kämpften. Beispiele dafür sind Hartmut Berghoff mit *History by generations. Generational dynamics in modern history* (Göttingen 2013), William Jay Risch mit *Youth and rock in the Soviet bloc. Youth cultures, mu-*

---

1 *Zatrieb*, Ursula; Knorr, Lorenz: Polen und seine Jugend, Gewerkschaftliche Monatshefte 09/1960:525–533. In: http://library.fes.de/gmh/jahresin.html (letzter Aufruf: 28.05.2018).
2 *Freiová*, Eliška: The cultural orientation of Czechoslovak youth. In: European Journal of Sociology, Volume 10, issue 02. November 1969, 259–270.
3 *Baske*, Siegfried: Bildungspolitik in der Volksrepublik Polen 1944–1986. Wiesbaden 1987.
4 *Oschlies*, Wolf: Jugend in Osteuropa. Einführung. Anspruch und Realität kommunistischer Jugendpolitik. Köln 1980; Jugend in Osteuropa. Polens Jugend – Kinder der Solidarność?. Köln 1982; ›Verlorene Generation‹ Polens Jugend im ›Kriegszustand‹ 1981–1983. Köln 1983; Jugend in Osteuropa. Jugend in der Tschechoslowakei. Köln 1985.

sic, and the state in Russia and Eastern Europe (Lanham 2015) oder Ljubica Spaskovska mit *The last Yugoslav generation. The rethinking of youth politics and cultures in late socialism* (Manchester 2017). Es erscheinen auch zunehmend polnische und tschechische Arbeiten mit diesem Zuschnitt. Darunter befinden sich beispielsweise Marek Wierzbicki mit *Młodzież w PRL* (Warszawa 2009)[5] und Filip Pospíšil mit ›*Vraťte nám vlasy!‹: první máničky, vlasatci a hippies v komunistickém Československu* (Praha 2010)[6] und *Youth cultures and the disciplining of Czechoslovak youth in the 1960s* (Social History 2012)[7].

Die folgenden Kapitel behandeln im Besonderen die Angebote, welche die nationalen Rotkreuzgesellschaften PCK und ČSČK Jugendlichen im Sozialismus machten. Mit Ausnahme einer Jubiläumsausgabe von Jiří Procházka und Josef Švejnoha zum 80-jährigen Bestehen der ČSČK-Jugend, gibt es zu diesem Thema bisher keine wissenschaftlichen Veröffentlichungen.[8] Wie schon bei der allgemeinen Organisationsgeschichte handelt es sich bei den Jugendaktivitäten um eine Geschichte, die PCK und ČSČK derzeit (wenn überhaupt) selbst schreiben. Wenn ihre Rotkreuzjugend Erwähnung findet, dann zumeist, um folgende zwei Narrative zu bekräftigen: 1. Jugendarbeit gehört zu den traditionellen Tätigkeitsbereichen von PCK und ČSČK. Die Rotkreuzjugend blickt auf eine lange Kontinuität zurück, die von der Gründung bis in die Gegenwart reicht. 2. Im Sozialismus waren PCK und ČSČK sozialistische Massenorganisationen. In dieser Zeit standen die Organisationen unter staatlichem Einfluss, weshalb sie sich wie andere staatliche Verbände hauptsächlich um eine Massenmobilisierung der Jugend bemühten.

Zum einen verneint diese Haltung, dass auch die sozialistische Zeit einen Beitrag zur organisationalen Kontinuität geleistet haben könnte. Zum anderen übersehen beide Narrative, dass PCK und ČSČK konkrete Strategien verfolgten, um sich im Bereich der Jugend gegenüber staatlichen Trägern zu behaupten. Sie setzten unterschiedliche Schwerpunkte, um dem vermeintlich sozialistischen Nachwuchs offen humanitäre Werte zu vermitteln. Ihre Programme konzentrierten sich dabei vor allem auf die Bereiche Gesundheit und Sozialfürsorge, weil dies Bereiche waren, in denen sie dem sozialistischen Staat nützlich erschienen. In diesem Sinne führten beide Organisationen massenhafte Erste-Hilfe-Schulungen durch und entwickelten Ausbildungsprogramme für Sanitäter oder Schwestern.

---

5 *Wierzbicki*, Marek: Młodzież w PRL; Instytut Pamięci Narodowej – Komisja Ścigania Zbrodni przeciwko Narodowi Polskiemu. Warszawa 2009.

6 *Pospíšil*, Filip: ›Vraťte nám vlasy!‹: první máničky, vlasatci a hippies v komunistickém Československu, Hg. Pospíšil, Filip; Blažek, Petr. Praha 2010.

7 *Pospíšil*, Filip: Youth cultures and the disciplining of Czechoslovak youth in the 1960s. Social History Vol. 37 No. 4, 4 November 2012, 477–500.

8 *Procházka:* 80 let dorostu Českého červeného kříže, 40–75.

Meines Erachtens liegt hierin auch der Schlüssel zum dauerhaften Erfolg der Rotkreuzjugend. PCK und ČSČK boten den Jugendlichen eine Mitgliedschaft nicht nur mit dem Ziel der Selbsterhaltung an. Vielmehr verfolgten sie eine Rekrutierung mit dem Zweck der Qualifizierung. Auch wenn die vermittelten Inhalte zur Zeit des Sozialismus deutlich schmaler ausfielen als noch in der Zwischenkriegszeit, so kann aus ihnen doch ein individueller und sogar gesamtgesellschaftlicher Mehrwert abgeleitet werden. In einem System, in dem die Mitgliedschaft im staatlichen Jugendverband für die meisten jungen Menschen über ihre möglichen Karrierewege entschied, eröffneten PCK und ČSČK Alternativen. Zumindest in den Bereichen Gesundheit und Sozialfürsorge entwerteten sie die Bedeutung von Kaderinstitutionen und stellten individuelle Weiterbildung bereit, die der Staat dank ihres Nutzens für die Gesamtgesellschaft gern duldete.

In den Archivbeständen zu PCK und ČSČK gibt es unterschiedliche Arten von Quellen zur Jugend. Zum einen gaben beide Organisationen eigene Reihen für die Jugend heraus, die Aufschluss über ihre zeitgenössischen Erziehungs- und Gemeinwohlkonzepte geben. Zum anderen war das Thema Jugend fester Bestandteil von Jahresberichten, Protokollen und Haushaltsplänen. Darüber hinaus tauchen Hinweise zur Jugendarbeit von PCK und ČSČK in zahlreichen Briefwechseln mit Behörden oder lokalen Entscheidungsträgern (z. B. Schulleiter, Jugendleiter usw.) auf.

Die Suche nach selbstorganisiertem Handeln ist am Beispiel von PCK und ČSČK besonders spannend, da die Organisationen im Bereich Jugend prinzipiell mit dem Staat konkurrierten. Die sozialistischen Regierungen hatten ein großes Eigeninteresse an der Jugend und hatten die meisten etablierten Jugendorganisationen spätestens Anfang der 1950er-Jahre durch staatliche Verbände ersetzt. PCK und ČSČK hingegen erhielten umfangreiche materielle Unterstützung vom Staat, koexistierten mit den staatlichen Jugend- und Pionierorganisationen und durften genau wie diese unmittelbar an den Schulen rekrutieren.

In den folgenden Kapiteln zeige ich, dass sich beide Organisationen dafür mit dem Staat arrangieren mussten. PCK und ČSČK erzogen ihre Jugend daher gleichzeitig mit humanitären Werten und mit sozialistischer Propaganda. Dahinter stand ein Gemeinwohlkonzept, das in vielerlei Hinsicht mit der sozialistischen Ideologie kompatibel war. Selbstorganisation war vermutlich nur deswegen möglich, weil PCK und ČSČK ihre Jugendarbeit auf einer hierarchischen Struktur aufbauten, die Freiheiten außerhalb der staatlichen Reichweite (z. B. in den Ortsgruppen) erlaubte. Meines Erachtens ist ein Blick auf die Jugendarbeit von PCK und ČSČK auch deshalb lohnend, da ihre Selbstorganisation in großem Umfang erst aus der Kooperation von Staat und Organisation heraus entstand.

4.3 Polnischer Fall

Jugendarbeit zählte seit seiner Gründung zu den zentralen Aufgaben des PCK. Ein Blick auf die Zusammensetzung der Mitglieder bestätigt dies. Bis 1938 hatte das PCK insgesamt 700.000 Mitglieder rekrutiert, von denen 300.000 Erwachsene und 400.000 Jugendliche waren. Im Jahr 1968 waren es laut der PCK-Vizevorsitzenden Irena Domańska insgesamt 5.150.000 Mitglieder, von denen ca. 2.750.000 Jugendliche waren.[9] Diese Zahlen verdeutlichen zwei Merkmale, die für die Entwicklung des PCK im Staatssozialismus entscheidend waren: erstens das starke Wachstum der Organisation seit Kriegsende und zweitens den hohen Anteil Jugendlicher in der Organisation. Wie die Zahlen von 1938 und 1968 zeigen, waren traditionell mehr als die Hälfte der Mitglieder Jugendliche, d.h. Mitglieder im Jugendrotkreuz bzw. in der Rhetorik des PCK »Nachwuchs«.

Die zentrale Rolle der Jugend war für die Organisation also nichts speziell Sozialistisches. Vielmehr zählte die Annahme, dass mit der ideellen Erziehung bestenfalls schon im Kindesalter begonnen wird, wohl zu den Gemeinsamkeiten der Organisation mit dem Staat. Trotzdem kann kaum geleugnet werden, dass die Jugendarbeit des PCK im sozialistischen Staat besondere Priorität erlangte. Wichtigster Partner war dabei das polnische Bildungsministerium (*Ministerstwo Oświaty*). Beispielsweise verfasste der Direktor des Ministerbüros (Dyrektor Gabinetu Ministra), R. Rypołowski, am 23. Juni 1959 ein Schreiben an das Kreisbildungskuratorium.[10] In diesem verständigte er das Kuratorium darüber, dass zum nächstmöglichen Zeitpunkt an den allgemeinbildenden und berufsbildenden Mittelschulen Sanitärteams des PCK organisiert werden sollten. Diese sollten »für die Bedürfnisse der medizinisch-sanitären Dienste des regionalen Luftschutzes« arbeiten. Darüber hinaus sollten diese Gruppen an »Sanitäraktionen verschiedener Art« teilnehmen und könnten »bei Bedarf auch für die Suche und Bergung von Verletzten« eingesetzt werden. Rypołowski schrieb weiter: »Im Zusammenhang damit bittet das Ministerium [das Kuratorium] zur Ausgabe der Anordnung an die Direktoren der Mittelschulen (…), damit diese den Organen des PCK bei der Bildung der Schulzirkel Unterstützung zukommen lassen«[11]. Außerdem sollten die Direktoren den Schulzirkeln die in den Schulen vorhandene Sanitärausrüstung zur Verfügung stellen, bis diese über ihre eigene Ausrüstung verfügten.

Die Schulzirkel waren zur Zeit des Staatssozialismus wichtige Instrumente des PCK, die ein direktes Engagement an den polnischen Schulen erlaubten.

---

9 *Domańska*: The Work of the Red Cross in Poland, 59, 69.
10 Brief des Bildungsministeriums vom 23. Juni 1959, AAN 2/283/665, Blatt 1.
11 Ebd.

Mit Rückendeckung des Ministeriums verbreitete sich das PCK so in kurzer Zeit flächendeckend. In diesem Sinne forderte auch Rypołowski in seinem Schreiben explizit »mit Hinblick auf die Wichtigkeit der Aufgabe«, alle Mittelschulen, die bisher keine Schulzirkel für das PCK eingerichtet hatten, dazu auf, dies »mit Empfehlung des Ministeriums« nachzuholen.[12]

Sein Schreiben verdeutlicht, dass die Schulzirkel des PCK besondere Verbreitung an den polnischen Mittelschulen fanden, weil sie mehrere Interessen vereinten: Das PCK konnte über diese Schulzirkel junge Menschen an seine Organisation heranführen. Das Bildungsministerium konnte mit Hilfe des PCK massenhaft junge Menschen in diesen Schulzirkeln binden. Außerdem erfüllten Mitglieder dieser Schulzirkel in der Vorstellung des Ministeriums – und vermutlich auch in der Vorstellung des PCK – wichtige Aufgaben im Gesundheitsbereich. Zwar sah das Bildungsministerium für die Mitglieder eher militärische Einsatzmöglichkeiten vor, wie in diesem Fall den regionalen Luftschutz. Trotzdem ging es hier auch explizit um eine Motivation des PCK, nämlich Jugendliche für die Suche und Bergung von Verletzten auszubilden.

Interessant ist, dass das Bildungsministerium hier eine hohe Priorität des Luftschutzes für die Mittelschulen suggeriert. Ob ein Luftangriff zu diesem Zeitpunkt wahrscheinlich war oder ob in diesem Fall tatsächlich Einsätze an den Mittelschulen erforderlich wären, spielt in dem Schreiben keine Rolle. Trotzdem dürften derartige Anordnungen des Ministeriums entscheidend zur Verbreitung der Schulzirkel beigetragen haben. Das Ministerium nannte unmissverständlich das PCK als verantwortliche Organisation für die sanitäre Ausbildung der Jugend und wies die Direktoren der Mittelschulen nachdrücklich zur Unterstützung des PCK an.

Des Weiteren belegt diese Quelle, dass das Bildungsministerium konkrete Erwartungen an das PCK herantrug, z. B. den Erziehungsauftrag für die Jugend, die fachspezifische Weiterbildung der Jugend (z. B. Sanitärausbildung) sowie die Organisation der Schulzirkel.

Da der sozialistische Staat derzeit eigene Verbände für die Jugend betrieb, kann das Engagement des PCK an den Schulen durchaus als Privileg verstanden werden. Voraussetzung dafür war neben der Zusammenarbeit mit dem Bildungsministerium auch das geltende Organisationsrecht. Das im Folgenden vorgestellte Dokument vom Dezember 1955 belegt, dass der Staat dem PCK im Organisationsrecht ein besonderes Prädikat verlieh.

Am 17. Dezember 1955 verkündeten der Präsident des Ministerrats, Jósef Cyrankiewicz, und der Generalamtsdirektor des Ministerrats, Prof. Dr. St. Rozmaryn, in einem Beschluss, dass sie dem PCK den Titel »Organisation höherer

---

12 Ebd.

Nützlichkeit« (*Statut stowarzyszenia wyszej użyteczności*) zugestehen.[13] Die Verleihung dieses Titels war für das PCK nicht neu. Vielmehr handelte es sich um die formale Bestätigung eines Titels, den das PCK schon im Jahr 1932 erhalten hatte. Die Anordnungen hierzu aus dem Organisationsrecht (*Prawo o stowarzyszeniach*) blieben in der Volksrepublik jedoch bis 1989 in Kraft.[14] Zur Zeit des Staatssozialismus erhielten insgesamt 48 Organisationen diesen Titel, neben dem PCK z. B. auch die Gesellschaft der Kinderfreunde (*Towarzystwo Przyjaciół Dzieci*, 1949), die Liga der Soldatenfreunde (Liga Przyjaciół Żołnierza, 1954) oder der Verband der Feuerwehren Polens (*Związek Harcerstwa Polskiego*, 1959).[15] Laut Art. 46 (Dz.U. 1932 nr 94 poz. 808) konnte der Ministerrat diejenigen Organisationen zu »Organisationen höherer Nützlichkeit« ernennen, »deren Entwicklung für die Interessen des Staates oder der Gesellschaft besonders nützlich ist«[16].

Das Statut, das für das PCK fortan galt, enthielt dementsprechend einige bemerkenswerte Privilegien. Beispielsweise definierte es als Gebiet (*teren*) für die Tätigkeit des PCK nicht nur die Volksrepublik Polen, sondern auch andere Staaten. In Kapitel I § 2 (2) hieß es wörtlich: »Die Gesellschaft kann bei dessen Einverständnis gleichfalls auf dem Territorium eines anderen Staates tätig sein«[17]. Außerdem fixierte das Statut schriftlich, dass das PCK zwischen humanitären und sozialistischen Interessen balancierte. In Kapitel II § 7 bezeichnete das Statut das PCK explizit als »den Grundsätzen des sozialistischen Humanismus verpflichtete Gesellschaft« und »gesellschaftliche Massenorganisation«.

Tatsächlich sind die Arrangements zwischen dem PCK und dem Staat im Bereich Jugend besonders sichtbar. Zwar war das PCK flächendeckend mit seinen Schulzirkeln an den Schulen vertreten. Die Betreuer dieser Schulzirkel waren jedoch Lehrer, d. h. Pädagogen, deren Ausbildung der Staat beeinflusste. In § 22 der derzeit geltenden Ordnung über die PCK-Jugendzirkel (*regulamin kół młodzieży PCK*) vom 9. April 1938 hieß es dazu wie folgt: »Der Betreuer

---

13 Beschluss des Ministerrats über die Verleihung des Statuts der »Organisation höherer Nützlichkeit« an das PCK vom 17. Dezember 1955, AAN 2/284/2, Blatt 2–19, hier: Blatt 1.

14 Rozporządzenie Prezydenta Rzeczypospolitej z dnia 27 października 1932 r. – Prawo o stowarzyszeniach; Dz.U. 1932 nr 94 poz. 808). In: http://prawo.sejm.gov.pl/isap.nsf/DocDetails.xsp?id=WDU19320940808 (letzter Aufruf: 28.05.2018).

15 Wikipedia: Stowarzyszenie wyższej użyteczności (wörtlich: Organisation höherer Nützlichkeit). In: https://pl.wikipedia.org/wiki/Stowarzyszenie_wy%C5%BCszej_u%C5%BCyteczno%C5%9Bci#cite_note-r1932-1 (letzter Aufruf: 28.05.2018).

16 Siehe Art. 46, Rozporządzenie Prezydenta Rzeczypospolitej z dnia 27 października 1932 r. Prawo o stowarzyszeniach; Dz.U. 1932 nr 94 poz. 808), art. 46–56. In: http://prawo.sejm.gov.pl/isap.nsf/download.xsp/WDU19320940808/O/D19320808.pdf (letzter Aufruf: 28.05.2018).

17 Beschluss des Ministerrats über die Verleihung des Statuts der »Organisation höherer Nützlichkeit« an das PCK vom 17. Dezember 1955, Blatt 2–19, hier: Blatt 2, AAN 2/284/2.

eines Schulzirkels muss aus dem Lehrerkollegium bestimmt werden, damit er Kontakt zur Schulschwester [*higienistka szkolna*] und zu den Eltern der Kinder hat. In Ausnahmefällen kann aber auch eine verantwortungsvolle volljährige Person von außerhalb bestimmt werden«[18]. Joanna Szymoniczek bestätigt in ihrem Aufsatz *Polski Czerwony Krzyż w latach 1945–1989* (2015) ebenfalls: »Die Betreuer waren der Ordnung nach Lehrer«[19].

Das PCK verließ sich bei der Betreuung der Schulzirkel also auf eine produktive Inklusion einer Lehrerschaft, die es zunächst nicht selbst ausbildete. Zum einen ermöglichte dies höchstwahrscheinlich die sozialistische Durchdringung der Schulzirkel. Zum anderen war dies ein Arrangement, das dem PCK überhaupt erst den Weg an die Schulen ebnete.

Die Organisation der PCK-Schulzirkel war gleichzeitig eine strategische sowie eine operative Maßnahme, die sehr gut die formalen Ziele der Organisation widerspiegelte. Das Statut von 1955 formulierte in Kapitel II § 7 (1–10) folgende Ziele:»Das PCK (…) 1. verbreitet die humanitären Grundsätze mit dem Ziel der Friedensbewahrung in der Welt und im Kriegsfall mit dem Ziel den Frieden wiederzuerlangen. 2. arbeitet mit den staatlichen Verwaltungsorganen und den gesellschaftlichen Organisationen bei der Anhebung der sanitären Kultur und der Gesundheit der Bevölkerung zusammen (…). Insbesondere: 2.a) führt es Aktionen zur sanitären Massenschulung der Bevölkerung im Bereich Erster Hilfe durch und trägt zur Kaderschulung des Gesundheitsdienstes bei. 2.b) verbreitet es Sanitärbildung, Hygiene- und Gesundheitspropaganda und publiziert in diesem Bereich (…). 3. mobilisiert es die arbeitenden Massen zur aktiven Teilnahme bei der Anhebung ihres Gesundheitszustands (…)«[20].

Bei der Jugendarbeit ging es dem PCK demnach nicht nur um eine Beaufsichtigung oder Betreuung der Jugend. Vielmehr verstand die Organisation ihre Schulzirkel als Gruppen, in denen sie jungen Menschen humanitäre Ideale, Wissen über Hygiene und Gesundheit sowie ein allgemeines gesellschaftliches Verantwortungsbewusstsein vermittelte. Sehr zentral war hierbei die ideelle Kompatibilität des *neuen* sozialistischen Menschen mit dem *Rotkreuzmenschen*.

Beide Konzepte strebten danach, Jugendliche zu disziplinierten, gesunden und sozial verpflichteten Menschen zu erziehen. Die Bereitschaft zur Aufopferung für das Kollektiv zeigte sich in beiden. Darüber hinaus zielten die Aktivitäten der PCK-Schulzirkel aber darauf ab, Jugendliche eigenverantwort-

---

18 ZG PCK: Instrukcja do regulaminu kół młodzieży Polskiego Czerwonego Krzyża. Warszawa 1945, 12 f.

19 *Szymoniczek*, Joanna: Polski Czerwony Krzyż w latach 1945–1989: między misją a wymaganiami władzy. In: Wyzwoleni, ale nie wolni (1945–1989): studia z historii najnowszej. T. 2. o. A. 2015, 33–44, hier 41.

20 Beschluss des Ministerrats über die Verleihung des Statuts der »Organisation höherer Nützlichkeit« an das PCK vom 17. Dezember 1955, Blatt 2–19, hier: Blatt 3, AAN 2/284/2.

lich und möglichst selbständig zu machen. Sie sollten nicht (nur) zu Funktionären ihrer Organisation werden, sondern zu engagierten Mitmenschen, die auch außerhalb der Schule und in ihrem späteren Leben die Bedürfnisse ihrer Umgebung wahrnehmen.

Die Ordnung zu den PCK-Jugendzirkeln machte diesbezüglich klare programmatische Vorgaben. Die Arbeit in den Schulzirkeln sollte einen »selbstentscheidenden« und »selbstgestaltenden« Charakter haben (*charakter samowychowawczy i samoksztalceniowy*).[21] Darüber hinaus sollten die PCK-Schulzirkel die Kinder schrittweise – d. h. im Rahmen von vier vorgegebenen Leistungsstufen – auf das »weitere Leben« vorbereiten, ihnen eine »möglichst aktive Stellung« vermitteln, und zwar »nicht nur in der Schule, sondern auch außerhalb«[22].

In der polnischen Sekundärliteratur zur Jugend im Staatssozialismus ist hingegen häufig von einer vollständigen staatlichen Durchdringung zu lesen. Szymoniczek argumentiert, dass die Schulzirkel zwar als »beispielhafte Unterstützung der Jugend für die Rotkreuzidee« präsentiert wurden, meistens aber »auf Initiative der Schuldirektoren und weniger der besagten Jugend selbst« entstanden.[23] Angesichts der nachdrücklichen Korrespondenzen, die das Bildungsministerium zumindest Mitte der 1950er-Jahre mit den Direktoren pflegte, überrascht dies nicht. Wie im oben dargestellten Beispiel übte das Ministerium sogar Druck auf die Direktoren aus, sofern sie die Gründung von PCK-Schulzirkeln an ihren Schulen nicht hinreichend förderten.

Szymoniczek haftet an dieser Stelle sehr an den formalen Strukturen der Schulzirkel und verkennt dabei, dass die Jugendlichen durchaus auf die inhaltliche Arbeit ihrer Gruppe Einfluss nehmen konnten. Die eigeninitiative Gründung eines PCK-Schulzirkels durch die Jugendlichen hätte nicht nur den damals üblichen Mechanismen widersprochen, sondern wäre angesichts der damit verbundenen Ressourcen – Personal, Räumlichkeiten, Vertrauen der Eltern in die Betreuung, Zustimmung des PCK – wohl kaum möglich gewesen. Ein berechtigter Einwand, den Szymoniczek so jedoch nicht formuliert, wäre höchstens, dass sich die Jugendlichen nicht unbedingt für das Format eines Schulzirkels entschieden hätten, wenn ihnen dessen Gründung überlassen worden wäre.

Als weiterer Beleg für die staatliche Einflussnahme auf das PCK führt Szymoniczek das starke Wachstum der Organisation an: »Die Anzahl der Mitglieder (...) stieg sehr schnell. (...) Ende 1945 hatte das PCK 569.301 Mitglieder in 6.791 Erwachsenen- und Schulzirkeln, im Jahr 1948 schon 1.860.222,

21 ZG PCK: Instrukcja do regulaminu kół młodzieży Polskiego Czerwonego Krzyża. Warszawa 1945, 21 f.
22 Ebd., 22 f.
23 *Szymoniczek*: Polski Czerwony Krzyż w latach 1945–1989, 41.

versammelt in 20.807 Zirkeln. Im Jahr 1955 gelang es, die Marke von 2 Mio. Mitgliedern zu überschreiten, die sich in über 40.000 Zirkeln versammelten. 14 Jahre später erreichte die Anzahl der Mitglieder ca. 5 Mio.«[24]. Während diese Situation die polnische Regierung Mitte der 1940er-Jahre noch ernsthaft beunruhigt habe, so weckte die Aufnahme weiterer Mitglieder »nach der Begrenzung der Aufgaben des PCK« keinen Widerstand mehr. Derzeit befanden sich laut Szymoniczek schon andere Organisationen unter der Kontrolle der Regierung, die das Wachstum des PCK nun »sogar unterstützte«[25].

Meines Erachtens belegt das Wachstum lediglich, dass das PCK Mechanismen zur Massenmobilisierung wirksam umsetzte. Formal gesehen zählten massenhafte Schulungen und eine allgemeine Massenmobilisierung für Gesundheitsbelange schließlich seit 1955 zu den formalen Zielen der Organisation. Dass die Anzahl der Jugendlichen im PCK seit Mitte der 1950er-Jahre stetig zunahm, bedarf einer differenzierteren Betrachtung. Da Nachwuchs traditionell eine starke Rolle im PCK spielte, sind für diesen Untersuchungszeitraum vor allem folgende Fragen interessant: Welche Angebote machte das PCK? Welche Angebote machten andere Jugendverbände? Welche strukturellen Vorteile nutzte das PCK bei seiner Jugendarbeit?

Antworten auf diese Fragen verbergen sich in den zahlreichen Veröffentlichungen des PCK. Insbesondere im Bereich der Jugend pflegte das PCK eine aktive Publikationstätigkeit. Die Publikationen lassen sich in drei Kategorien unterteilen: erstens Publikationen für die Jugend, zweitens Publikationen für die Betreuer der Jugend und drittens Publikationen über die Jugend für eine breite Öffentlichkeit.

Aus *Szkolenie sanitarne młodzieży* (Warszawa 1967), einem Ratgeber für die Betreuer von PCK-Schulzirkeln, geht hervor, dass die Organisation »humanitäre Arbeit« leistete, die »in der Gesellschaft Autorität genießt«[26]. Weiter befindet der Ratgeber, dass »die polnische Jugend (…) der Idee des Humanitarismus treu [ist]«[27]. In diesem Sinne informierte auch Rita Łosińska in *Działalność koła PCK w szkole i w środowisku* (Warszawa 1970) darüber, dass die Rotkreuzjugend zu einer »freundschaftlichen Haltung gegenüber fremden Nationen« erzogen wurde und sich die Schulzirkel darum bemühten, das Interesse der Jugendlichen für »das Leben und die Arbeit dieser Nationen« zu wecken.[28] Die Mitglieder der Schulzirkel unterhielten deshalb Korrespondenzen mit Schulen in anderen Ländern, z.B. der Sowjetunion und der Tschechoslowakei.[29]

---

24 Ebd.
25 Ebd.
26 PCK: Szkolenie sanitarne młodzieży. Warszawa 1967, 29.
27 Ebd., 51.
28 *Łosińska*, Rita: Działalność koła PCK w szkole i w środowisku. Warszawa 1970, 15.
29 Ebd.

Die Zugänge, die das PCK zur internationalen Staatengemeinschaft hatte, motivierten offenbar Jugendliche und Betreuer gleichermaßen für ihr Engagement. Publikationen für beide Gruppen begannen daher seit Anfang der 1960er-Jahre oft mit einer Darstellung der internationalen Rotkreuzgeschichte. Dass sich das PCK aus einer internationalen humanitären Bewegung heraus gründete, war dabei eine zentrale Botschaft.[30] Roman Bliźniewski hob in seinem Ratgeber *Poradnik Pracy Instruktora PCK* (Warszawa 1961) ebenfalls besonders hervor:»Das PCK erfüllt wichtige Aufgaben für den Staat auf Landesebene und international«[31].

Einige Ratgeber für die Betreuer betonten zudem die alltägliche Relevanz der Jugendarbeit. So hieß es beispielsweise in *Materiały pomocnicze do działalności grup społecznych instruktorów młodzieżowych PCK* (Warszawa 1972):»Unter den Aufgaben der PCK-Schulzirkel, die aus den Traditionen und Grundsätzen unserer Organisation und vor allem aus den Bedürfnissen, die uns das Leben diktiert, [hervorgehen], stellt die Gesundheitsbildung eine der grundsätzlichsten (…) Aufgaben in der Jugendarbeit dar«[32].

Doch interessierten sich Kinder und Jugendliche, die Mitglieder in PCK-Schulzirkeln waren, wirklich für gesellschaftspolitische Inhalte? Genügte in diesem Falle nicht die Mitgliedschaft im staatlichen Jugendverband? Ein Blick auf ausgewählte Textbeispiele zeigt, mit welchen Aufgaben das PCK die Schulzirkel beschäftigte.

Für die jüngsten Mitglieder boten die PCK-Schulzirkel zunächst einen sogenannten»Sauberkeitsclub« (*Klub Czystości*) an. Das Hauptanliegen des Sauberkeitsclubs bestand darin, den Kindern Verantwortung für die eigene Körperhygiene zu vermitteln. Jadwiga Wiśniewska verfasste in *Pięć obrazów scenicznych dla młodych sanitariuszy PCK* (Warszawa 1961) ein Theaterstück, das anhand der fiktiven Figuren *Janek*, *Bronek* und *Stefan* thematisierte, wie Schüler mit einem Mitschüler umgehen sollten, falls dieser ungewaschen zum Unterricht erschien. Zu Beginn des Stücks beschwert sich Janek:»Wer spielt mir solche Streiche? (…) Gestern schickte mir jemand eine Bürste. Heute Seife. Mich hält hier doch wohl niemand für einen Schmutzfink? Die ganze Klasse ist doch auch nicht sauberer«[33]. Daraufhin antwortet Stefan:»Ja, das ist ein etwas unangenehmer Streich. Aber gib zu, Janek, dass du dich heute Morgen

---

30 Siehe *Zarząd Główny* (Polski Czerwony Krzyż): Materiały pomocnicze do działalności grup społecznych instruktorów młodzieżowych PCK. Warszawa 1972, 7 f.

31 *Bliźniewski*, Roman: Poradnik pracy instruktora PCK; Roman Bliźniewski, Maksymilian Respondek; Polski Czerwony Krzyż. Warszawa 1961, 3.

32 *Zarząd Główny*: Materiały pomocnicze do działalności grup społecznych instruktorów młodzieżowych PCK, 38.

33 *Wiśniewska*, Jadwiga: Pięć obrazów scenicznych dla młodych sanitariuszy PCK; wybór Jadwiga Wiśniewska. Warszawa 1961, 3–7, hier 3.

noch nicht gewaschen hast«[34]. Im Folgenden erfindet Janek diverse Ausreden, z. B. dass er morgens keine Zeit zum Waschen habe, und die drei Jungen diskutieren, ob Freunde sich untereinander als Schmutzfinken bezeichnen dürften. Das Stück schließt damit, dass die drei Schüler zusammenhalten und in den Sauberkeitsclub eintreten. Janek kommentiert wie folgt: »Stefan, sei nicht öde, du weißt doch, dass aller Anfang schwer ist (…).« Der letzte Satz des Stücks lautet einprägsam: »Am einfachsten kommst du jetzt gleich mit mir in den *Klub Czystości*«[35]. Laut § 7 der Ordnung über die PCK-Jugendzirkel (*regulamin kół młodzieży PCK*) entsprach der Sauberkeitsclub der ersten von vier Leistungsstufen. Für das Erreichen einer höheren Stufe durften die Betreuer keine festen Termine bestimmen, da eine »Beförderung« von Kriterien wie Alter, persönlicher Entwicklung oder individuellen Bemühungen des Mitglieds abhing.[36]

Für die vier Leistungsstufen formulierte das PCK dennoch konkrete Vorgaben. An den allgemeinbildenden Schulen lauteten diese wie folgt: »Stufe 1: Das Kind wäscht sich selbständig, das Kind ist ein Freund der Tiere und füttert im Winter die Vögel (…). Stufe 2: Das Kind hilft im Haushalt und in der Schule, das Kind ist ein Naturliebhaber (…). Stufe 3: Das Kind kümmert sich um die eigene Hygiene und um die Sauberkeit in der Schule, das Kind achtet sein Vaterland (…). Stufe 4: Das Kind wird Instruktor für die Stufen 1–3 (…)«[37]. Die Schulzirkel lebten ihren Mitgliedern somit primär ein Hygienebewusstsein und eine aufmerksame Haltung gegenüber ihrer Umwelt vor. Das Lied »*Czyścioszek PCK*« (wörtlich: »Putzteufel PCK«), das das PCK 1975 für Grundschüler komponierte, bestätigt diese Vorgaben. Die ersten Zeilen des Lieds korrespondieren mit den Leistungsstufen 1 bis 3: »Wer von euch hat saubere Hände und wirft nicht den Müll hinter sich? Das sind die PCK-Putzteufel. Vorbilder für andere Kinder. (…) Wer pflanzt selbst Blumen und wer liebt die Vögel? Das sind die PCK-Putzteufel. Was für ein Vorbild«[38].

Ab 1965 organisierte das PCK an den Grundschulen neben dem *Klub Czystości* auch den sogenannten *Klub Wiewiórka* (wörtlich: Eichhörnchenclub). Zuerst umfassten die Eichhörnchenclubs dort die Klassenstufen eins bis vier. Schrittweise weitete das PCK dieses Angebot aber auch auf Vorschulgruppen aus.[39] Über den Eichhörnchenclub schrieb Danuta Kowalczyk in

---

34 Ebd.
35 Ebd., 6 f.
36 *ZG PCK*: Instrukcja do regulaminu kół młodzieży Polskiego Czerwonego Krzyża. Warszawa 1945, 8.
37 Ebd., 23–25.
38 *Polski Czerwony Krzyż. Zarząd Główny*: Wybór materiałów świetlicowych dla szkolnych kół PCK w szkołach podstawowych / [teksty Maria Kowalewska et al.]. Warszawa 1975, 113 f.
39 Vgl. Statut Polskiego Czerwonego Krzyża, Rozdzial 4 (Struktura organizacyjna), § 23 (3); In: ZG PCK: Ustawa o Polskim Czerwonym Krzyżu i Statut Polskiego Czerwonego Krzyża. Warszawa 1980, 24 und ANK IV 29/3029/78.

Materiały pomocnicze dla opiekunów klubów ›Wiewiórka‹ PCK (Warszawa 1989) Folgendes:»Die Tätigkeit in der Kindesumgebung war immer und ist weiterhin eine der wichtigsten Aufgaben, die das PCK realisiert. Wir erkennen nämlich an, dass sich humanitäre Ideen und Rotkreuzprinzipien schon vom jüngsten Alter an erwerben lassen, wenn man sie mit der Erziehung der jungen Generation verbindet«[40].

Die Rekrutierung von Mitgliedern für das PCK – beispielsweise für die Ausbildung zu Schwestern, Sanitätern und Ersthelfern – blieb jedoch eher sekundär und begann frühestens mit dem 16. bis 18. Lebensjahr. Bis dahin scheinen die PCK-Schulzirkel viele Aufgaben übernommen zu haben, die unter Kindern und Jugendlichen eher unbeliebt sind. Laut § 6 der Ordnung achteten »die Mitglieder der Schulzirkel (…) auf persönliche Hygiene sowie auf die Ordnung von Schulbüchern und (…) die Sauberkeit des Klassenzimmers, der Korridore und des Schulgebäudes«. Sie nahmen »an karitativen Aktivitäten teil, z. B. das Überbringen des Frühstücks an verhinderte Kollegen, und sie kümmern sich um jüngere und arme Kinder«[41].

Ähnliche Ziele formulierte das PCK im Februar 1987 für die vorschulischen Eichhörnchenclubs:»Ziele der Tätigkeit [sind]: Ausbildung einer humanitären Haltung bei den Kindern, die eine Sensibilität für die Bedürfnisse anderer Menschen umfasst, sowie Hilfe für kranke und ältere Personen und ein ordentliches Zusammenleben in einer Gruppe Gleichaltriger«[42]. Als sichtbares Zeichen ihrer Mitgliedschaft erhielten Vorschüler ein Plastikabzeichen[43] und Grundschüler einen Mitgliedsausweis und ein Abzeichen. Dabei mussten sie sich auch noch explizit »selbst darum bemühen, dass andere Jugendliche ihr Abzeichen respektieren«[44].

In den 1960er-Jahren gaben die PCK-Schulzirkel eine eigene Reihe für Jugendliche unter dem Titel *Biblioteczka szkolnych kół PCK* heraus. In dieser Reihe erschienen beispielsweise *Szkolne koło PCK a środowisko* von Alina Kuśmierczyk (Warszawa 1956), von Jadwiga Wiśniewska *Prace opiekuńcze młodzieży PCK* (Warszawa 1960) und *Pięć obrazów scenicznych dla młodych sanitariuszy PCK* (Warszawa 1961) sowie *Koło PCK w realizacji planu dydaktyczno-wychowawczego* von Maria Polańska (Warszawa 1966). Bei Maria Polańska kamen im Rahmen einer Umfrage auch die Jugendlichen selbst zu Wort. Am Beispiel einer Schule in der Stadt Krajenka (Großpolen) thema-

---

40 *Kowalczyk*, Danuta: Materiały pomocnicze dla opiekunów klubów »Wiewiórka« PCK [Polskiego Czerwonego Krzyża]. Warszawa 1989, 5.
41 *ZG PCK*: Instrukcja do regulaminu kół młodzieży Polskiego Czerwonego Krzyża, 6.
42 Regulamin klubu »Wiewiórka« PCK działającego w przedszkolu. In: *Kowalczyk*: Materiały pomocnicze dla opiekunów klubów »Wiewiórka« PCK, 63.
43 Ebd.
44 *ZG PCK*: Instrukcja do regulaminu kół młodzieży Polskiego Czerwonego Krzyża, 6.

tisierte die Umfrage»1. Persönliches Engagement in der Arbeit des Schulzirkels
(…), 2. Persönlicher Nutzen (…), 3. Bewertung der Arbeit des Schulzirkels«[45].
Die Umfrage ergab, dass die Mitgliedschaft im PCK-Schulzirkel keinesfalls unbeliebt war. Von 154 Schülern der betreffenden Schule nahmen 132
(86 %) aktiv am PCK-Schulzirkel teil. Insgesamt sahen sogar 140 Schüler einen
»persönlichen Nutzen« in der Arbeit des Schulzirkels. Meistgenannte Antworten waren »Erwerb von Kenntnissen der Ersten Hilfe« (34), »Gewohnheit
in der Pflege der äußeren Erscheinung« (19), »Kenntnisse zum Erarbeiten
von Zeitungsartikeln« (15), »Sorge um Sauberkeit und Hygiene« (12).[46] Weniger Schüler sahen in ihrem Engagement einen gesamtgesellschaftlichen
Nutzen, wie z. B. »gesellschaftliche Aktivierung« (10), »Vorliebe für soziale
Arbeit« (8), »größeres Pflichtgefühl« (5) oder »ich helfe gerne Älteren« (5).[47]
Ein nicht unbedeutender Teil der Schüler antwortete sogar ausschließlich mit
selbstbezogenen Argumenten. Darunter waren beispielsweise »größere Sorge
um die Sauberkeit der Fingernägel« (6), »Gewohnheit, den Kragen häufig zu
wechseln« (6), »Ich gehe öfter zum Friseur« (6), »ich habe angefangen mir die
Zähne zu putzen« (6), »ich vergesse mein Taschentuch nicht« (3) und »Fähigkeit Dokumentationen durchzuführen« (1).[48] Weitere Nutzen, die die Schüler
formulierten, betrafen die sie umgebende Gemeinschaft, waren aber ebenfalls
selten. Dazu zählten beispielsweise »ich kenne meinen Heimatort besser« (2),
»ich bin kollegialer« (1) und »ich habe gelernt andere wertzuschätzen« (1).[49]
    Trotz der detaillierten Vorgaben, die das PCK für die einzelnen Leistungs-
stufen in den Schulzirkeln machte, unterschieden sich die Erfahrungen der
Mitglieder voneinander. Wie auch im allgemeinen Schulbetrieb hing der »persönliche Nutzen« von den individuellen Neigungen der Schüler ab. Beispielsweise schätzte Wanda Żablińska aus Klasse 2b vor allem die zusätzlichen
Kenntnisse in Erster Hilfe. In ihrer Bewertung schrieb sie wie folgt: »Ich gehöre seit Beginn meines Aufenthalts an dieser Schule dem PCK-Zirkel an. (…)
In den Kursen der zweiten und dritten Stufe habe ich viel gelernt. Ich habe
gelernt Kranken und Verletzten zu helfen, obwohl es mir bis dahin so vor-
kam, dass das sehr schwer ist und ich selbst das nie machen könnte«[50]. Ihr
Mitschüler Andrzej Palma hingegen schrieb Folgendes: »Ich arbeite in der
Sauberkeitskommission. Ich bemühe mich für andere ein Vorbild zu sein. Ich
habe angefangen mich mehr um die Frisur und die persönliche Sauberkeit zu

45 *Polańska*, Maria: Koło PCK w realizacji planu dydaktyczno-wychowawczego. Warszawa
     1966, 38 f.
46 Ebd., 39.
47 Ebd.
48 Ebd.
49 Ebd.
50 Ebd., 40.

kümmern. Die Arbeit im PCK-Zirkel gibt mir viel Zufriedenheit. Mir gefallen die Wandzeitungen, ich lese sehr gern (...) die Zeitschrift *Czyn PCK*«[51].

Abschließend kann festgehalten werden, dass Polańska den Betreuern der PCK-Schulzirkel neben dem »best-practice«-Beispiel aus Krajenka auch grundlegende Kenntnisse des Projektmanagements näher bringen wollte. Auf den Seiten 10 bis 13 ihrer Veröffentlichung findet sich deshalb eine Tabelle, die Aufgaben, Arbeitsschritte und eine exemplarische Zeitplanung beinhaltet. Für die weitere erfolgreiche Zusammenarbeit mit den Jugendlichen formulierte sie zudem folgende Vorschläge: »1. Die Jugend liebt es ehrenamtlich tätig zu sein und sich in Organisationen zu binden. Man muss ihnen diese Arbeit nur beibringen und sie dazu ermutigen. 2. Jugendorganisationen können unter der Bedingung gut organisierter Arbeit, mit Verständnis für die Bedürfnisse der Jugendlichen und der Prägung positiver Beispiele vielseitigen erzieherischen Einfluss haben (...)«[52]. Unter »guter Arbeit« verstand sie dabei vor allem die Ausarbeitung eines Arbeitsplans, der konsequent befolgt werden müsse. Darüber hinaus hielt sie es für sinnvoll, »unter der Bewahrung der Freiwilligkeit« eine größere Gruppe zu organisieren, die auf die Gesamtgruppe einwirken könne. Dabei sei es wichtig, die Gruppe zu erziehen und die Arbeit aktiv abzurufen. Die Betreuer sollten dabei vielfältige Methoden verwenden, sodass die »Integration von Anstrengungen und Schwerpunkten zum günstigen und effektiven Abschluss der sozialen Tätigkeiten« gelinge.[53]

Hinter dieser umständlichen Formulierung verbarg sich letztlich ein Aufruf, die Jugendlichen als Bestandteil der PCK-Tätigkeit ernst zu nehmen und aktiv einzubinden. Besonders gut lässt sich dieser Ansatz übrigens am Beispiel der ehrenamtlichen Blutspende nachvollziehen. Auch wenn die Blutspende nur volljährigen Personen über 18 Jahren erlaubt war, gab es zahlreiche Jugend-Blutspenderclubs (*kluby młodzieżowe HDK*). Für Erwachsene waren die HDK (*Kluby Honorowych Dawców Krwi*) die »grundlegende Organisationsform der ehrenamtlichen Blutspende (...) in den Arbeitsstätten, im Feld und im Schulwesen«. Bis Ende des Jahres 1981 entstanden über das PCK insgesamt aber auch 673 Jugend-Blutspenderclubs mit 40.875 Mitgliedern.[54]

Mit dem Ziel, die ehrenamtliche Blutspende schon bei den unter 18-Jährigen zu propagieren und die aktive Blutspende von über 18-Jährigen zu befördern, unternahmen die HDK folgende Schritte: Erstens vermittelten sie Informationen über die HDK unter den Jugendlichen, zweitens versuchten sie die Jugendlichen zu einer »positiven psychischen Einstellung« gegenüber den

---

51 Ebd., 41.
52 Ebd., 42.
53 Ebd., 43.
54 *IKN*: Materiały pomocnicze dla nauczycieli-opiekunów szkolnych kół Polskiego Czerwonego Krzyża / Instytut Kształcenia Nauczycieli im. Władysława Spasowskiego w Warszawie; red. nauk. Rena Brzęk-Piszczowa. Warszawa 1986, 89f.

HDK zu bewegen, um sie zu potentiellen künftigen Spendern zu erziehen. Für diese Zwecke organisierten die HDK Vorträge, Malwettbewerbe oder Treffen mit aktiven Blutspendern. Selbst bei der Organisation von Blutspendterminen konnten Kinder und Jugendliche aktiv mithelfen, indem sie den Veranstaltungsraum dekorierten und nach der Blutentnahme Mahlzeiten für die Blutspender ausgaben.[55] Gemessen an ca. 1 Million ehrenamtlichen Blutspendern, die das PCK für das Jahr 1981 registrierte, scheint die Anzahl der jugendlichen Mitglieder in den Jugend-Blutspenderclubs mit etwa 40.875 zunächst marginal.[56] Insgesamt zeugt diese Zahl jedoch von einer äußerst erfolgreichen und nachhaltigen Nachwuchsarbeit.

Die Rekrutierung zukünftiger Blutspender konnte also durchaus schon im Rahmen von Schulzirkeln beginnen. In *Co aktywista PCK powinien wiedzieć o krwiodawstwie* (Warszawa 1952) machte Jadwiga Wiśniewska Vorschläge, wie ein PCK-Zirkel mit seinen Blutspendern umgehen sollte. Diese Vorschläge stimmen weitestgehend mit den Vorschlägen für die Jugend überein. Zum einen sollte das PCK eine angenehme Atmosphäre für die Blutspende schaffen. Dabei sollte es mit den Blutspendern stets einen respektvollen Umgang pflegen. Zum anderen sollte der einzelne Blutspender im Rahmen der Blutspendetermine »das Gefühl haben, dass seine Spende als humanitäre und soziale Handlung geschätzt wird«[57].

In diesem Sinne verpflichtete sich jedes PCK-Mitglied, grundlegende Kenntnisse über die Blutspende zu erwerben, um interessierte Personen oder diejenigen, »die sich zum Beitritt in den Kreis der Blutspender bewegen lassen«, über die Blutspende zu informieren.[58] Dass das PCK bereits in der Jugendarbeit ein Bewusstsein für die ehrenamtliche Blutspende schaffen wollte, scheint vor diesem Hintergrund nur plausibel. Eine Veröffentlichung des Instituts zur Lehrerbildung (*Instytut Kształcenia Nauczycieli*) argumentierte 1986 sogar explizit, dass die Wertschätzung für die HDK in der Gesellschaft gestärkt wird, wenn Blutspendepropaganda schon bei den Jugendlichen beginnt. Personen, die mit dem Beginn ihrer Volljährigkeit dem PCK beitreten wollten, mussten sich übrigens automatisch zu mindestens zwei Blutspenden jährlich verpflichten.[59]

Das Bild vom Blutspender als Helfer oder Retter passte generell gut in die Narrative der PCK-Schulzirkel. Der *Rotkreuzmensch* sollte in der Vorstellung des PCK – wie auch der sozialistische *neue* Mensch – nahezu heldenhafte

---

55 Ebd., 91.
56 Ebd., 89–90.
57 *Wiśniewska*, Jadwiga: Co aktywista PCK powinien wiedzieć o krwiodawstwe. Warszawa 1952, 28.
58 Ebd., 4.
59 *IKN*: Materiały pomocnicze dla nauczycieli-opiekunów szkolnych kół Polskiego Czerwonego Krzyża, 9.

Eigenschaften ausbilden. In *Pięć obrazów scenicznych dla młodych sanitariuszy PCK* veröffentlichte Jadwiga Wiśniewska ein Theaterstück für Jugendliche, in dem »Tollpatsch Tomek« zum Helden wird. Das Stück stellt zuerst eine Gruppe Schüler vor, die ihren Mitschüler Tomek als Tollpatsch bezeichnet. Doch eben dieser Tomek springt kurz darauf in einen kalten Fluss, um seinen Mitschüler Janek zu retten. Tomek trägt den bewusstlosen Janek daraufhin zurück zur Gruppe. Die Gruppe kommentiert wie folgt: »Sieh nur, jetzt machen sie eine Wiederbelebung. (…) Wie gut, dass sie das können. Jetzt machen sich die Übungen im PCK-Zirkel bezahlt«[60]. Nach der Rettungsaktion lobt die Mutter den Ersthelfer Tomek: »Ein mutiger Junge bist du. Mutig und tapfer«[61].

Am Beispiel von Tomek lassen sich gut zwei Annahmen der PCK-Schulzirkel erläutern: Erstens sei es moralisch wertvoll, sich für seine Mitmenschen aufzuopfern. Zweitens könne selbst »Tollpatsch Tomek« ein Leben retten, wenn er aufmerksam sei und über einfache Kenntnisse der Ersten Hilfe verfüge. Besonders deutlich wird dies, als die Mutter Tomek fragt: »Du kannst gut schwimmen, was?« und Tomek darauf verneinend antwortet: »Eigentlich gar nicht … Es ist mir schwer gefallen, ich dachte schon…aber irgendwie ist es gelungen«[62].

Zusammenfassend kann für die PCK-Schulzirkel Folgendes festgehalten werden: Das PCK pflegte ein egalitäres Konzept, das jedem Schüler die Mitgliedschaft erlaubte. Zentral war dabei, dass die Mitgliedschaft freiwillig erfolgte. Ungeachtet der Kenntnisse und Eigenschaften, welche die Schüler mitbrachten, bekamen alle eine konkrete Ersthelferausbildung. Die Aktivitäten der Schulzirkel gingen dabei weit über non-formale Bildung hinaus, da sie für die Schüler gleichzeitig auch charakterbildend sein sollten. Mitglieder der Schulzirkel erzog das PCK zu vorbildlichen Mitmenschen. Sie sollten kollegial, aufmerksam, hilfsbereit und tugendhaft sein. Sie erlernten konkrete Situationen, in denen sie sich für das Kollektiv oder für einzelne Notleidende einsetzen konnten (z. B. Krankheit, Unfall, Situationen im Haushalt und in der Schule). Wichtige Voraussetzung dafür war, dass das PCK den Schülern eigenständiges Denken und Handeln vorlebte. Irena Micuła betonte in ihrem Ratgeber, dass Jugendliche in den Schulzirkeln positive Charaktereigenschaften herausbilden könnten, sofern die Betreuer ihre Individualität achteten. Sie war der Meinung, dass »die erzieherische Arbeit der PCK-Schulzirkel (…) die Bedingungen [schafft], unter denen bei Jugendlichen Interessen und Veranlagungen stimuliert werden«[63]. Sie rezipierte dabei übrigens einige Überlegungen von Maria Polańska, die sie sogar im Wortlaut abdruckte.[64]

60 *Wiśniewska*: Pięć obrazów scenicznych dla młodych sanitariuszy PCK, 44.
61 Ebd., 43.
62 Ebd., 44.
63 *Micuła*, Irena: Rola i zadania szkolnych kół PCK w realizacji zadań wychowawczych; Polski Czerwony Krzyż. Warszawa 1969, 15.
64 Ebd., 23.

Individualität spielte für Micuła generell eine zentrale Rolle: »Jeder Mensch hat seine Individualität. Er besitzt bestimmte Eigenschaften (…). Dazu zählen: Interessen, Veranlagung, Fähigkeiten und Talent, Temperament und Charakter des Menschen. (…) Das Interesse der Jugendlichen für die Arbeit der Schulzirkel wird dann gestärkt, wenn man ihnen die Möglichkeit gibt, eigene Initiativen in der Organisation der Arbeit zu zeigen«[65].

Positive Eigenschaften, die Jugendliche in den Schulzirkeln erlernen konnten, waren laut Micuła Wahrnehmungsvermögen (*spostrzegawczość*), Einfallsreichtum (*pomysłowość*) sowie die Fähigkeit zu eigenständigem Denken (*zdolność do samodzielnego myślenia*) und der Ausgangspunkt für praktisches Handeln (*punkt wyjścia do działalności praktyczne*).[66] Sie schrieb weiter: »(…) für eine fruchtbare persönliche Entwicklung des Schülers ist große Freiheit und Eigenständigkeit des Handelns unerlässlich. Die Jugend muss die Erfüllung von Aufgaben ›leben‹ und nicht nur die Empfehlungen des Betreuers befolgen«[67]. Auf diese Weise leisteten die Schulzirkel ihres Erachtens einen wichtigen pädagogischen Beitrag zur Rotkreuzarbeit. Zu den wichtigsten pädagogischen Zielen zählte sie explizit »die Entfaltung von Eigenständigkeit und Initiative der Jugend, die Fähigkeit zum Zusammenleben und Mitwirken, das freiwillige Unterstellen der individuellen Interessen unter die der Gesamtbevölkerung und die Vorbereitung (…) der Jugend auf ein Leben in der gegenwärtigen Gesellschaft«[68]. An dieser Stelle zeichnet sich recht deutlich ein Gemeinwohlkonzept ab, das sowohl auf individueller Entwicklung, als auch auf kollektiver Anpassung beruhte.

Die Mindestanforderungen für eine Mitgliedschaft im PCK-Schulzirkel waren dabei denkbar niedrigschwellig. Sie waren in der Regel erfüllt, sobald das Mitglied Stufe I erreicht hatte und somit in der Lage war, sich um die eigene Körperhygiene zu kümmern.

Darüber hinaus belegen Publikationen für Kinder und Jugendliche aus den 1960er-Jahren, dass die humanitäre Rotkreuzbewegung ein wichtiges Identifikationsangebot des PCK war. Bei den jüngsten Mitgliedern spielten humanitäre und gemeinwohlorientierte Prinzipien hingegen nur eine subtile Rolle. Die Aktivitäten für Kinder umfassten beispielsweise die Pflege von Mitmenschen. Mit dem Lied *Pomagaj mamie* (wörtlich: »Hilf Mama«) versuchte das PCK sogar noch Ende der 1980er-Jahre, den Kindern Botschaften mittels Musik einzuprägen. Die erste Strophe lautete wie folgt: »Halt dich nicht am Arbeitskleid der Mutter fest, du bist doch kein kleiner Knirps mehr! Putz dir die Schühchen ab, gieß die Blumen, sei immer gern bei der Arbeit«[69]. Da sich

---

65 Ebd., 14 f.
66 Ebd., 15.
67 Ebd., 16.
68 Ebd., 20.
69 *Kowalczyk*: Materiały pomocnicze dla opiekunów klubów »Wiewiórka« PCK, 58 f.

Kinder nur selten für Haushaltsangelegenheiten begeisterten, schlossen die
Aktivitäten auch Themen zur Umwelt im Allgemeinen ein, z. B. Pflanzen und
Tiere, die vermutlich eher ihr Interesse weckten.

Um ihre Gruppe nach außen hin zu kennzeichnen, verwendeten die
PCK-Schulzirkel Wimpel, die ganz in diesem Sinne traditionell das Motto
»Liebe den Nächsten« (*Miłuj Bliźniego*) trugen. Die Ordnung über die Jugendzirkel des PCK machte dazu in § 11 übrigens strenge Vorgaben: Die Wimpel
sollten weiß sein, »80 × 80 cm, mit einem roten Kreuz, das beidseitig aufge-
druckt, aufgenäht oder geklebt ist und aus 5 gleichen Quadraten mit je 15 cm
besteht«. Eine Seite des Wimpels sollte die Aufschrift *Miłuj Bliźniego* tragen,
die andere Seite die Aufschrift »Jugendzirkel des PCK an der Schule…« (*Koło
młodzieży PCK przy szkole…*).[70]

Eine Gegenprobe aus der Vorkriegszeit zeigt, dass sich die Konzeption der
Schulzirkel im Sozialismus nicht wesentlich verändert hat. Neben dem Motto
»Liebe den Nächsten« (*Miłuj Bliźniego*) blieben auch einige der traditionellen
Großveranstaltungen des PCK erhalten.[71] Dazu zählten beispielsweise die
Veranstaltungen *Dzień Matki* (wörtlich: Muttertag) oder *Tydzień PCK* (wört-
lich: PCK-Woche).[72] Die inhaltliche Ausrichtung der Schulzirkel hingegen
weist in der Volksrepublik deutlich schmalere und auch sozialistischere Züge
auf.

In *Młodzieży w czynie* von 1924 berichtete das PCK aus der Arbeit der damaligen Schulzirkel.[73] Beispielsweise informierte dieses Magazin darüber,
dass sich das Jugendrotkreuz in Warschau im Jahr 1921 zuerst an einigen allgemeinbildenden Schulen gründete. Anna Roszkowska kommentierte dazu,
dass sich »unsere Lehrerschaft tatkräftig in die neue Vertretung einbrachte –
wobei das Amerikanische Jugendrotkreuz das Kapital lieferte«[74]. Laut Roszkowska gab es in Warschau derzeit insgesamt 40 Zirkel, in denen sich
10.000 Jugendliche »mit verschiedenen Arbeitsmethoden zur Umsetzung der
Jugendrotkreuzidee« versammelten.[75] Das Magazin nennt für den Zeitraum
bis zum 1. Juli 1924 insgesamt 132 Orte, in denen solche Jugendzirkel entstanden waren. Die Gesamtzahl der Jugendzirkel in Polen betrug 588 mit ca.
116.000 Mitgliedern.[76]

---

70 *ZG PCK*: Instrukcja do regulaminu kół młodzieży Polskiego Czerwonego Krzyża, 9.

71 »Liebe den Nächsten, das ist das Motte der Jugend des Roten Kreuzes« (*Miłuj Bliźniego –
    to hasło młodzieży Czerwonego krzyża*). In: *Czerwony Krzyż*: Młodzieży w czynie. Komisji
    Oddziałowej Czerwonego Krzyża Młodzieży. Warszawa 1924, 1.

72 *ZG PCK*: Instrukcja do regulaminu kół młodzieży Polskiego Czerwonego Krzyża, 7.

73 *Czerwony Krzyż*: Młodzieży w czynie. Komisji Oddziałowej Czerwonego Krzyża Mło-
    dzieży. Warszawa 1924.

74 Ebd., 13.

75 Ebd.

76 Ebd., 16.

Zdana Majewska betonte in ihrem Artikel explizit, dass die Arbeit der
Jugendzirkel von lokalen Bedürfnissen und Bedingungen abhing: »Die Tätigkeit der Kreise ist sehr vielgestaltig, in bedeutendem Ausmaß abhängig von
den örtlichen Gegebenheiten, dem geistigen Niveau und dem Alter der Kinder und wie damit umgegangen wird«[77]. Als allgemeine Tätigkeitsbereiche
der Jugendzirkel nannte sie folgende: »1. Materielle und moralische Hilfe für
alle Bedürftigen, hauptsächlich für die Jugend, 2. Propagierung von Hygiene,
Sauberkeit sowie Gesundheit, 3. Ausführen verschiedener Handarbeiten, die
an Bedürftige verschenkt oder für Ziele des Kreises verkauft werden können,
4. Herstellen von Kontakten zwischen polnischen und ausländischen Kreisen
mit Hilfe zwischenschulischer Korrespondenzen«[78]. Auf den ersten Blick
scheint diese Aufzählung recht überschaubar zu sein. Dieser Eindruck täuscht
jedoch. Das polnische Jugendrotkreuz hatte derzeit Kontakte zu 12 Ländern
(USA, Australien, Alaska, Argentinien, Belgien, Tschechoslowakei, Frankreich, Hawaii, Irland, Italien, Japan und Jugoslawien)[79]. Außerdem umfasste
allein das Repertoire der Tätigkeiten, die dieses Magazin erwähnte, zusätzlich
technische und soziale Aktivitäten, Tätigkeiten der Rotkreuzjugend auf dem
Land und einige literarisch-artistische Projekte. Im Vergleich zu 1924 wird
sichtbar, dass die Tätigkeiten des PCK im Staatssozialismus sich viel stärker
auf die Bereiche Soziales und Gesundheit fokussierten.

In der Sekundärliteratur bezeichnete vor allem Joanna Szymoniczek dies
immer wieder als einen Bruch mit den Traditionen des PCK, der ihres Erachtens mit der Machtübernahme der Kommunistischen Partei zusammen-
hängt.[80] Ebenso glaubwürdig kann aber auch schon der Ausbruch des Zweiten
Weltkriegs als Ursache dafür angeführt werden, dass das PCK seine Tätigkeiten schmaler anlegte. Außerdem kann davon ausgegangen werden, dass
sich das PCK seit seiner Entstehung stetig professionalisierte und sich die
Organisation möglicherweise auch deswegen mehr Aufgaben in den Bereichen
Soziales und Gesundheit erschloss.

Bei der Jugendarbeit bekamen die PCK-Schulzirkel zudem Konkurrenz
von sozialistischen Jugendverbänden, die eine massenhafte Einbindung aller
Schüler anstrebten und mehr noch, diese sogar zur Vorgabe für die PCK-
Schulzirkel machten. Im Gegensatz zu 1924, als das PCK einen freien Raum
mit sehr individuellen Aktivitäten gefüllt hatte, nahm es seit den 1950er-Jah-
ren eher einen zugewiesenen und recht begrenzten Platz in der staatlichen
Jugendarbeit ein.

---

77 Ebd.
78 Ebd.
79 Ebd.
80 Vgl. *Szymoniczek*: Polski Czerwony Krzyż w latach 1945–1989, 41.

Selbstorganisation scheint in diesem Zusammenhang nur sehr eingeschränkt möglich gewesen zu sein. Maßgeblich für die Jugendarbeit des
PCK an den polnischen Schulen waren die Strukturen, die die Schulen den
PCK-Schulzirkeln einräumten. Ob Lehrer auch im Sozialismus die traditionellen Ansprechpartner des PCK blieben, oder ob diese eher den staatlichen
Einfluss auf Schüler ermöglichten, ist schwer zu beurteilen. Zahlreiche Publikationen des PCK gaben den Jugendlichen zwar vor, welchen Vorbildern sie
nacheifern sollten, und lieferten den Betreuern konkretes Material für die Er-
ziehung in den Schulzirkeln. Dass die Organisation selbst diese Publikationen
in Auftrag gab, ist jedoch kein hinreichender Nachweis für Selbstorganisation.
Vielmehr profitierte das PCK derzeit von einer allgemeinen (sozialistischen)
Massenmobilisierung, die auch die Jugend erfasste. Liedtexte wie »*PCK –
każdy zna*« (wörtlich: »*PCK – jeder kennt es*«) zeugen davon, wie ehrgeizig die
Organisation noch bis Mitte der 1970er-Jahre diese Massenmobilisierung von
Jugendlichen verfolgte.[81]

Sehr klar wird anhand des vorgestellten Materials aber, dass sich die Organisation um die Erziehung von Individuen bemühte, die sich anschließend
zum Vorteil einer Gemeinschaft anpassen sollten. Jugendliche lernten in den
Schulzirkeln, dass eigenständiges Denken eine essentielle Voraussetzung dafür ist, ein angestrebtes Gemeinwohl zu erreichen.

In den 1950er-Jahren hatte sich das PCK zuerst strukturell in den sozialistischen Staat integriert. In den folgenden Jahren emanzipierte sich der *Rotkreuzmensch*, den das PCK in seiner Jugendarbeit entworfen hatte, aber schrittweise wieder vom sozialistischen *neuen* Menschen. Ab Mitte der 1960er-Jahre
und vor allem in den 1970er-Jahren pflegte das PCK eher ein Gemeinwohlkonzept, das sich humanitären Prinzipien wie Menschlichkeit, Unabhängigkeit und Freiwilligkeit verpflichtete. Das *Gesetz über das Polnische Rote
Kreuz* (Ustawa o Polskim Czerwonym Krzyżu) vom 16. November 1964 verwendete dementsprechend explizit die Bezeichnung »humanitär«. Artikel 1 (2)
definierte als Ziel des PCK »die Organisierung und Durchführung humanitärer und pädagogischer Tätigkeiten, die sich durch die Verbreitung der Grundsätze des Humanitarismus auf die Bewahrung des Friedens (…) richten«[82].
Auch das Statut des PCK (*Statut Polskiego Czerwonego Krzyża*) formulierte,
dass die Organisation »für die Verbreitung der Grundsätze des Humanitaris-

---

81 *Polski Czerwony Krzyż. Zarząd Główny*: Wybór materiałów świetlicowych dla szkolnych
kół PCK w szkołach podstawowych / [teksty Maria Kowalewska et al.]. Warszawa 1975,
110–112.
82 Ustawa o Polskim Czerwonym Krzyżu. In: *ZG PCK*: Ustawa o Polskim Czerwonym
Krzyżu i Statut Polskiego Czerwonego Krzyża, Warszawa 1980, 3–10, hier 3; Vgl. ANK IV
29/3029/78.

mus« tätig ist und »das PCK (…) den Grundsätzen des (…) Humanitarismus treu« ist.[83]

Ein relevantes Ziel der PCK-Schulzirkel bestand dennoch darin, ein soziales gemeinschaftliches Zusammenleben zu ermöglichen – und zwar unter der Voraussetzung des sozialistischen Staates. Bis in die 1980er-Jahre blieb daher eine starke Kompatibilität von *Rotkreuzmensch* und sozialistischem *neuen* Menschen erhalten, die die PCK-Jugend grundsätzlich auch zu einem sozialistischen Nachwuchs machte.

4.4 Jugend beim PCK in Krakau

Unterlagen des Krakauer Wojewodschaftsamts (Urząd Wojewódzki w Krakowie) vom Frühjahr 1950 deuten auf eine intensive Zusammenarbeit mit dem PCK hin. Im Mai 1950 korrespondierte die Abteilung für Invalidensachen und Sozialhilfe (Wydział Spraw inwalidzkich i pomocy społecznej) dort häufig mit der Organisation, weil sie eine Großveranstaltung mit dem Titel Tydzień Zdrowia (wörtlich: Gesundheitswoche) plante.

Die Veranstaltung fand zwar auf Initiative des PCK statt. Dabei war die Organisation jedoch auf Unterstützung bzw. diverse Genehmigungen der Ämter angewiesen. In seinem Schreiben vom 4. Mai 1950 kündigte beispielsweise der Kreisrat (*Starosta powiatowy*) von Biała Krakowska dem Wojewodschaftsamt in Krakau an, dass er dem Organisationskomitee der Veranstaltung beitrete.[84] Ähnliche Zusagen erhielt das Amt von den Kreisräten in Bochnia[85], Brzesko[86] und Chrzanow[87]. Am 11. Mai 1950 fand daraufhin ein organisatorisches Treffen des PCK mit den Vertretern der Ämter und den Kreisräten in Chrzanow statt.

Bei dieser Gelegenheit kommentierte der Kreisarzt Dr. Jan Kuchta, dass »bei der Propagandaaktion und beim Wettbewerb vor allem die Schulzirkel des PCK und die Gesundheitsbeauftragten der Krankenhäuser, die in PCK-Kursen ausgebildet wurden, verbindlich teilnehmen müssen«[88]. Darüber hinaus diskutierten die Anwesenden bei diesem Treffen auch die Teilnahme anderer Organisationen, wie z. B. der Frauenliga (*Liga Kobiet*), der Gesellschaft der

---

83 Statut Polskiego Czerwonego Krzyża. In: *ZG PCK*: Ustawa o Polskim Czerwonym Krzyżu i Statut Polskiego Czerwonego Krzyża. Warszawa 1980, 24.
84 Brief vom 04.05.1950, ANK IV, UW/II/2638.
85 Brief vom 02.05.1950, ANK IV, UW/II/2638.
86 Brief vom 03.05.1950, ANK IV, UW/II/2638.
87 Brief vom 29.04.1950, ANK IV, UW/II/2638.
88 Protokół (Zebranie organizacyjne T. Z.), Chrzanow vom 11.05.1950, ANK IV, UW/II/2638.

Kinderfreunde (*Towarzystwo Przyjaciół Dzieci*, TPD) und des Polnischen Jugendverbands (Związek młodzieży polskiej, ZMP).[89]

Bei der Gesundheitswoche – auch bekannt unter dem Namen *Tydzień PCK* (wörtlich: PCK-Woche) handelte es sich um eine der größten landesweiten Veranstaltungen des PCK. In *The Health Service in the People's republic of Poland* (Warszawa 1953) erklärten Irena Domańska und Zygmunt Grynberg den Sinn dieser Veranstaltung folgendermaßen: »Every year the PCK organizes a ›health week‹, during which the entire population is called upon to improve the standard of sanitary conditions throughout the country«[90]. Zum ersten Mal seit Kriegsende hatte die Gesundheitswoche bereits vom 16. bis 22. März 1948 stattgefunden. Briefwechsel zwischen dem Hauptausschuss des PCK in Warschau und dem PCK-Bevollmächtigten in Wien belegen, dass die Organisation sogar Plakate, Fensteraufkleber und Briefmarken ins Ausland verschickte, um für die Gesundheitswoche zu werben.[91] Am 15. März 1948 rief der Hauptausschuss des PCK seine damaligen Vertreter im Ausland dazu auf, »in diesem Jahr aktiv an dieser allgemeinorganisierten Veranstaltung teilzunehmen und entsprechende Aktionen für die Sache des PCK unter der Gruppe von Polen in der Emigration durchzuführen«[92]. Der damalige Direktor des PCK, T. Kalicki, bat den PCK-Delegierten in Wien sogar darum, ihm über die Pläne für die Gesundheitswoche in Wien zu berichten.[93]

Als Ziele der Gesundheitswoche nannte der PCK-Hauptausschuss folgende: »Die Durchführung konkreter Aktionen im sanitären (...) Bereich für die arbeitende Bevölkerung auf dem Land und in der Stadt, (...) die Gesellschaft auf die Rolle des PCK bei der Friedensbewahrung aufmerksam machen, die Gesellschaft mit den Aufgaben und dem Programm des PCK bekannt machen, Gelder für die Ziele des PCK gewinnen, insbesondere in den Werkstätten und Büros Mitglieder für das PCK werben«[94]. Um diese Ziele zu erreichen, plante das PCK landesweit verschiedene Aktionen, darunter beispielsweise »Versorgungsaktionen in den Apotheken, Ämtern, Fabriken, Büros und Militärspitälern auf dem Land«, Sanitäraktionen, »die den Charakteristika des jeweiligen Kreises entsprechen«, z.B. für Fischer, Bergarbeiter, Hüttenarbeiter, Bauern und Repatrianten, Fahrten in Rettungswagen und Veranstaltungen gegen Alkoholkonsum. Um den enormen Personalbedarf der Gesundheitswoche zu de-

---

89 Ebd.
90 *Domańska*, Irena; Grynberg, Zygmunt: The Health Service in the People's republic of Poland. Warsaw 1953, 41.
91 Brief an die PCK-Delegation in Wien vom 27.5.1947, AAN, 2/788/38.
92 Brief an den PCK-Delegierten in Österreich (Febus Dobosz) vom 15.03.1948, AAN, 2/788/38.
93 Ebd.
94 Brief des PCK-Hauptausschusses an den Kreisbevollmächtigten in Warschau vom 08.03.1948, AAN, 2/788/38.

cken, plante das PCK spezielle Mannschaften einzusetzen und die PCK-Jugend einzubinden.[95] Die Forderung von Jan Kuchta, die Schulzirkel des PCK für die Gesundheitswoche in Krakau einzuspannen, war folglich keine beliebige Verpflichtung. Die Erfahrungen der erstmaligen Veranstaltung im Jahr 1948 hatten offenbar gezeigt, dass eine Teilnahme der PCK-Jugend notwendig und auch inhaltlich sinnvoll war.

Bei der erstmaligen Veranstaltung hatte die besagte grenzüberschreitende Zusammenarbeit mit Wien reibungslos funktioniert. Der PCK-Hauptausschuss in Warschau erhielt am 26. Juni 1948 einen umfassenden Bericht über die Aktivitäten während der dortigen Gesundheitswoche. Dr. Febus Dobosz legte seinem Brief auch einige Fotos bei, die von Ausstellungen, Filmvorführungen und einer Auslage der PCK-Zeitschriften *Jestem* (wörtlich: hier [bin ich]!) und *Czyn Młodzieży* (wörtlich: Tat der Jugend) zeugen.[96]

Im Rahmen der Wiener Gesundheitswoche hielt Dobosz zudem ein Referat, in dem er sich auf die PCK-Jugend bezog. Vermutlich spiegelte das Referat sogar eine allgemeine Haltung wider, die repräsentativ für den Umgang mit der Jugend im PCK stand. Dobosz formulierte wie folgt: »Besondere Sorge richtete das Rote Kreuz auf die Jugend, weil es erkannte, dass eine gesunde und aufgeklärte Jugend die Zukunft der Nation ist. Unsere Bestrebungen gingen einerseits in die Richtung, den moralischen und geistigen Stand der Jugend anzuheben, gleichzeitig die Kenntnisse im Bereich Hygiene anzuheben und Kader gesunder und ausgebildeter Jugendlicher zu bilden. Diese Kader sind die Jugend des Polnischen Roten Kreuzes, die heute eineinhalb Million Jugendliche in allen Kreisen und hauptsächlich auf dem Land rekrutierten. In jedem Dorf, in jedem Städtchen gibt es Jugendzirkel des PCK, am häufigsten organisiert über die Schulen, wo die Jugend unter der Betreuung eines Lehrers im Rotkreuzgeiste erzogen wird. Die herausgegebene Zeitschrift *Czyn Młodzieży* ist eine Verbindung für die Jugend im ganzen Land. Ebenso bleibt unsere Jugend mit den Jugendzirkeln des Roten Kreuzes im Ausland in Kontakt. Über das gegenseitige Zusenden von Zeitschriften und Briefen tauscht die Rotkreuzjugend Gedanken, Erfahrungen und Projekte mit ihren Kollegen im Ausland aus«[97].

Dieses Zitat zeigt, dass das PCK seinen Nachwuchs sehr schätzte. Hervorzuheben ist, dass die Wertschätzung dabei über die nationale bzw. die von Dobosz angesprochene internationale Ebene hinausging und ausdrücklich auch die Schulzirkel in kleineren Städten und auf dem Land umfasste. Rhetorisch verlieh das PCK damit selbst einem kleinen lokalen Schulzirkel

---

95 Ebd.
96 Brief von Dr. Febus Dobosz an den PCK-Hauptausschuss in Warschau vom 26.06.1948, AAN, 2/788/38, 1–3.
97 Referat von Dr. Fedus Dobosz (Wien) vom 19.06.1948, AAN, 2/788/38, 1–6, hier 5.

Bedeutung. Um Jugendliche zu einem Engagement im PCK-Schulzirkel zu motivieren, statt (nur) im staatlichen Jugendverband Mitglied zu sein, spielte dies vermutlich eine Rolle.

In Wien war die PCK-Gesundheitswoche anscheinend ein großer Erfolg. Im darauffolgenden Jahr wiederholte das PCK die Veranstaltung, dieses Mal allerdings unter der Führung der PCK-Vizevorsitzenden Irena Domańska und der Wiener PCK-Delegierten Ela Meyerholdowa.[98] Wertschätzung der Jugend war allerdings auch eine Perspektivenfrage. Das Stadtkomitee der PZPR in Krakau (*Komitet Miejski PZPR w Krakowie*, im Folgenden mit KM PZPR abgekürzt) befürchtete, dass sich die Jugend nicht gut entwickelte. Um Meinungen zusammenzutragen, veranstaltete das KM PZPR im Sommer 1963 deshalb sogenannte »offene Parteitreffen« zur »Pädagogisierung der Eltern« (*pedagogizacja rodziców*). Im naheliegenden Eisenhütten-Kombinat Nowa Huta beauftragte es diese über das Fabrikkomitee (*Komitet Fabryczny*) mit dem Arbeitstitel »Zusammenarbeit von Zuhause und Schule im einheitlichen Erziehungsprozess« (*Współpraca domu ze szkolą w jednolitym procesie wychowawczym*).[99] Die Treffen fanden dort im Zeitraum vom 15. Mai bis 30. Juni 1963 in allen Abteilungen der Partei (*Oddziałowe organizacje partyjne*, OOP) statt.

Während sich das PCK derzeit vor allem um die Selbständigkeit der Jugendlichen bemühte, wollte die Partei sie zu vorgegebenen Karrierewegen in Nowa Huta bewegen. Der Sekretär des Fabrikkomitees (*Komitet Fabryczny*, KF PZPR), »Genosse Jakus«, betonte, dass bei der Erziehung der Jugend viele Fehler gemacht würden. Ziel der Erziehung sollte sein, »Jugendliche in Nowa Huta und Krakau (…) mit Tätigkeiten in Nowa Huta zu verbinden und eine Tradition für Hüttenarbeit zu schaffen«[100]. Ein 13-seitiges Referat fasste zudem folgende Fehlentwicklungen zusammen: Erstens entschieden sich im Jahr 1963 zu wenige Absolventen für die Fachrichtung Hüttenindustrie. Von insgesamt 17.648 Schülern an Grundschulen erreichten nur 1.450 die siebte Klasse. Von denjenigen, die die siebte Klasse in diesem Jahr abschlossen, besuchten 27 % anschließend ein allgemeinbildendes Gymnasium, 29 % ein technisches Gymnasium, 41 % die Grundlegenden Berufsschulen und 3 % keine weiterführende Schule.[101] Zwar sei die Anzahl der Absolventen an den Berufsschulen prinzipiell sogar gestiegen. Dennoch sei die Ausbildung im Bereich der Hüttenindustrie »defizitär«[102].

---

98 Brief von Irena Domańska an Ela Meyerholdowa vom 17.09.1949, AAN, 2/788/38.
99 Informacja o przebiegu otwartych zebrań partyjnych w Hucie im. Lenina na temat pedagogizacji rodziców (Kraków) vom 31.08.1963, ANK IV, 29/2484/139, Blatt 127.
100 Ebd.
101 Referat na zebrania OOP, POP von 1963, ANK IV, 29/2484/139, Blatt 120–126, 1–13, hier 2.
102 Ebd.

Zweitens seien Kriminalität und Hooliganismus zunehmend ein Problem unter den örtlichen Jugendlichen. Jugendliche Kriminelle hatten in Nowa Huta allein im ersten Halbjahr 1963 insgesamt »18 Einbrüche verübt; es wurden 80 Ordnungswidrigkeiten (…) vermerkt, 90 Kinder stehen unter gerichtlicher Aufsicht, 103 Eltern stehen unter gerichtlicher Aufsicht (…)«[103]. Darüber hinaus würden »gewisse Jugendgruppen« Fußgänger an den Ecken des Zentralplatzes auf alarmierende Weise »frech und vulgär«[104] belästigen.

Drittens verfolgten Familien und Schulen häufig unterschiedliche pädagogische Ziele. Dabei ginge es doch darum, »das Kind mit einem und nicht mehreren Erziehungssystemen zu konfrontieren«[105]. Wenn das Kind in der Schule und zu Hause unterschiedliche Meinungen höre, so »entstünden im Kopf des Kindes Konflikte«[106]. Nicht zu unterschätzen seien dabei auch weltanschauliche Konflikte.[107] Die Familien müssten deshalb besser mit den Schulen zusammenarbeiten.

Viertens habe die Öffentlichkeit ein übertrieben negatives Bild von der Jugend. Auf die Frage »Wie ist die gegenwärtige Jugend?« antworteten Viele, sie sei »schlecht, zynisch, desinteressiert (…), rowdyhaft« und »zähle alles in Złoty«[108]. Hingegen sehe die Jugend das Leben nur sehr realistisch. Dass materielle Dinge eine große Rolle spielten, dürfe dabei nicht verwundern: »Jeder von uns strebt doch an, einen zunehmend größeren materiellen Wohlstand zu erreichen (…)«[109]. Dennoch spreche die Jugend »zu viel über Humanismus, über Heldentum, das nicht immer notwendig ist, und mit Sicherheit zu wenig über Lebenspraxis«[110].

Fünftens sei die Arbeitsbelastung der Schüler zu hoch. Ein Kind in der vierten Klasse »muss im Laufe eines Jahres durchschnittlich 1.200 Seiten lesen und 25 Hefte vollschreiben (…). Mittelschüler müssen (…) 10- oder sogar 12-stündige Arbeitstage durcharbeiten«[111].

Sechstens kommunizierten die Schulen meistens mit den Müttern der Schüler, seltener mit Großmüttern oder älteren Geschwistern. Väter beteiligten sich kaum an der Erziehung: »Einige Väter kommen sogar nur mit dem Ziel in die Schule, den Lehrer oder Schulleiter (…) einzuschüchtern (…) und nicht, um notwendige Vorsorgemaßnahmen zu besprechen«[112].

103 Ebd., 3.
104 Ebd.
105 Ebd., 4.
106 Ebd.
107 Ebd., 7.
108 Ebd., 5.
109 Ebd.
110 Ebd.
111 Ebd.
112 Ebd., 13.

Das Referat zeigt, dass die Krakauer Parteivertreter Anfang der 1960er-Jahre keinesfalls zufrieden waren mit der sozialistischen Erziehung der Jugend. Im Gegensatz zum PCK bilanzierten sie die Zusammenarbeit der Instanzen Schule, Eltern und Massenorganisationen negativ. Ausschlaggebend für die positive Bilanz des PCK scheint, dass die PCK-Schulzirkel Jugendliche zu eigenständigem Denken und Handeln befähigten. Die Aussicht darauf, ihre Zukunft selbst gestalten zu können, begeisterte die Jugendlichen offensichtlich eher, als die Aussicht, dass die Partei eine Karriere für sie bestimmte. Zumal die Partei in den Fällen Krakau und Nowa Huta nicht nur inhaltliche, sondern auch konkrete räumliche Vorstellungen hatte. Statt wie das PCK den – wenn auch nur hypothetischen – Zugang zu einer internationalen Bewegung anzubieten, wollte die Partei Jugendliche möglichst eng an die Region und an das Eisenhütten-Kombinat binden.

Dem KM PZPR war durchaus bewusst, dass sozialistische Erziehung in den Schulen nicht gerade populär war. Eine Liste mit dem Titel »Probleme der sozialistischen Erziehung der Jugend an Krakauer Schulen« formulierte zehn Fragen, die später bei den offenen Parteitreffen zur Diskussion standen. Interessant ist beispielsweise Frage 3: »Was denken Sie über die Tätigkeit der Jugendorganisationen ZMP [Związek Młodzieży Polskiej], ZMS [Związek młodzieży socjalistycznej] und die Schülervertretung [Samorząd szkolny]?«[113]. Oder Frage 4: »Welche Helden sind Vorbilder der Jugend?«[114]. Dass die Partei nur einseitigen Kontakt zur Jugend pflegte, geht auch aus Frage 8 hervor: »Wie gestaltet man die kulturellen Interessen der Jugend und auf welche Weise werden sie von der Schule befriedigt? Wer sind beliebte Schriftsteller (...), Maler, Komponisten (....)?«[115].

Auch wenn sich das KM PZPR in Krakau eingestand, die dortige Jugend nicht (mehr) richtig zu kennen, blieb es doch stark am eigenen politischen Interesse hängen. Die Fragen 7 (»Wie viele Jugendliche aus der Abiturklasse traten der PZPR bei?«) und 9 (»Wie bewerten Sie die weltanschaulichen und politischen Ansichten der Jugend?«) geben darüber eindeutig Aufschluss.[116]

Es ist jedoch davon auszugehen, dass das PCK nicht nur attraktivere Angebote für die Jugend machte, sondern auch auf besseren Strukturen aufbaute. In der Wojewodschaft Kleinpolen, mit Krakau als Hauptstadt, profitierte das PCK im Sozialismus noch von historisch gewachsenen Strukturen. Jerzy Karbowski argumentierte in *Młodzi pod znakiem Czerwonego krzyża* (Warszawa 1936), dass die Jugend von Beginn an ein wichtiger Bestandteil des PCK war. Er schrieb wie folgt: »Irgendwo dort in Kleinpolen brach eine Typhusepidemie

---

113 Problemy wychowania socjalistycznego młodzieży w krakowskich szkołach, Dokument von 1963, ANK IV, 29/2484/139, Blatt 117, 1 f.
114 Ebd.
115 Ebd.
116 Ebd., 1 f.

aus (...) aber die Allgemeinheit blieb teilnahmslos gegenüber den Auffor-
derungen des Polnischen Roten Kreuzes zur Mitwirkung. (...) In höchstem
Maße mitwirken konnten nur junge Leute, deren (...) Pflichten in Beruf und
Familie sie noch nicht an das Joch des Lebens ketteten. Und auf sie zählt das
Polnische Rote Kreuz am meisten«[117]. Die Jugendarbeit des PCK beruhte in
dieser Region also auf einer langen Tradition.

Wie bereits oben erläutert, kooperierte das Krakauer PCK vor allem mit dem
Wojewodschaftsamt. Ab 1945 bestand eine regelmäßige sachbezogene Korrespondenz. Beispielsweise anlässlich einer viertägigen Schulung, die im Zusammenhang mit der »Einteilung von Schulapotheken« im Herbst 1946 stattfand.
Der Kreisarzt Tadeusz Temecki schrieb wie folgt an das Wojewodschaftsamt
in Krakau: »In Hinblick auf die viertägigen Kurse für Sanitäterinnen der
Jugendzirkel des PCK (...): (...) der besagte Kurs fand im Monat Oktober
und November in folgenden Kreisstädten statt: Nowy Targ, Zakopane, Rabka,
Krościenko, Czarny Dunajec und Jablonka«[118]. Solche Netzwerke, die über mehrere Jahre hinweg wachsen konnten, verschafften dem PCK zumindest einen
geringen Vorteil gegenüber anderen sozialistischen Jugendorganisationen.

Hinzu kommen langjährige Erfahrungen des PCK, die insbesondere bei der
Organisation der Schulzirkel hilfreich waren. Nachdem der Hauptausschuss
des PCK im Dezember 1960 beschlossen hatte, dass die Schulzirkel möglichst
80 % der polnischen Schulen abdecken sollten, mussten auf Kreis- und Orts-
ebene noch viele neue Schulzirkel entstehen. Roman Bliźniewski lieferte mit
Poradnik pracy instruktora PCK (Warszawa 1961) eine Anleitung, die in sehr
konkreten Schritten zusammenfasste, wie und in welcher Reihenfolge das
PCK hierfür mit der Umgebung, mit dem Bildungsinspektor des Nationalrats-
präsidiums, den Schulleitern und schließlich der Jugend selbst in Verbindung
treten sollte. Da das PCK diese Abläufe regelmäßig dokumentiert hatte, konnte
Bliźniewski wie folgt schließen: »Die Organisation eines Schulzirkels ist im
Grunde die leichteste Etappe der organisatorischen Arbeit – im Vergleich zur
Gründung von Betriebs- oder Gebietszirkeln«[119].

Die These, dass sich die Jugendarbeit des PCK in Krakau an lokalen Bedürfnissen orientierte, kann anhand des vorliegenden Materials nicht eindeutig bestätigt werden. Zwar deuten die Beziehungen von PCK und Wojewodschaftsamt auf ein lokales Tagesgeschäft hin, mit dem sie beispielsweise
Schulungen für lokale Träger organisierten. Allerdings dokumentierte das
PCK hier vor allem anlässlich von landesweiten Großveranstaltungen, wie der
PCK-Gesundheitswoche.

---

117 *Karbowski*, Jerzy: Młodzi pod znakiem Czerwonego krzyża. Warszawa 1936, 16–18.
118 Brief an das Wojewodschaftsamt in Krakau vom 06.12.1946, ANK IV, UW II/2803,
     Blatt 63.
119 *Bliźniewski*: Poradnik pracy instruktora PCK, 32 f.

Aufzeichnungen der Parteikomitees in Krakau und Nowa Huta lassen vermuten, dass die Schulzirkel des PCK beliebter waren als andere Jugendverbände. Dies hing jedoch nur teilweise mit der Erfüllung lokaler Bedürfnisse zusammen. Vielmehr trat das PCK als erfahrener Netzwerker auf, der geschickt im Umgang mit verschiedenen Interessensgruppen – hier Schulen, Pädagogen und Eltern – war. Die Darstellung der Partei suggeriert zudem, dass sich das PCK in den Schulzirkeln nicht sonderlich um eine sozialistische Erziehung bemühte. Es entsteht sogar der Eindruck, dass Schüler in Nowa Huta Anfang der 1960er-Jahre massenhaft »zu humanitär« und »zu international« dachten.

Insgesamt ergänzt das Beispiel Krakau jedoch einige interessante Aspekte zum Bild der PCK-Jugend: Erstens war die flächendeckende Verbreitung der Schulzirkel für das PCK real umsetzbar und nicht nur reine Rhetorik. Zweitens beruhte die lokale Jugendarbeit des PCK auf umfangreichen neuen und traditionellen Netzwerken. Eine Zusammenarbeit mit den lokalen Behörden stellte in Krakau kein nachweisbares Hindernis dar, sondern ermöglichte die Durchführung verschiedener Projekte (z. B. der Gesundheitswoche). Lediglich für die 1960er-Jahre sind Spannungen zwischen PCK und Parteikomitee nachvollziehbar. Wie schon in der Gesamtdarstellung scheint der Begriff Selbstorganisation hier weniger auf die Organisation zuzutreffen, als auf die Persönlichkeitsentwicklung, die Mitglieder ihrer Jugendzirkel erlebten.

4.5 Tschechoslowakischer Fall

In den Jahren 1945 bis 1948 spielte die damalige Vorsitzende Hana Benešová eine zentrale Rolle im ČSČK. Ein Blick auf ihre umfangreichen Korrespondenzen zeigt, dass sie für Rotkreuzgruppen landesweit eine wichtige Ansprechpartnerin war. Ihr Engagement richtete sich hierbei regelmäßig auf die ČSČK-Jugend.

Beispielsweise bedankten sich der Direktor der Tschechischen Division (ředitel české divise) und der Sekretär des Jugendrotkreuzes (tajemník DČSČK) am 25. Januar 1947 in einem Brief bei ihr. Sie hatte zuvor die Schirmherrschaft für einen weihnachtlichen Gesellschaftskreis mit dem Titel Armáda dětem (wörtlich: Das Militär dem Kinde) übernommen. Die Veranstaltung hatte am 21. Dezember 1946 stattgefunden und »Ihre Teilnahme (…) bereitete den Kindern große Freude«. In der Danksagung hieß es weiter: »Bei dieser Gelegenheit danken wir Ihnen für Ihren Beitrag in Höhe von 1.000 Kčs, den wir verwendet haben, um die Ausgaben (…) des Gesellschaftskreises zu decken. (…) Wir bitten Sie, auch weiterhin der ČSČK-Jugend Ihre Gunst zu erhalten«[120].

120 Brief vom 25.01.1947, MÚA ka. 10/967.

Im April des gleichen Jahres schickte ihr die Division des ČSČK in Brno eine Einladung zur »II. ideologischen Schulung der Kreis- und Bezirksvertrauten der Jugend des ČSČK«. Brno war derzeit der Veranstaltungsort für diese Schulung, an der neben Jugendlichen aus dem tschechischen Teil des Landes auch Jugendliche aus der Slowakei teilnahmen. In ihrer Einladung betonten die Direktoren Arnošt Votava und MUDr. Alois Cirps sowie der Sekretär der Jugend, Vilém Benda, dass der Vorsitzende des Landesbeirats der Jugend (*Zemský poradní sbor Dorostu ČSČK*), univ. Prof. Dr. J. B. Kozák, seine Teilnahme bereits versprochen habe.[121]

Ziel der Schulung war es, »die Verständigung des Großteils der neuen freiwilligen Rotkreuzbeschäftigten zu vertiefen, weil sich die Reihen der erfahrenen Mitarbeiter durch den Krieg ungewöhnlich gelichtet haben«[122]. Weiter schrieben sie wie folgt: »Aus den Erfahrungen des vergangenen Jahres und gemäß der Arbeitsergebnisse dieser Freiwilligen schlussfolgern wir, dass wir in den nächsten Jahren die notwendigen Kader bewährter, begeisterter und aufopferungsvoller Leiter unserer ČSČK-Jugend gewinnen«[123]. Hana Benešová hatte sich ihres Erachtens »für die Entwicklung der Ideen des Tschechoslowakischen Roten Kreuzes verdient gemacht«, sodass ihre Anwesenheit für alle »eine Ermutigung und Stärkung für die weitere Arbeit« wäre. Außerdem argumentierten sie, dass die Anwesenheit Benešovás eine Anerkennung wäre, »für alles, was die Arbeit der ČSČK-Jugend schon geschafft hat, und das ist nicht wenig!«[124].

Der Brief veranschaulicht die Vorbildrolle, die Hana Benešová vor allem für die Jugend einnahm. Da diese Veranstaltung noch vor der Machtübernahme der Kommunistischen Partei stattfand, überrascht es nicht, dass die Ideen der Rotkreuzbewegung so offensichtlich im Mittelpunkt standen. Mit Benešová eine wichtige nationale Entscheidungsträgerin einzuladen, die gleichzeitig in der internationalen Bewegung bekannt war, war vor diesem Hintergrund sehr plausibel.

Der Brief enthält darüber hinaus eine sehr relevante Information: In der Mährisch-Schlesischen Region (*Moravskoslezský kraj*) verzeichnete das ČSČK nach Ende des Krieges erhebliche personelle Verluste. Der Direktor der Division in Brno sprach daher von notwendigen Kaderschulungen, die sich vor allem auf die Jugend richteten. Auf Grund der bisher erfolgreichen Nachwuchsarbeit ging er davon aus, schon nach wenigen Jahren wieder Leitungspositionen in der Organisation besetzen zu können. Interessant ist, dass er dabei weiterhin auf Freiwilligkeit setzte. Um Freiwillige nachhaltig für ihr

---

121 Brief vom 28.04.1947, MÚA ka. 10/967.
122 Ebd.
123 Ebd.
124 Ebd.

Engagement im ČSČK zu motivieren, waren seines Erachtens vor allem ideelle Anreize nötig – Hana Benešová brauchte er demnach als Identifikationsfigur für die neuen Freiwilligen.

Zu der gleichen Veranstaltung erhielt Benešová am 9. Mai 1947 eine weitere Einladung. Die Verfasser baten sie darin nachdrücklich um ihre Teilnahme: »Es geht um ein wichtiges Unternehmen, das zur weiteren Entwicklung der Jugend des Tschechoslowakischen Roten Kreuzes beiträgt, welches gerade über eine Million Mitglieder in 32.000 Klassen aller Schulstufen zählt«[125]. Zur Information legten die Verfasser dem Schreiben die neunte Ausgabe der Zeitschrift *Zdravý svět* (wörtlich: Gesunde Welt) bei, da auf Seite 131 der Ausgabe ein Foto der Veranstaltungsräume zu sehen war.

Die Argumentation der Verfasser macht deutlich, dass allein die Anzahl der Jugendlichen im ČSČK genügen konnte, um leichten Druck auf Vertreter in der Prager Zentrale auszuüben. Vermutlich handelte es sich dabei sogar um einen Ablauf, der sich »von unten« regelmäßig wiederholte, wenn die Anwesenheit oder zumindest das Interesse der ČSČK-Zentrale erforderlich war.

Eine Woche später sagte Hana Benešová ihre Teilnahme jedoch ab. In ihrer Antwort schrieb sie wie folgt: »Ich danke Ihnen sehr herzlich für Ihre Einladung. Es tut mir wirklich Leid, dass ich schreiben muss, dass ich Ihre Wünsche nicht werde erfüllen können. (...) ich kann unseren Aufenthalt [in Brno] nicht verlängern, weil es für diese Zeit schon andere Dispositionen gibt«[126]. Weiter wünschte sie »ausgezeichnetes Gelingen für die ideologische Schulung (...) zur Vertiefung der erforderlichen Fachkenntnisse, aber auch Liebe und Begeisterung für die Verbreitung der noblen Ideen des Roten Kreuzes«[127].

Benešová verfolgte also einen Terminkalender mit wenig Flexibilität. Sie war offensichtlich sehr beschäftigt, bemühte sich jedoch um angemessene schriftliche Absagen. Darüber hinaus zeigt das Schreiben, dass zwischen Brno und Prag eine regelmäßige Korrespondenz bestand, die die Vorsitzenden vor allem bei Veranstaltungen für die Jugend pflegten.

Briefwechsel zwischen Hana Benešová und den Leitern des Jugendrotkreuzes vom Oktober 1947 weisen zudem auf einen *ČSČK-Wohltätigkeitsbasar* hin. Am 20. Oktober 1947 bedankten sich der Vorsitzende des Zentralbeirats der ČSČK-Jugend, Dr. J. B. Kozák, sowie die Vorsitzende der ČSČK-Kinderdivision und gleichzeitig Vorsitzende des Arbeitsausschusses der ČSČK-Jugend, Z. M. Hayránková, schriftlich für Benešovás Unterstützung. Mit dieser organisierte die Jugend am 15. und 16. November in Prag einen Wohltätigkeitsbasar.[128]

---

125 Brief vom 09.05.1947, MÚA ka. 10/967.
126 Brief vom 16.05.1947, MÚA ka. 10/967.
127 Ebd.
128 Briefe vom Oktober bzw. November 1947, MÚA ka. 10/967.

In einem weiteren Schreiben vom 8. November baten die Jugendleiter Benešová, möglichst persönlich bei der feierlichen Eröffnung des Basars anwesend zu sein. Die Formulierungen in beiden Schreiben legen nahe, dass es sich um eine Initiative der Prager Rotkreuzjugend handelte. Die Kommunikation mit der Ehrenvorsitzenden übernahmen jedoch nicht die Jugendlichen selbst, sondern die amtierenden Direktoren, also Erwachsene.

Ein weiterer Brief vom 8. Dezember 1947 bestätigt, dass Hana Benešová regelmäßig derartige repräsentative Funktionen in der Öffentlichkeit wahrnahm. In diesem Fall ging es um eine Einladung zur *Weihnachtsbescherung für Kinder*, die die ČSČK-Division für Böhmen gemeinsam mit dem Landesbeirat des ČSČK in Prag plante. Die Veranstaltung sollte am 22. Dezember ab 14 Uhr im Lucerna-Saal stattfinden. Zu diesem Zweck hatten die Veranstalter bereits 900 Schulkinder eingeladen, die »aus den bedürftigsten Familien« stammten.[129]

Auch hier bedankte sich das ČSČK ehrfürchtig für die zugesagte Teilnahme Benešovás: »Wir erlauben uns, Ihnen zu versichern, dass Ihre wertvolle Anwesenheit das schönste Geschenk sein wird, das den Kindern gegeben werden kann. Ihr Besuch ist für uns Anerkennung unserer Arbeit und Ermutigung zur weiteren Arbeit«[130].

Zum einen verdeutlicht diese Veranstaltung, dass ČSČK-Gruppen auf verschiedenen Ebenen miteinander kooperierten (z. B. Kreisebene mit Stadtgruppen). Zum anderen zeigt sie, dass das ČSČK mit Behörden und Schulen zusammenarbeitete. Da die *Weihnachtsbescherung* ausdrücklich bedürftige Kinder betraf, benötigte das ČSČK entweder Aggregatdaten über deren Eltern (z. B. in Hinblick auf deren Beruf, soziale Herkunft usw.), Informationen von Jugendämtern (z. B. über registrierte Fälle eines vernachlässigten Kindeswohls) oder Listen von den involvierten Schulen. Hier stellt sich die Frage, wie ein Kind auf die Liste »bedürftigster Schüler« kam und auf welche Weise sein Name wieder von der Liste verschwinden konnte.

Grundsätzlich gibt die *Weihnachtsbescherung* natürlich auch Aufschluss darüber, dass das ČSČK in den Nachkriegsjahren vielfältige – und von Ort zu Ort unterschiedliche – karitative Projekte für Kinder und Jugendliche implementierte.

Das folgende Jahr 1948 begann für Hana Benešová erneut mit einer Veranstaltung für die Jugend in der Mährisch-Schlesischen Region. In einem Brief vom 10. Februar 1948 erklärten die dortigen ČSČK-Divisionsdirektoren Arnošt Votava und MUDr. Alois Cirps, dass der Direktor des ČSČK, Ing. J. Bíma, ihnen mitgeteilt habe, dass sie die Schirmherrschaft über ein lokales

---

129 Brief vom 08.12.1947, MÚA ka. 10/967.
130 Ebd.

Jugendfestival (*Festival Dorostu*) übernehme. Das Festival sollte in Brno statt-finden.[131]

In ihrem Brief wählten sie einen betont höflichen Ton: »Wir erlauben uns, Ihnen im Namen der Division des ČSČK in der Mährisch-Schlesischen Re-gion in Brno unseren großen Dank für diese Ernennung auszudrücken. Wir streben die vorbildhafte Erfüllung der Aufgaben an, die mit der Vorbereitung dieses Festivals verbunden sind, damit das Niveau der Unternehmung Ihre Schirmherrschaft wert ist«[132]. Neben den Direktoren Votava und Cirps unter-zeichnete auch JUDr. Josef Podbrdský für den Landesbeirat der ČSČK-Jugend (*Zemský poradní sbor Dorostu ČSČK*).

Der Brief verdeutlicht exemplarisch einige strukturelle Besonderheiten: Einerseits standen die regionalen Divisionen mit der Zentrale in Prag in Kon-takt. Dabei war es anscheinend üblich, dass Vertreter aus Prag an regionalen Veranstaltungen teilnahmen. Wie die Reaktion der Direktoren Votava und Cirps belegt, war es hingegen eine große Ehre, wenn sich Hana Benešová per-sönlich verpflichtete. Andererseits zeigt der Brief, dass sich ein Jugendfestival nicht ausschließlich »von oben« planen ließ. Die Hauptverantwortung lag bei den lokalen Entscheidungsträgern – in diesem Fall den Divisionsdirektoren, die mit dem zuständigen Verantwortlichen für die Jugend zusammenarbeite-ten. Trotzdem waren selbst lokale Veranstaltungen gewissermaßen Gemein-schaftsprojekte. Die Einladung zu dem besagten Jugendfestival in Brno war im Februar 1948 bereits durch viele Hände gegangen, bevor Benešová ihre Schirmherrschaft zusagte.

Gelegentlich hatte Benešová übrigens auch direkten Briefkontakt mit der ČSČK-Jugend. Beispielsweise schrieb sie am 6. April 1948 an Schülerinnen einer Schule in Nové Bohumin, die ihr Ostergrüße geschickt hatten. Sie be-dankte sich wie folgt:»Liebe Kleinen, die Briefe mit der schönen Osterzeich-nung, die mir die Schülerinnen aus den Klassen II.B und III. im Namen der ČSČK-Jugend geschickt haben, haben mich mit ihrer (...) Offenherzigkeit, ihrem Vertrauen und ihrer Liebe ehrlich erfreut (...) Ich danke euch allen, liebe Kinder«[133].

Der Brief zeigt, dass Benešová derzeit auch für Kinder eine wichtige Identi-fikationsfigur war. Anders als im Umgang mit den lokalen Divisionsdirek-toren verlief die Kommunikation hier eher herzlich als höflich. Gleichzeitig zeugen die Ostergrüße der Schülerinnen davon, dass insbesondere die Jugend und deren Betreuer die Vorsitzende außerordentlich verehrten.

In diesem Monat erhielt Benešová außerdem eine Einladung des ČSČK Bubeneč-Dejvice (Prag). Sie bezog sich auf einen historischen Trachtenumzug,

---

131 Brief vom 10.02.1948, MÚA ka. 10/967.
132 Ebd.
133 Brief vom 06.04.1948, MÚA ka. 10/967.

den das ČSČK dort gemeinsam mit den sogenannten Fidlovačky-Schustern, einigen Handwerksbetrieben und Gewerben veranstaltete. Der Umzug sollte am 25. April um 14 Uhr auf dem Dr.-Beneš-Platz starten und über die Hauptstraßen des Stadtteils Prag XIX nach Dolní Ovenec-Bubeneč führen.

Anlässlich dieses Umzugs veranstaltete die lokale ČSČK-Jugend »auf dem Podium vor dem Schulgebäude Tanz und Gesang und öffentliche Vorführungen«. Bei der Gaststätte *Na Slamníku* sollte zudem ein Gartenkonzert mit Tanz stattfinden. Vertreter des ČSČK Bubeneč-Dejvice formulierten wie folgt: »Der Erlös der Unternehmung ist vorgesehen für die Vertiefung der weiteren wichtigen sozial-gesundheitlichen Arbeit des Tschechoslowakischen Roten Kreuzes im Interesse der Einwohner von Prag XIX«[134].

Das Programm des Trachtenumzugs zeigt, dass die Jugend zu öffentlichen Projekten einen eigenen Beitrag leistete. Sie nutzte dabei vor allem Strukturen, die dem ČSČK an den Schulen zur Verfügung standen. Dementsprechend baute die Jugend in Bubeneč-Dejvice ihre Bühne vor dem Schulgelände auf. Generell gestaltete das ČSČK seine öffentlichkeitswirksamen Veranstaltungen zu dieser Zeit gern als »Familienevents«. Gleichzeitig mehrere Zielgruppen (Erwachsene, Jugendliche, Kinder usw.) anzusprechen, erhöhte vermutlich auch die Spendeneinnahmen. Hana Benešová vermerkte auf diesem Einladungsschreiben jedenfalls handschriftlich: »500 Kčs geschickt am 27. IV. 1948«[135].

Wie diese Auszüge aus Hana Benešovás Korrespondenzen gezeigt haben, engagierte sich die derzeitige Vorsitzende nicht nur persönlich, sondern auch in materieller Hinsicht bei vielen lokalen Aktivitäten für Kinder und Jugendliche. Ihr Engagement war dabei in den unmittelbaren Nachkriegsjahren sehr konstant. Sie pflegte zu zahlreichen lokalen Rotkreuzdirektoren regelmäßigen Kontakt – und zwar hauptsächlich in Angelegenheiten der Jugend.

Anhand ihres Briefverkehrs kann die Jugendarbeit des ČSČK in zwei Kategorien unterschieden werden: Erstens Aktivitäten für die organisationseigene Jugend und zweitens Aktivitäten für die Jugend im Allgemeinen.

Ein typisches Beispiel für die allgemeinen Bemühungen um Kinder und Jugendliche ist die Zusammenarbeit des ČSČK mit der UNRRA (*United Nations Relief and Rehabilitation Administration*) und der Repatriierungsabteilung des Ministeriums für Arbeitsschutz und Sozialfürsorge (*Repatriační odbor Ministerstva ochrany práce a sociální péče*). Mitte des Jahres 1946 schrieb der Leiter der Repatriierungsabteilung wie folgt an Hana Benešová: »An die Ehefrau des Präsidenten Dr. E. Beneš (…). Die Abteilung bestätigt, dass sie (…) die Zustimmung der Ehrenvorsitzenden des Tschechoslowakischen Roten Kreuzes für die Eingliederung tschechoslowakischer Suchmannschaften in die Orga-

---

134 Brief vom 20.04.1948, MÚA ka. 10/967.
135 Ebd.

nisation UNRRA mit dem Ziel der Verfolgung vermisster tschechoslowakischer Kinder teilt. Bei dieser Gelegenheit drückt sie herzlichen Dank aus für die außergewöhnliche und edle Initiative, die Sie für diesen dringlichen Abschnitt der Repatriierungs- und Suchanstrengungen gezeigt haben und für Ihre Intervention, die die Verwirklichung systematischer Suchmaßnahmen um einen unabdinglichen internationalen Faktor ergänzt hat«[136]. Des Weiteren gehörten zu den allgemeinen Bemühungen um die Jugend öffentliche Auftritte bei Benefizveranstaltungen. Hana Benešová erfüllte hierbei zwei Funktionen, einerseits die Rolle der First Lady, andererseits die Repräsentation des ČSČK. Beispielsweise besuchte sie am 2. April 1947 ein Konzert im Gemeindehaus der Hauptstadt Prag, dessen Erlös einer »Kinderkolonie in Doubice u Rumburka« zukam.[137] Außerdem trat sie bei Veranstaltungen des ČSČK auf, die sich an eine breitere Öffentlichkeit richteten. Im Juli 1946 war dies beispielsweise das Verteilen von Erstausstattungen, die das ČSČK vom *Amerikanischen Roten Kreuz* (ARC) erhalten hatte. In einem Brief vom 1. Juli 1946 schrieb die Vorsizene der freiwilligen ČSČK-Schwestern, Anna Steklá, Folgendes: »Die Ausstattungen werden konstenfrei an alle Mütter verteilt, deren Kinder ab dem 15. April dieses Jahres zur Welt gekommen sind (…) und gern würden wir Ihnen [Hana Benešová] die Ausstattungen selbst (…) und die Ausgabe an die Eltern zeigen«[138].

Die allgemeinen Aktivitäten für die Jugend wiesen in der unmittelbaren Nachkriegszeit noch viele Gemeinsamkeiten mit der vorangegangenen Exiltätigkeit des ČSČK auf. Ein Bericht über die Jugendarbeit des ČSČK in England von 1941 nannte beispielsweise folgende Aktivitäten: »Die Jugendabteilung kümmert sich um verwaiste Kinder und arbeitet mit der staatlichen tschechoslowakischen Schule Englands zusammen, die sie für verschiedene sportliche Bedürfnisse ausgestattet hat und deren Schülern sie fortwährend Aufbesserung schickt; sie gibt die Kinderlektüre *Poupě* [wörtlich: Knospe] heraus, vermittelt Korrespondenzen zwischen tschechoslowakischen Kindern mit Kindern an amerikanischen Schulen, leitet Sommerlager und führt Nachweise über alle tschechoslowakischen Kinder auf dem Gebiet Englands«[139].

Ähnliches formulierte ein Bericht der Schirmherrinnen[140] Alice Masaryková und Hana Benešová für den Vorsitzenden Dr. Josef Skládal:»Die Jugendabteilung widmete sich in ihrer zweiten Amtszeit der Lösung aller kleineren Probleme, wann immer sich die Notwendigkeit oder die Möglichkeit ergab tschechoslowakischen Kindern zu helfen oder diesen Hilfe zu vermitteln.

---

136 Brief vom 08.07.1946, MÚA, ka. 10/967.
137 Brief vom 18.04.1947, MÚA, ka. 10/967.
138 Brief vom 01.07.1946, MÚA ka. 10/967.
139 Bericht über die Tätigkeit des Tschechoslowakischen Roten Kreuzes von 1941, MUA ka. 11/980, 3.
140 Siehe: Patroni společnosti Čs. Červeného kříže, MUA ka. 11/980, 1.

Hauptsächlich ging es um Fälle sozialer oder schulischer Erster Hilfe, aber es zeigte sich auch weiterhin notwendig, auf Wunsch von Verwandten den Aufenthaltsort von Kindern herauszufinden und über ihre Schicksale zu informieren. Während der gesamten Amtszeit arbeitete die Jugendabteilung mit der Schulabteilung des Innenministeriums zusammen und mit der tschechoslowakischen staatlichen Schule«[141].

Ein sehr bekanntes Foto dokumentiert die Stimmung, in der Hana Benešová nach Kriegsende in die Tschechoslowakei zurückkehrte. Es zeigt sie am 12. Juli 1945 bei einem öffentlichen Auftritt vor dem Sitz des Zentralverbands der katholischen Organisation Caritas (tschechisch: *Charita*) in Prag. In einer Hand hält sie auf diesem Foto ein Blumenbukett, die andere hält sie triumphierend zur Faust geballt in die Höhe.[142] Auch wenn sich die Rahmenbedingungen nach ihrer Rückkehr in die Tschechoslowakei veränderten, setzte Hana Benešová ihre Arbeit als ČSČK-Vorsitzende zuerst gleichermaßen fort. Auch die bisherige Satzung (*Stanovy*) der Organisation blieb zunächst erhalten. Weiterhin gültig blieb demnach auch § 17 der Satzung: »Die einzelnen Kreise errichten die Jugendorganisationen des Tschechoslowakischen Roten Kreuzes gemäß der Satzung, die das Hauptquartier [*hlavní stan*] vorgibt«[143].

Dass die Tätigkeit des ČSČK bis 1948 eine hohe Kontinuität aufwies, lässt sich auch anhand traditioneller Großveranstaltungen nachvollziehen. Zu diesen zählte beispielsweise die Veranstaltung *Mír Československého Červeného kříže* (wörtlich: Frieden des Tschechoslowakischen Roten Kreuzes). Im Frühjahr 1946 fand der *Mír ČSČK* unter dem Motto »Mit Zuversicht zum Frieden« (*Důvěrou k míru*) statt.[144] Im dazugehörigen Programm für Schulen waren folgende Programmpunkte vorgesehen: 1. Chor (*Proč bychom se netěšili* von Bedřich Smetana), 2. Ansprache der Lehrer, 3. Rezitation (*Šťastné vydychnutí* von Fráňa Šrámek, *Jak je život krásny* von Lila Bubelová und *Jen dál* von Jan Neruda), 4. wieder Chor, 5. Theateraufführung, 6. wieder Chor, 7. Schlusswort der Lehrer und 8. Nationalhymne.[145]

Das Programm enthielt auch formelle Anweisungen der Prager Zentrale dazu, wie das ČSČK die Osterfeiertage rund um den *Mír ČSČK* gestalten sollte. In den Anweisungen hieß es wie folgt: »Die Schulen richten die Friedensfeierlichkeiten für Kinder am Palmsonntag aus (…) auf den nachfolgenden Seiten

---

141 Ebd., 22.
142 *Charita CZ*: Charita v roce 1945 – Paní Hana Benešová, choť presidenta republiky, navštívila 12. července 1945 Ústředí svazů katolické Charity v Praze. In: http://www.charita.cz/o-charite/z-historie/historicke-galerie/charita-v-roce-1945/#!foo[63]/5/ (letzter Aufruf: 28.05.2018).
143 Stanovy společnosti Československého Červeného kříže (1919), MÚA ka. 11/980, 13.
144 Program školních slavností Míru Československého Červeného kříže o velikonicích (1946), MÚA ka. 17/1086.
145 Ebd., 2.

nennen wir euch für die Feierlichkeiten alle Programmpunkte (…). Zum Einstudieren des ganzen Programms habt ihr etwa einen Monat Zeit. Ladet zu den Feierlichkeiten nicht nur eure Eltern und Bekannten, sondern auch andere Bürger ein. Die Feier findet zum ersten Mal seit sechs Jahren wieder statt, es ist die erste Feier des Friedens und deshalb wird es daran sicher überall Interesse geben«[146].

Im Vorfeld dieser Veranstaltung riet das ČSČK zudem dazu, eine sogenannte »Woche der Sauberkeit an den Schulen« (*Týden čistoty na školách*) durchzuführen: »Bei dieser Gelegenheit bringt Ordnung nicht nur in eure Klassen und Schulen, sondern auch auf den Platz des Gefallenendenkmals, wo am Karsamstag (…) eine zweiminütige Erinnerung an die Gefallenen der vergangenen Kriege stattfinden wird«[147]. Dass mit Ende des Krieges auch eine neue Generation heranwachsen könnte, machten unter anderem die Lehrer in ihrer Ansprache deutlich. Dabei wird nochmals sichtbar, dass das ČSČK nach Kriegsende an seine Vorkriegstraditionen anknüpfte: »Große Geschenke brachte der Frieden auch unseren Kindern. Niemand beugt mehr ihren Charakter, niemand zwingt sie mehr, Lügen und Betrug zu glauben, niemand Fremdes bestimmt mehr ihre Lebenswege. Frei und zwanglos können sie heute in ihrem Heimatland leben, in ihrer Muttersprache sprechen, über die glorreiche Geschichte unserer Nation lernen und zu gesunden und glücklichen Bürgern einer freien Republik heranwachsen«[148].

Das ČSČK äußerte bei den Feierlichkeiten zudem eine sehr konkrete Vision. Die Welt, die die Organisation anstrebte, erforderte aktive Mithilfe jedes Einzelnen und stimmte in einigen Punkten schon damals mit dem später diktierten sozialistischen Gemeinwohlkonzept überein: »Wenn wir den teuer erkauften Frieden (…) bewahren wollen, müssen wir eine neue bessere Welt aufbauen, in der sich die Menschen gegenseitig vertrauen können, zusammenarbeiten und sich gegenseitig helfen. (…) Das Tschechoslowakische Rote Kreuz zeigt diesen Weg, indem es für die diesjährigen Feierlichkeiten das Motto ›Mit Zuversicht zum Frieden‹ wählt. (…) Das setzt voraus die Wahrheit zu sagen, Gebühren einzuhalten, nicht zu lügen. (…) In unserem alltäglichen bürgerlichen Leben heißt das: Nicht schwarz zu fahren, ehrlich zu arbeiten, auch wenn unsere Arbeit nicht kontrolliert wird, materielle und moralische Schulden abzutragen, auch wenn sie von uns nicht eingefordert werden, unser Wort zu halten, auch wenn es für uns augenblicklich unvorteilhaft ist. Ein Mensch zu sein, von dem alle wissen, dass sie ihm glauben können (…). Das wird dein Beitrag zum inneren und zum Weltfrieden sein«[149].

---

146 Ebd.
147 Ebd.
148 Ebd., 3.
149 Ebd., 3f.

Die allgemeine Nachkriegsstimmung zeigte sich anschließend auch im Schlusswort der Lehrer, in dem sie darum baten der »60.000 Soldaten der glorreichen Roten Armee« zu gedenken, die »aus dem fernen Osten kamen, um uns brüderlich zu helfen und unsere Freiheit mit Blut zu erkaufen«.[150] In ihrem Schlusswort bekräftigten die Lehrer nochmals, dass die Jugend für den Aufbau einer besseren Welt bedeutsam sei. Gewissermaßen setzten sie also darauf, dass ein Interesse am Frieden gleichfalls zu einem Interesse an der Jugend motivierte. Sie formulierten folgendermaßen: »(…) wir bitten Sie, dass Sie in Ihrem Interesse der Jugend des Roten Kreuzes an unserer Schule helfen, die sich erst kürzlich gegründet hat«[151].

Ein Text vom März 1946 belegt, dass diese Aussage nicht ganz stimmte. Im Rundbrief der Jugend (*Oběžník Dorostu Čs. Červeného Kříže*) bezeichnete das ČSČK das Verhältnis der ČSČK-Jugend zur Schule und zum tschechischen Jugendverband vielmehr als 25-jährige Konstante.[152]

In der Einleitung des Rundschreibens berichtete das ČSČK, dass es »dieses Jahr im Januar 25 Jahre waren, seit sich die Jugend des Tschechoslowakischen Roten Kreuzes in den Dienst der tschechoslowakischen Schule stellte, um ihr bei der Ausbildung gesunder Bürger zu helfen, überall wo Hilfe nötig ist« und somit »dem Wohl der Nation und des Staates zu dienen«[153]. Weiter erklärte das ČSČK, dass die Organisation »bei der gesundheitlichen und sozialen Erziehung der Bevölkerung (…) in den Dienst öffentlicher Ämter, insbesondere des Ministeriums für Gesundheit und Sozialfürsorge, und mit seiner Jugend auch in den Dienst des Bildungsministeriums« getreten sei.[154] Die Organisation verstand sich somit als »halbamtliche Institution«. Sie hatte deshalb »einerseits das volle Vertrauen der staatlichen Ämter, [konnte] andererseits aber viel freier (…) als die Ämter überall dort eingreifen, wo schnelles Handeln erforderlich war«[155]. Zwar handelt es sich hier um ein Zitat aus der Zeit vor der kommunistischen Machtübernahme. Dennoch zeigt es schon sehr deutlich das Selbstverständnis des ČSČK und die Verhandlungsposition, die es gegenüber dem Staat einnahm. Rückblickend formulierte das ČSČK schon damals recht treffend die Rolle, die es im sozialistischen Staat für sich aushandeln würde.

In dem Rundbrief argumentierte das ČSČK außerdem, dass es in besonderer Weise zur Gesundheits- und Sozialerziehung Jugendlicher – und übrigens auch Erwachsener – beitragen könne, weil es diese Erziehung schon viele Jahre ausübe und dafür die neuesten Methoden verwende. Die Aktualität methodi-

---

150 Ebd., 15.
151 Ebd.
152 Oběžník Dorostu Čs. Červeného Kříže, 2/1946, MÚA ka. 17/1086, 1.
153 Ebd.
154 Ebd.
155 Ebd.

scher Kenntnisse stellte es beispielsweise mithilfe internationaler Zusammenarbeit von Ärzten und Pädagogen sicher.[156]

Übereinstimmend mit diesem Selbstverständnis nahm auch die ČSČK-Jugend einen »halbamtlichen« Charakter an: »Ärzte, Sozialarbeiter und Lehrer an ihrer Spitze sorgen dafür, dass ihre Tätigkeit den Bedürfnissen der Menschen und des Staates entspricht. Die ČSČK-Jugend kümmert sich darum, gemeinsam mit den Schulen eine gesunde Jugend zu erziehen, die hilfsbereit Bedürftigen überall dort hilft, wo es nötig ist. Gleichzeitig nutzt sie den natürlichen Drang der Jugend praktisch, mit nicht wenigen Fähigkeiten und Kraft für den Aufbau einer besseren Zukunft für Bevölkerung und Staat einzutreten«[157]. Dieser Rundbrief zeigt exemplarisch, dass das ČSČK in den Nachkriegsjahren vor allem zwei Argumente anführte, um Jugendliche zu einem Engagement in der ČSČK-Jugend zu bewegen: Erstens dokumentierte es, dass die ČSČK-Jugend ein nachhaltiger Verbund war, der über langjährige Erfahrung verfügte. Zweitens betonte es die Relevanz der ČSČK-Jugend für den Friedenserhalt und den Aufbau einer besseren Welt. Die Mitglieder der ČSČK-Jugend sollten dementsprechend moralische Vorbilder und »Vorreiter in der Praxis« sein. Laut ČSČK beruhten beispielsweise viele Schülervertretungen ursprünglich auf Initiativen der ČSČK-Jugend.[158]

Interessant ist an dieser Stelle, wie sehr das ČSČK die allgemeine Eigeninitiative der Jugend herausstellte. Für die Organisation galt es stets als erstrebenswertes Ziel, aus »wegbereitender Arbeit« eine »dauerhafte Aktion mit größerer Unterstützung öffentlicher Träger« zu machen.[159] Unter dem Aufruf *Ale někdo průkopníkem musel být* (wörtlich: Jemand musste der Wegbereiter sein!) fasste das ČSČK folgende wichtige Errungenschaften der ČSČK-Jugend zusammen: »Wegbereiter war die ČSČK-Jugend beim Schutz von Kindern in armen Bergregionen, bei der Übermittlung von Obst in die Regionen, in denen der Anbau nicht gelingt, beim Anpflanzen von Grünstreifen in der Hauptstadt Prag, beim Anpflanzen von Beerenobst, bei der systematischen Zahnpflege und bei einer Reihe von Gesundheitsaktionen, die häufig mit der Verwahrung spezieller Ausrüstung, wie z. B. Waschbecken für Schulen ohne Wasserleitung, Haken für Handtücher und ähnlichem, verbunden waren«[160].

Es lässt sich nur schwer nachvollziehen, inwiefern sich die Jugendlichen tatsächlich selbst zu diesen Arbeiten motivierten. Glaubwürdiger in der Rolle der *Wegbereiter* scheinen hier hingegen die Pädagogen. Im Jahr 1946 äußerten sich einige Lehrer wie folgt: »Im neuen befreiten Staat ist Platz für die Reorganisation der Schülerschaft in der ČSČK-Jugend. Die Arbeitsergebnisse aus den

156 Ebd.
157 Ebd.
158 Ebd.
159 Ebd., 2.
160 Ebd.

Jahren der Ersten Republik sind dafür der beste Beleg«[161]. Oder: »Ich kenne die Tätigkeit der ČSČK-Jugend sehr gut aus der Zeit vor der Besatzung. Ich begrüße die Reorganisation dieser Tätigkeit und werde Ihnen mit der Lehrerschaft unseres Kreises zuvorkommend helfen«[162]. Oder: »Ich verspreche, dass wir die Bemühungen des ČSČK, besonders der Jugendaktivitäten, nach Kräften propagieren und unterstützen werden«[163].

Die Lehrer, die zu diesem Zeitpunkt Jugendgruppen für das ČSČK einrichteten, hatten diese noch aus der Vorkriegszeit in Erinnerung. Zahlen, die der ČSČK-Vorsitzende Alois Vicherek in einer Rede am 28. Februar 1946 nannte, machen ihre Begeisterung verständlich. Dank der Vorkriegsmobilisierung hatte das ČSČK damals insgesamt 185.000 volljährige Vereinsmitglieder, 26.000 freiwillige Schwestern, 66.000 Mitglieder in den Rettungsdiensten und – im Verhältnis dazu enorme – 830.000 Mitglieder in der ČSČK-Jugend.[164]

Um neben den Pädagogen auch die Jugendlichen selbst zu begeistern, verfasste das ČSČK einprägsame und lehrreiche Geschichten, Lieder und Gedichte. Zu den bekanntesten Veröffentlichungen für Kinder und Jugendliche zählten Anfang der 1950er-Jahre die Zeitschrift *Zdravý svět* (wörtlich: Gesunde Welt) und die Reihe *Mladý zdravotník* (wörtlich: Junger Sanitäter). In der Beilage *Besídka* in der ersten Ausgabe von *Zdravý svět* (1946–1947) druckte das ČSČK noch Berichte zu vorbildlichen Aktivitäten der ČSČK-Jugend in Böhmen ab. Darunter befand sich folgende Begebenheit aus dem Kreis Trutnov: »(...) der Vertrauensmann der ČSČK-Jugend an der städtischen Schule in Poříci u Trutnova (...) meldete: ›Siebzig Mitglieder der Jugend hörten mit ihren Lehrern am (...) 4. März den Aufruf von Hana Benešová und säuberten nach dem Nachmittagsunterricht zwei Stunden lang den Hauptbahnhof (...) von Schnee‹ (...)«[165].

Ähnlich bemüht um »vorbildliche Arbeit« war die ČSČK-Jugend in Libochovice. Schüler sammelten dort insgesamt 70 kg Äpfel für das Deyl-Amt für Blinde sowie für das Institut für taubstumme Kinder in Hradec Králové.[166] Des Weiteren verkündete die Ausgabe, dass »alle Schulkinder und Studenten in Brno Mitglieder in der ČSČK-Jugend« waren. In Mähren gab es demnach vier Bezirke (Uherské Hradiště, Kyjov, Moravský Krumlov und Brno), »die alle Kinder und Studenten in der ČSČK-Jugend organisiert haben«[167].

---

161 Ebd., 7.
162 Ebd.
163 Ebd.
164 Projev divišního generála Aloise Vicherka, předsedy Čs. červeného kříže dne 28. února 1946, MÚA ka. 17/1086, 1–8, hier 2.
165 Zdravý svět, č. 1, r.1946–1947, Besídka č.9, MÚA ka. 17/1086, 142.
166 Ebd.
167 Ebd., 143.

Angehörige der organisationseigenen Jugend wollte das ČSČK offensichtlich zu hilfsbereiten Mitmenschen erziehen, die sich für Schwächere und Bedürftige oder für ein allgemeines Wohl einsetzten. An dieser Stelle zeigen sich deutliche Parallelen zur Jugendarbeit des Polnischen Roten Kreuzes. Ähnlich wie Mitglieder der PCK-Schulzirkel mussten Miglieder der ČSČK-Jugend in Mähren keineswegs außergewöhnliche Voraussetzungen erfüllen. Alle vorbildlichen Charaktereigenschaften konnten sie noch im Laufe ihrer Mitgliedschaft erwerben.

In einer Ausgabe des *Mladý zdravotník* von 1958 erläuterte Zdeňka Brázdová, dass die ČSČK-Jugend außerdem gesund sein sollte.[168] Sie formulierte folgenden Appell an die Jugendlichen:»Liebe junge Freunde, ihr seid Schüler an den Mittelschulen und fragt euch sicher schon, was ihr einmal werdet. Auf dem Weg in das weitere Leben will euch jeder etwas Gutes mitgeben: Die Schule Wissen, die Eltern Heimat und Liebe, die Mitschüler Freundschaft. Das alles ist im Leben sehr wertvoll. Aber am wertvollsten ist die Gesundheit«[169]. Mit diesem Argument legitimierte Brázdová letztlich auch das ČSČK als eine Organisation, die zur Bewahrung der allgemeinen Gesundheit bzw. zum Bewahren der individuellen Gesundheit befähigte.

Für die jugendlichen Leser stellte sie einen konkreten Bezug zwischen Gesundheit und Zukunftsperspektive her. Sie schrieb wie folgt:»Verliert ihr sie [die Gesundheit], wird euer Leben traurig sein und ihr erreicht nur schwer, wonach ihr euch sehnt. Solange ihr jung seid, macht ihr es euch nur selten bewusst. Aber es liegt am meisten an euch, ob ihr dauerhaft gesund und fröhlich seid und ob euer Leben glücklich ist. Das Tschechoslowakische Rote Kreuz will euch für das Leben Ratschläge und Kenntnisse geben, damit ihr immer die eigene Gesundheit oder die Gesundheit von anderen schützen könnt oder wisst, wie sie zu schützen ist«[170].

Brázdová ging es hierbei nicht um beliebige Kenntnisse, sondern sehr konkret um Erste Hilfe, welche die Mittelschüler im Rahmen der ČSČK-Jugend erlernen konnten. Offiziell vermittelte das ČSČK diese Kenntnisse im Rahmen des Programms *Buď připraven k zdravotnické obraně* (wörtlich: Sei vorbereitet auf den Gesundheitsschutz), kurz BPZO. Wie schon in den unmittelbaren Nachkriegsjahren, verknüpfte auch Brázdová Jugendaktivitäten des ČSČK mit den Schlagwörtern *Gesundheit* und *Frieden*. In Hinblick auf das Programm BPZO schrieb sie:»Macht euch bewusst (…), dass es eine große Auszeichnung ist, beim ČSČK Jungsanitäter zu werden und Angehöriger dieser großen Familie von Beschützern der menschlichen Gesundheit und des Weltfriedens«[171].

---

168 *Brázdová*, Zdeňka: Mladý zdravotník. Praha 1958, 3.
169 Ebd.
170 Ebd.
171 Ebd.

Ihres Erachtens war eine Ausbildung zum Jungsanitäter auch für die künftige Karriere der Schüler prägend. Im ČSČK »lernt ihr nämlich nicht nur euch und andere vor Krankheiten und Schmerzen zu schützen, sondern auch eine gesunde Umgebung zu schaffen, gesund zu leben (...), Alte zu schätzen, kleinen Kindern zu helfen – kurzum, ihr lernt Menschen gern zu haben«[172].

An dieser Stelle wird sehr klar, dass die Jugendarbeit des ČSČK nicht (nur) darauf abzielte, junge Menschen in einem Verbund zu organisieren, also einzugliedern in ein System vorgefertigter Strukturen. Vielmehr vertrat das ČSČK Ende der 1950er-Jahre ein Menschenbild, das sehr ausdrücklich die Werte der Rotkreuzbewegung vermittelte. Dazu gehörte es, anderen Menschen unabhängig von ihrer Lebenssituation hilfsbereit zu begegnen. Des Weiteren gehörte dazu Nächstenliebe, die eindeutig nicht vor den Grenzen des sozialistischen Verbunds haltmachen sollte. Trotz sozialistischer Massenmobilisierung setzte das ČSČK an den Schulen folglich auf eine empathische Lebenseinstellung der Jugendlichen.

Gleichzeitig finden sich im *Mladý zdravotník* auch Abschnitte, die den sozialistischen Hintergrund unmissverständlich machen, vor dem die Jugendaktivitäten des ČSČK stattfanden. In einem Kapitel über die »Gesundheitsfürsorge der Bürger der Tschechoslowakischen Republik« hieß es beispielsweise wie folgt: »Jedem Bürger unserer demokratischen Volksrepublik steht von Geburt an eine kostenlose ärztliche Versorgung zu. Das ist eine große Errungenschaft unseres sozialistischen Staates, in dem das Volk regiert«[173]. Noch deutlicher fuhr das Kapitel fort: »So war das nicht immer. Solange uns die Kapitalisten regierten, gab es große Unterschiede in der Gesundheitsfürsorge für reiche und arme Bürger. Die Reichen hatten genug Geld und konnten deshalb immer einen eigenen Arzt und teure Medikamente bezahlen (...). Für kranke Arbeiter und ihre Kinder waren nur einige der günstigsten Medikamente und die schlechtesten Zimmer im Krankenhaus kostenfrei«[174]. Am Beispiel dieser Zitate lässt sich gut nachvollziehen, warum sich das ČSČK in den 1950er-Jahren so gut in den sozialistischen Staat einfügte.

Die Idee von *neuen* sozialistischen Menschen, die gleichberechtigt zusammenleben, korrespondierte mit den Rotkreuzprinzipien Einheit, Universalität und Neutralität. Zwar waren egalitäre Ideen im Sozialismus häufig eher rhetorischer als realer Natur. Dennoch ließen sich diese mit humanitären Prinzipien verbinden. Die Einrichtung einer staatlichen Gesundheitsfürsorge, die alle Bürger gleichermaßen kostenfrei in Anspruch nehmen konnten, zählte sicherlich zu den Veränderungen, die das ČSČK im Sozialismus sogar sehr begrüßte.

---

172 Ebd.
173 Ebd., 5.
174 Ebd.

Entscheidend war dabei, dass der sozialistische Staat und das ČSČK kompatible Pläne für die Jugend verfolgten. Gesundheit von Kindern und Kindeswohl hatten bei beiden hohe Priorität. Hohe Staatsausgaben flossen derzeit in die ärztliche Versorgung (und Vorsorge) von Kindern. In den Jahren 1957 und 1958 wendete der Staat angeblich 440 Kčs pro Kopf für Gesundheitsfürsorge auf – im Vergleich zu den Jahren 1937 (137 Kčs), 1940 (168 Kčs) und 1953 (300 Kčs) entsprach dies einer deutlichen Steigerung.[175] Das ČSČK war somit für den Staat ein äußerst nütztlicher Träger, der erstens Einrichtungen und Personal für diese Versorung bereitstellte, zweitens fachlichen Nachwuchs für den Gesundheitsbereich ausbildete und drittens Menschen schon im Kindesalter in die Lage versetzte, sich um ihre individuelle Gesundheit zu kümmern. Angesichts der Verbreitung, die die ČSČK-Jugend bereits kurz nach dem Krieg erreicht hatte, scheint ein Arrangement zwischen Staat und Organisation im Bereich der Jugend nicht nur plausibel, sondern fast unabwendbar gewesen zu sein.

Die Annahme, dass Mitglieder der ČSČK-Jugend lediglich gute und gesunde Mitmenschen sein sollten, greift jedoch zu kurz. Anweisungen aus dem Programm BPZO lauteten wie folgt:»1. Sei immer allen Schülern ein Vorbild, 2. Rate ihnen nicht auf Bäume zu klettern, wenn sie nicht gelenkig genug sind, 3. [Rate ihnen,] dass sie nicht auf steilen Bergen Ski fahren, 4. nicht im Spiel gegen ihre Mitspieler springen, 5. sich nicht in der Pause im Klassenzimmer oder an anderen Orten jagen, wo Hindernisse sind, 6. vorsichtig Rad fahren und alle Schilder beachten«[176]. Einem Mitglied der ČSČK-Jugend – in diesem Fall einem ausgebildeten Jungsanitäter – übertrug die Organisation demnach konkrete Verantwortung. In der Vorstellung der Organisation bzw. der Schule war ein Jungsanitäter ein *primus inter pares* (wörtlich: Erster unter Gleichen), der verantwortungsbewusst, aufmerksam und vernünftig war. Sofern sich die Jungsanitäter ebenfalls auf diese Weise definierten, entwickelten sie wahrscheinlich im Laufe ihrer Schulzeit eine recht ausgeprägte Führungskompetenz.

In *Za zdravím* (Praha 1958) erklärte Jan Střítecký die Vorteile einer BPZO-Ausbildung noch einmal für Grundschüler. Er schrieb wie folgt:»Liebe Jungen, liebe Mädchen, (...) Ihr werdet [nach der BPZO-Ausbildung der I. Stufe] gute Sanitäter sein und viele von euch werden Mitglieder in den Sanitäterpatrouillen eurer Klassen werden. Mit eurer Arbeit werdet ihr die Gedanken des Tschechoslowakischen Roten Kreuzes durchführen und unterstützen. Das ČSČK hat euch immer gern und möchte, dass ihr alle in eurem Leben gesund und glücklich seid. Hört auf seinen Rat und merkt ihn euch! Ihr werdet es nie bereuen«[177]. Die ČSČK-Jugend stellte den Schülern also zwei Perspektiven in

---

175 Ebd., 6.
176 Ebd., 44.
177 *Střítecký*, Jan: Za zdravím. Praha 1958, 1.

Aussicht: Erstens spezifisches Wissen, das anderswo nicht verfügbar war, und zweitens relevante Unterstützung beim Gesund- und Glücklichsein.

Zur Geschichte der ČSČK-Jugend liegt eine Veröffentlichung von Jiří Procházka und Josef Švejnoha mit dem Titel *80 let dorostu Českého červeného kříže* (Praha 2000) vor. In dieser unterscheiden die Herausgeber die Arbeit des ČSČK mit Kindern und Jugendlichen zur Zeit des Staatssozialismus in vier Phasen: 1) 1950 bis 1960, 2) 1960 bis 1970, 3) 1970 bis 1980 und 4) 1980–1990. Die erste Phase von 1950 bis 1960 bezeichnen sie dabei als Phase der Verstaatlichung und Zentralisierung. Frühere karitative Tätigkeiten der Organisation verloren ihres Erachtens zu Gunsten von Tätigkeiten in den Bereichen Gesundheit und Sozialfürsorge an Bedeutung. Gleichzeitig gingen traditionelle internationale Aktivitäten (z. B. die Vermittlung von internationalen Brieffreundschaften) zurück.[178] Die oben erläuterten Aktivitäten Hana Benešovás hätten demzufolge mit dem Jahr 1948 einen deutlichen Bruch bewältigen müssen.

Charakteristisch für die Jugendarbeit des ČSČK sehen Procházka und Švejnoha ab 1950 vor allem Erste-Hilfe-Schulungen. Die bereits erwähnten Ausbildungsprogramme BPZO (*Buď připraven k zdravotnické obraně*) und PZO (*Připraven k zdravotnické obraně*) belegen laut Procházka und Švejnoha, dass sich selbst das ČSČK in dieser Phase nicht dem allgemeinen »Kopieren sowjetischer Erfahrungen entziehen konnte«[179]. Das ČSČK fand mit seinen Schulungen daher schnell flächendeckende Verbreitung. Procházka und Švejnoha formulieren wie folgt: »Schrittweise weitete das Tschechoslowakische Rote Kreuz seine Ausbildungstätigkeit auch in das System der Berufsschulen (...) aus, in verschiedenste Bildungseinrichtungen für Kinder, in die Internate und die Ferienlager (...) für die studierende und arbeitende Jugend. Es fand seinen Platz für seine Tätigkeit sowie seinen erzieherischen und bildenden Einfluss auf Kinder und Jugendliche unter den neuen politischen und gesellschaftlichen Umständen«[180].

Gemäß der Darstellung von Procházka und Švejnoha trug die Jugendarbeit des ČSČK in dieser Phase sowohl sozialistische, als auch traditionelle Züge. Auf der einen Seite gelang der Organisation eine massenhafte Mobilisierung für das Jugendrotkreuz, die allein in den Jahren 1953 bis 1955 mehr als 490.000 Schüler im Alter von 9 bis 14 Jahren in den Programmen BPZO und PZO erfasste. In der Gruppe der über 14-Jährigen erhielten immerhin mehr als 56.000 Jugendliche ihr PZO-Abzeichen. Auf der anderen Seite war die Teilnahme für die Schüler freiwillig. Die Schulungen sind somit eher als non-formale Bildung zu deuten, die nach dem Pflichtunterricht unter der Leitung von Sanitätern,

---

178 *Procházka*: 80 let dorostu Českého červeného kříže, 40.
179 Ebd.
180 Ebd., 41.

Ärzten oder Schwestern des ČSČK stattfand.[181] Anders als beim PCK, dessen Schulzirkel von staatlich ausgebildeten Pädagogen betreut wurden, blieben die Jungsanitäterprogramme des ČSČK folglich eher organisationsinterne Angelegenheiten.

Procházka und Švejnoha gehen in ihrer Darstellung davon aus, dass außerdem die Einrichtung sogenannter Sanitäterpatrouillen (*Třídní zdravotnické hlídky*) auf diese erste Phase zurückzuführen ist. An dieser Stelle argumentieren sie erneut mit einer für sie paradoxen Gleichzeitigkeit von sozialistischen und traditionellen Merkmalen: Zum einen beteiligten sich die Patrouillen an traditionellen ČSČK-Aktivitäten für die Jugend, z. B. dem Frühjahrsputz (*Jarní úklid*), Schulwettbewerben der Sanitäterpatrouillen (*Soutěž o nejlepší hlídku na škole*), der Sauberkeitswoche (*Týden čistoty*) und dem sogenannten Monat der ČSČK-Jugend (*Měsíce dorostu ČSČK*).[182] Auf der anderen Seite dokumentierte die Organisation in typisch sozialistischer Weise seine Rekrutierungserfolge: »Die Statistik verriet, dass am Ende des Jahres 1955 an den Schulen und Bildungsstätten in unserer Republik beinahe 61.000 Sanitäterpatrouillen der ČSČK-Jugend arbeiteten«[183].

Bei seinem II. landesweiten Kongress 1956 bilanzierte das ČSČK, dass in den verschiedenen Programmen an den Schulen insgesamt über 550.000 Schüler teilgenommen hatten, weiterhin über 61.000 Sanitäterpatrouillen an den Schulen aktiv waren und sich 2.500 sogenannte Interessenszirkel (*Zájmové zdravotnické kroužky*) der Jungsanitäter gegründet hatten. Gleichzeitig hatte sich das traditionelle Projekt der Brieffreundschaften rehabilitiert – bei einem weltweiten Wettbewerb gewann die ČSČK-Jugend im Jahr 1954 damit sogar den ersten Preis.[184] Im Jahresbericht für 1958 verkündete das ČSČK, dass das Programm PZO weitere 300.000 Absolventen zählte und an den Grundschulen insgesamt 320.000 Schüler an Erste-Hilfe-Kursen teilgenommen hätten.[185]

Der scheinbare Gegensatz von traditionellen und sozialistischen Merkmalen dieser Jugendarbeit setzt sich in der Darstellung von Procházka und Švejnoha auch auf internationaler Ebene fort: »Vom Wachstum internationaler Aktivitäten des ČSČK zeugt auch, dass das Tschechoslowakische Rote Kreuz ab dem Jahr 1950 erstmals in die Organe der Liga der Rotkreuz- und Rothalbmondgesellschaften gewählt worden war. Erfreulich ist, dass dies die Jugend des ČSČK betrifft – der damalige ČSČK-Vorsitzende und erste Stellvertretende des Gesundheitsministers, MUDr. František Janouch, wird im Jahr 1957 zum

---

181 Ebd.
182 Ebd., 42.
183 Ebd.
184 Ebd., 43.
185 Ebd.

Mitglied und Vizevorsitzenden des *Beratungsausschusses für die Jugend des Roten Kreuzes* gewählt«[186].

Auffällig ist, dass Procházka und Švejnoha bei der ersten Phase von einer Verstaatlichung zu Ungunsten der Organisation ausgehen. Letztlich zeigt ihre Darstellung jedoch, dass sich das ČSČK im sozialistischen Staat drei wichtige traditionelle Eigenschaften erhielt bzw. diese nach und nach erarbeitete: Erstens blieb die Teilnahme an Schulungen für die Jugendlichen freiwillig. Zweitens oblagen die Inhalte der Jugendarbeit nur dem ČSČK selbst. Schulungen für Kinder und Jugendliche fanden deshalb unabhängig vom restlichen Unterricht statt. Drittens pflegte das ČSČK in den 1950er-Jahren weiterhin internationale Kontakte. Ob nun in einzelnen Projekten, wie den Brieffreundschaften für Schüler, oder innerhalb der Strukturen der internationalen Rotkreuzfamilie. Bemerkenswert ist dabei, dass es sich um Auslandsbeziehungen handelte, die unabhängig vom sozialistischen Staat blieben, obwohl sie auch nicht-sozialistische Länder einschlossen.

Vor diesem Hintergrund scheint das ČSČK sogar immens von neuen sozialistischen Mechanismen profitiert zu haben. Dass Massenmobilisierung im sozialistischen Staat hohe Priorität hatte und exklusive Aktivitäten an den tschechoslowakischen Schulen möglich waren, öffnete dem ČSČK in den 1950er-Jahren großes Entwicklungspotential. Procházka und Švejnoha belegen in ihrem Text nicht glaubwürdig genug, dass die formale Verstaatlichung einen zu hohen Preis hatte. Wie oben herausgestellt, liefern sie sogar numerische Informationen, die eine positive Bilanz der Verstaatlichung stützen, weil sie gleichzeitig Wachstum und qualitative inhaltliche Jugendarbeit nachzeichnen.

Wie schon im polnischen Fall deuten die vorliegenden Quellen aus den 1950er-Jahren auf eine Kompatibilität des sozialistischen *neuen* Menschen mit dem *Rotkreuzmenschen* hin. Insbesondere lässt sich dies in Hinblick auf die Jungsanitäter nachvollziehen, die in der tschechoslowakischen Gesellschaft exemplarisch für gesunde, zufriedene und sozial verpflichtete Mitmenschen standen. In der Rhetorik der 1970er- und 1980er-Jahre entwickelten sich ČSČK-Sanitäter sogar zu Trägern moralischer Werte. Die damit zusammenhängende öffentliche Wertschätzung, die eine Ausbildung zum Jungsanitäter für Jugendliche attraktiv und vielversprechend machte, lässt sich gut am Beispiel der Spartakiaden der Jahre 1975 und 1980 nachvollziehen. Květoslava Králová gab 1975 im Verlag *Naše vojsko* eine Broschüre heraus, in der sie die Aufgaben von ČSČK-Sanitätern während dieser sportlichen Großereignisse festhielt. Im Vorwort charakterisierte sie die Veranstaltung wie folgt: »Die tschechoslowakische Spartakiade 1975 wird nicht nur Ausdruck der physischen Rüstigkeit, Bildung und moralischen Reife der Bürger und der Jugend [sein], sondern wird

---

186 Ebd.

auch ein Überblick über das wirtschaftliche und kulturelle gesellschaftliche Niveau unserer Bevölkerung und des sozialistischen Staates«[187].

Laut Králová hatte sich das ČSČK traditionell an den Vorbereitungen sowie der Durchführung von Spartakiaden beteiligt und »als einzige freiwillige Sanitärorganisation in unserem Staat, in Zusammenarbeit mit der staatlichen Gesundheitsverwaltung, den Sanitätsdienst gewährleistet«[188]. Die öffentliche Wahrnehmung von Sanitätern wandelte sich offenbar anlässlich der Spartakiaden. Sanitäter waren für das Publikum neben den Athleten nun sichtbar und trugen auf ähnliche Weise wie diese zur Inszenierung sozialistischer Fortschrittlichkeit bei. Králová appellierte demnach wie folgt an die teilnehmenden ČSČK-Sanitäter: »Einen nicht geringen Anteil am erfolgreichen Ablauf der tschechoslowakischen Spartakiade wirst auch du tragen, als Sanitäterin oder Sanitäter des Tschechoslowakischen Roten Kreuzes, und zwar bei der Sicherung der Sanitärversorgung (…) über die Übungen und die Teilnehmer der Spartakiade, die du gemeinsam mit den Ärzten und den Krankenpflegerinnen sicherst«[189].

Mit Verben wie z. B. »gewährleisten« und »sichern« markierte Králová die Sanitäter vor allem als Garanten der Sicherheit. Angesichts einer Multisportveranstaltung wie der Spartakiade ist dieses ausdrückliche Sicherheitsbedürfnis nicht verwunderlich. Allerdings zeigt diese Wortwahl auch, dass das ČSČK mit seinen Sanitätern nahezu unabkömmlich geworden war – oder dies zumindest glauben sollte. Jungsanitäter bildete die Organisation zu dieser Zeit in dem Wissen aus, dass sie einen festen Platz im sozialistischen Staat einnehmen würden. Die Erwartung, die der Staat an das ČSČK herantrug, war es, im Zuge dieser Ausbildungsprogramme an Stabilität und Sicherheit zu gewinnen. Mit den Sanitätern verknüpfte der Staat dementsprechend Eigenschaften wie Disziplin (*ukazněnost*), Genauigkeit (*přesnost*) und Gewissenhaftigkeit (*svědomitost*).[190] Solche vorbildlichen *Rotkreuzmenschen* erhielten für die Dauer der Spartakiaden übrigens individuelle Ausweise, die ihnen kostenfreie Beförderung mit dem Nahverkehr, Unterkunft usw. ermöglichten.[191] Teilnehmer der sportlichen Wettkämpfe bekamen mit ihrem Teilnehmerausweis ebenfalls einen Preisnachlass von 50 % im Nahverkehr, kostenfreie Beförderung der Prager Transportdienste sowie eine kostenfreie Gemeinschaftsunterkunft.[192] Dass die Veranstalter beide Gruppen gleichermaßen begünstigten,

187 *Králová*, Květoslava: Činnost doprovdoných zdravotníiku při Čs. spartakiádě, Naše vojsko. Praha 1975, 1.
188 Ebd., 2.
189 Ebd.
190 Ebd., 3.
191 Ebd., 6 f.
192 Ebd., 34 f.

lässt auf eine hohe Wertschätzung (bzw. Notwendigkeit) der ČSČK-Sanitäter schließen, ohne die keine »sicheren« sportlichen Wettkämpfe möglich waren. Die Bevölkerung nahm die Spartakiaden als öffentliche (sozialistische) Großveranstaltungen wahr. In diesem Sinne schrieb Králová über die Spartakiade im Jahr 1980: »Die Tschechoslowakische Spartakiade 1980 wird unter der Führung der Kommunistischen Partei der Tschechoslowakei wieder ein politisch-gesellschaftliches Ereignis, eine Sache der ganzen tschechoslowakischen Sportbewegung (…). Sie ermöglicht es, die Erfolge zu dokumentieren, die während des Aufbaus der sozialistischen Gesellschaft (…) erreicht wurden. (…) An ihrer Vorbereitung beteiligen sich aktiv das Tschechoslowakische Rote Kreuz, der Tschechoslowakische Frauenverband, die Organe der Nationalen Front (…) und weitere«[193]. Dem ČSČK selbst ging es hingegen vorrangig um die Ausstattung seiner Sanitäter, die in ihren Taschen ausreichend Aspirin, Wundbenzin und Verbandmaterial benötigten.[194]

Jiří Procházka und Josef Švejnoha deuten derartige Tätigkeiten in *80 let dorostu Českého červeného kříže* zunächst vor dem Hintergrund struktureller Anpassungen. Beispielsweise hatte das ČSČK bei seinem VII. landesweiten Kongress 1974 eine neue Satzung verabschiedet, die unter »ČSČK-Jugend« nur noch 15- bis 18-Jährige fasste. Jüngere Altersgruppen fielen fortan automatisch in die Kategorie »Jungsanitäter«.[195] Trotz des politischen Drucks, unter dem die Organisation seit Anfang der 1960er-Jahre stand, habe sie aber eine solide Mitgliederbasis an Jugendlichen behalten. Im März 1965 verzeichnete das ČSČK Jugendaktivitäten an 12.000 Schulen, was 90 % der Schulen in der Tschechoslowakei entsprach, 70.000 Sanitäterpatrouillen mit insgesamt 350.000 teilnehmenden Kindern sowie 790 Jugendgruppen.[196] Im Jahr 1972 hatte die ČSČK-Jugend noch 1.472 Jugendgruppen mit mehr als 60.000 Mitgliedern.[197]

Des Weiteren sehen Procházka und Švejnoha die Aktivitäten im Zusammenhang mit dem »Internationalen Jahr des Kindes« (*Mezinárodní rok dítěte*)[198] und dem »Internationalen Jahr der Jugend« (*Mezinárodní rok mládeže*), die die Vereinten Nationen für die Jahre 1979 und 1985 verkündeten. Sie bilanzierten: »Mitglieder der ČSČK-Jugend brachten sich sehr aktiv u. a. in die Sanitätssicherung von Aktionen ein, die mit der Tschechoslowakischen Spartakiade verbunden waren, die in diesem Jahr stattfand«[199].

---

193 *Králová*: Pokyny pro doprovodné zdravotníky ČSČK při Československé spartakiádě 1980, 3.
194 Ebd., 19.
195 *Procházka*: 80 let dorostu Českého červeného kříže, 51.
196 Ebd., 47 f.
197 Ebd., 51.
198 Ebd., 55.
199 Ebd., 59.

Abschließend kann für die Jugendarbeit des ČSČK eine ausgeprägte Kontinuität festgestellt werden. Mit den Jahren 1948 und 1968 können anhand des Quellenmaterials keine bedeutenden Brüche verbunden werden, auch wenn die Sekundärliteratur, z. B. Procházka und Švejnoha, diese suggerieren. Vielmehr kann beobachtet werden, dass sich das ČSČK regelmäßig im Abstand mehrerer Jahre an strukturelle Veränderungen anpassen musste. Zwar standen diese teilweise im Zusammenhang mit der politischen Entwicklung, beispielsweise einer zunehmenden staatlichen Einflussnahme an den Schulen. Dennoch erwies sich das ČSČK als äußerst flexibel, sodass es die organisationseigenen Ausbildungsprogramme über die gesamte Dauer des Sozialismus ausführen konnte.

Ebenso wie das PCK strategische Arbeit in Warschau konzentrierte, entwickelte das ČSČK strategische Richtlinien zweifellos in seiner Prager Zentrale. Hierbei setzte es auf einen Dialog mit staatlichen Behörden, z. B. dem Bildungsministerium, Schulen und Pädagogen. Anweisungen für die Bezirks- und Kreisebenen hielt das ČSČK stets so allgemein, dass diese ihre Arbeit mit lokalen Behörden, Schulen und Pädagogen abstimmen konnten. Da für die Jugend jedoch eine konkrete Vision vorlag, überrascht es nicht, dass Anweisungen sowohl struktureller, als auch inhaltlicher Art sein konnten. Für ČSČK-Gruppen auf niedrigeren Ebenen war es deshalb sehr entscheidend, welche Vorgaben der ČSČK-Zentralausschuss in Prag machte. Im Rahmen seiner Möglichkeiten bemühte sich der Zentralausschuss darum, bei der Jugendarbeit vorrangig zwei der humanitären Rotkreuzprinzipien zu achten, nämlich Freiwilligkeit und Unabhängigkeit.

4.6 Jugend beim ČSČK in Pilsen

Unterlagen aus dem Stadtarchiv Pilsen liefern einen für diese Zeit eher ungewöhnlichen Einblick in die lokale Jugendarbeit. Sie zeigen, dass das ČSČK dort Anfang der 1960er-Jahre nicht nur Erfolge verzeichnete, sondern auch konkrete Probleme der Jugend identifizierte und nach möglichen Lösungen suchte. Die Stadtkonferenz des ČSČK in Pilsen, die am 14. März 1962 stattfand, hielt dementsprechend in ihrem Bericht Zielsetzungen für die zukünftige Jugendarbeit fest. Als erstes Problem nannte der Stadtausschuss (MV ČSČK) die Unfallanfälligkeit von Jugendlichen: »Vorderstes Ziel wird der Kampf gegen die Unfallhäufigkeit Jugendlicher«[200]. Um welche Art von Unfällen es sich

---

200 Návrh na usnesení městské konference Československého červeného kříže v Plzni, konané dne 14. března 1962, AMP, ka. 2839, 1.

handelte, spezifizierte der Bericht nicht, weshalb gleichermaßen von Unfällen im Haushalt, im Straßenverkehr oder in der Schule auszugehen ist.

Darüber hinaus strebte die Organisation an den Schulen eine sogenannte *Gesundheitszerziehung* an, die erstens gesunde Ernährung und zweitens die Tageseinteilung Jugendlicher, einschließlich Sport, Leibeserziehung und angemessener Freizeitgestaltung, in den Blick nahm.[201] Suchtprävention war ebenfalls ein Thema der Stadtkonferenz. Der Vorstand vermerkte Folgendes: »Wir werden beaufsichtigen, dass die Jugendlichen die richtige Haltung gegenüber Alkohol und Nikotin einnehmen«[202]. Alkoholkonsum und Rauchen waren also ernstzunehmende Probleme unter Erwachsenen, denen das ČSČK im Rahmen seiner *Gesundheitserziehung* bei Jugendlichen vorbeugen wollte.

Das ČSČK plante den Problemen mit seinen traditionellen Werkzeugen, nämlich allgemeine Bewusstmachung und Schulung, zu begegnen. Anders als im oben geschilderten Fall Nowa Huta, bei dem sich das PCK allein auf die Jugendlichen konzentrierte, bezog das ČSČK in Pilsen ausdrücklich Jugendliche und Eltern ein. In seinem Bericht schrieb der Vorstand wie folgt: »Mit der Gesundheitsaufklärung für Jugendliche und für Eltern zielen wir ab auf die Propaganda von Sport und Leibeserziehung und auf deren Bedeutung für eine richtige, vielseitige physische und geistige Entwicklung eines jungen Menschen. (…) Bei unseren Interessenskreisen werden wir darauf achten, dass mit Kindern nach Möglichkeit nicht nur im Sommer, sondern auch im Winter draußen gearbeitet wird«[203].

Die Jugendarbeit in Pilsen verantwortete das ČSČK damals übrigens gemeinsam mit dem Tschechoslowakischen Jugendverband (*Československý Svaz mládeže*, im Folgenden mit ČSM abgekürzt). Dabei unterschied die Organisation jedoch eigene organisationale Strukturen streng von denen des staatlichen Jugendverbands. In seinem Bericht wies der Vorstand sogar explizit darauf hin, dass in den eigenen »Interessenskreisen« über die Bedeutung von Betreuern und Trainern »aus den Reihen der eigenen Mitglieder« gesprochen werden müsse.[204]

Weitere Tätigkeiten lassen sich anhand des Haushaltsplans, den das ČSČK Pilsen für das Jahr 1962 aufstellte, nachvollziehen. Dieser gibt exemplarisch Aufschluss über die Mittel, welche die Organisation in diesem Jahr für die Jugendarbeit verwendete. Beispielsweise hatte die Organisation für die Ausbildung von Jungsanitätern im Programm BPZO und seine Aktivitäten an den Schulen insgesamt 3.800 Kčs veranschlagt. Hiervon rief sie in diesem Jahr 2.252 Kčs ab, was laut Plan einer Ausschöpfung von 59,24 % entsprach.[205]

201 Ebd.
202 Ebd.
203 Ebd.
204 Ebd.
205 Rozbor hospodaření na rok 1962, AMP, ka. 2839, 3.

Für Schulungen der Abzeichen I. und II. Stufe fielen statt der ursprünglich veranschlagten 600 Kčs insgesamt 994 Kčs an, was einer Ausschöpfung des vorgesehenen Haushalts von 160,67 % entsprach. Die höheren Kosten begründete das ČSČK damit, dass statt 600 Jungsanitätern insgesamt 968 an den Schulungen teilgenommen hatten und somit »die Ausschöpfung des Budgets in Übereinstimmung mit der Erfüllung von Zielen« stand. Dass die Ziele an dieser Stelle zu 164,67 % erfüllt worden waren, hakte der Vorstand in der Tabelle sogar handschriftlich ab.

Vergleichsweise teuer kamen die Organisation in diesem Jahr Wettbewerbe zu stehen, die sie unter den Sanitäterpatrouillen (zdravotní hlídky) der Schulen veranstaltete. Von eingeplanten 2.700 Kčs gab das ČSČK zwar deutlich weniger (1.287 Kčs) aus. Dennoch handelte es sich bei den Wettbewerben um Veranstaltungen, die das ČSČK in Pilsen zu diesem Zeitpunkt offenbar sehr wichtig fand. Zum einen hatte es einen recht hohen Betrag dafür freigehalten. Zum anderen dokumentierte es alle Ausgaben penibel. Während des Bezirkswettbewerbs der Sanitäterpatrouillen kostete beispielsweise die Verpflegung 942,50 Kčs, die Saalmiete 333,50 Kčs und eine Filmvorführung 11 Kčs. Die Ausgaben blieben anscheinend nur hinter den Erwartungen zurück, weil 520 Kčs aus Mitgliedsbeiträgen finanziert wurden. Andere Aktivitäten an den Schulen kosteten in diesem Jahr weitere 500 Kčs.[206]

Neben den Ausgaben für Schulungen erwachsener Sanitäter (11.927,40 Kčs[207]) und Schulungen für freiwillige Schwestern (4.137,10 Kčs[208]), wirkt die Jugendarbeit trotzdem relativ kostengünstig. Insgesamt rechnete die Organisation in diesem Jahr 50.037,92 Kčs ab, wobei sie den veranschlagten Haushalt von 45.600 Kčs leicht überschritt.[209] Allein mit Mitgliedsbeiträgen machte sie allerdings 102.866 Kčs wieder gut.[210]

Abgesehen von den positiven Bilanzen gibt der Haushaltsplan auch Aufschluss über konkrete Tätigkeiten des ČSČK in Pilsen. Bei seiner Jugendarbeit unterschied das ČSČK dort sowohl inhaltlich, als auch organisatorisch zwischen Aktivitäten an den Schulen und Aktivitäten in seinen Ausbildungsprogrammen. Dabei fällt auf, dass das ČSČK zwar an Pilsener Schulen präsent war, jedoch mehr Ressourcen in die eigenen Ausbildungsprogramme (z. B. BPZO, freiwillige Schwestern, Sanitäter u. a.) steckte.

Einerseits könnten die geringeren Ausgaben für allgemeine Aktivitäten damit erklärt werden, dass sich ČSČK und ČSM die Jugendarbeit an den Schulen teilten. Sofern sich das ČSČK auf diese Zusammenarbeit auch in finanzieller Hinsicht einließ, ergab sich sicherlich eine nicht zu vernachlässi-

206 Ebd.
207 Ebd.
208 Ebd., 4.
209 Ebd., 9.
210 Ebd., 12.

gende Kostenersparnis. Vor dem Hintergrund, dass die Erziehungskonzepte beider Organisationen zwar kompatibel, aber inhaltlich unterschiedlich waren, könnte dies auch als strategischer Schritt gedeutet werden. Es ist durchaus denkbar, dass sich das ČSČK mehr für seine eigenen Ausbildungsprogramme engagierte, da diese potentielle Mitglieder nicht nur rekrutierten, sondern auch qualifizierten. Im Sinne eines sozialistischen Gemeinwohls, das z. B. kostenfreien Zugang zu Gesundheitsdiensten und Sozialfürsorge vorsah, hatte das ČSČK schließlich ein Interesse daran, Fachkräfte im Gesundheitsbereich zu binden.

Die Haushaltsplanung des Folgejahres deutet zudem darauf hin, dass die Jugendarbeit des ČSČK in Pilsen projektbezogene und deshalb saisonale Schwerpunkte hatte. Beispielsweise kostete der Posten »Tätigkeit mit Kindern und Jugendlichen« vom 1. Januar bis 31. März 1963 400 Kčs, vom 31. März bis 30. Juni 1.600 Kčs und anschließend bis Jahresende nichts mehr. Vermutlich fanden also die meisten Aktivitäten in den ersten beiden Quartalen des Jahres statt bzw. wurden in diesem Zeitraum vorbereitet.[211]

Sehr erfolgreich verlief die Ausbildung von Jungsanitätern im Programm BPZO. Wie oben erläutert übertrafen die Ergebnisse bereits im Jahr 1962 mit 968 statt 600 Absolventen die Erwartungen der Pilsener Stadtgruppe. Im Jahr 1963 setzte sich dieser Trend fort. In diesem Jahr verzeichnete das ČSČK in Pilsen sogar insgesamt 1.000 ausgebildete Jungsanitäter.[212] Ein Vergleich mit anderen organisationseigenen Ausbildungsprogrammen zeigt, dass das ČSČK seinen Jungsanitätern hier eine gewisse Priorität einräumte. Während es im Programm BPZO 1.000 Absolventen listete, kam es bei der Sanitätergrundausbildung (Základní zdravotnická příprava, kurz: ZZP) nur auf 550 Absolventen, bei den erwachsenen Sanitätern (Zdravotnická družina, kurz: ZD) nur auf 190 Absolventen und bei den Freiwilligen Schwestern (Dobrovolné sestry ČSČK, kurz: DS) sogar nur auf 60 Absolventinnen.[213] Allerdings muss hierbei berücksichtigt werden, dass der zeitliche Aufwand für Jungsanitäter verhältnismäßig gering ausfiel und von den Jugendlichen in ihrer Freizeit bewältigt werden konnte. Für die anderen Ausbildungsprogramme betrieb das ČSČK hingegen eigene Schulen.

Mitte des Jahres 1965 zeichnete sich eine Trendwende ab. Am 9. Juli 1965 schickte der Zentralausschuss des ČSČK in Prag einen Brief an alle Bezirks- und Kreisausschüsse, in welchem er Anweisungen für die nächste Jahres-

---

211 Rozpis rozpočtu ČSČK na rok 1963 (Československý červený kříž, městský výbor, Plzeň, Pobřežní 15), AMP, ka. 2840, 1 f.
212 Komentář k numáři podkladů k návrhu rozpočtu ČSČK na rok 1963 (Československý červený kříž, městský výbor, Plzeň, Pobřežní 15), AMP, ka. 2840, 1f, hier 2.
213 OV ČSČK Plzeň-město, ČSČK Plzeň, Osobní náklady mimo mzdový fond na rok 1963, AMP, ka. 2840.

planung formulierte.[214] Bei seiner Jugendarbeit musste das ČSČK in Pilsen fortan neue Anweisungen der Zentrale berücksichtigen. Der Zentralausschuss formulierte folgendermaßen: »Im Bereich der Arbeit mit Kindern und Jugendlichen muss nicht nur mit bestehenden Aufgaben, sondern auch mit neuen Aufgaben gerechnet werden, die sich aus dem Beschluss des IV. ČSČK-Kongresses ergeben«[215].

In Hinblick auf die Anzahl der auszubildenden Jungsanitäter sollten die ČSČK-Kreisausschüsse »im breitesten Maße das Interesse der Kinder an der Verbesserung ihres Sanitätsbewusstseins fördern«[216]. Dabei sollten sie künftig enger mit den Kreisausschüssen des ČSM und den Bildungsabteilungen der staatlichen Bezirksausschüsse (*Okresní národní výbory*, ONV) zusammenarbeiten. Hintergrund dieser Anweisung war, dass das ČSČK als einzige Organisation eine altersangemessene Erste-Hilfe-Ausbildung leisten konnte. Kinder und Jugendliche, die lediglich am Jugendverband teilnahmen, verpassten somit diese Möglichkeit der Weiterbildung. In dem Brief von 1965 schrieb der Zentralausschuss weiter: »Die Schulung von Kindern im Pionieralter (9–15 Jahre) soll nicht nur an den 9-jährigen Grundschulen gewährleistet werden, sondern ab dem 3. Jahr beginnen und auch in den Pionier- und Jugendheimen, in den Schulmannschaften, in den Pionierclubs, in den Pioniersommerlagern und in anderen Einrichtungen für Kinder bzw. Pioniere stattfinden«[217].

Des Weiteren sollten die Bezirks- und Kreisausschüsse des ČSČK ihre Ausbildungsprogramme für Jungsanitäter mit dem Ausbildungssystem der Pioniere des Jugendverbands harmonisieren.[218] In einer dreistufigen Ausbildung sollten die Jahrgänge 3 bis 5 zunächst eine 8-stündige Schulung erhalten, die sie zum Jungsanitäter I. Stufe qualifizierte. Anschließend sollten die Jahrgänge 6 bis 7 in einer 12-stündigen Schulung den Jungsanitäter II. Stufe erreichen. Eine 26-stündige Schulung sollte die Jahrgänge 8 bis 9 schließlich nicht nur zum Jungsanitäter III. Stufe befähigen, sondern mündete gleichzeitig in die Sanitätergrundausbildung.[219]

Diese Anweisungen begründete der Zentralausschuss wie folgt: »Bei der Ausarbeitung eines Plans zur Schulung junger Sanitäter soll das ČSČK anstreben, dass ein so großer Teil der Jugendlichen wie möglich eine Sanitäterschulung im Umfang der Sanitätergrundausbildung schon während der 9-jährigen Schule erhält. An den Schulen höheren Typs muss der Anteil der bisher ausge-

---

214 Dopis č. 2, Metodické pokyny pro vypracování návrhů plánů a rozpočtu na r. 1966, UV ČSČK, Praha (09.07.1965), AMP, ka. 2840, 1–20.
215 Ebd., 6.
216 Ebd.
217 Ebd.
218 Ebd.
219 Ebd.

bildeten Jungsanitäter für die Bedürfnisse der jungen Sanitätergarde und der Freiwilligen Schwestern aus den Reihen der Jugend erhöht werden«[220].

Auf den ersten Blick wirken diese Anweisungen wie *von oben* auferlegte Verpflichtungen. Das Beispiel Pilsen zeigt jedoch, dass bereits zuvor enger Kontakt zum staatlichen Jugendverband bestand. Auch den dort eingebundenen Jugendlichen Erste-Hilfe-Kenntnisse zu vermitteln, stimmte mit den Zielen der lokalen Organisation überein. Neu war im Fall Pilsen hingegen die stärkere strukturelle Verschränkung, welche die Organisation bisher vermieden hatte. Der Zentralausschuss des ČSČK machte keine Vorgaben dazu, wie die Ortsgruppen die gemeinsamen Sanitäterschulungen finanzieren sollten. Das ČSČK in Pilsen war also gewissermaßen zur Selbstorganisation gezwungen, um Rahmenbedingungen, Termine und Finanzierung dieser Schulungen mit dem Jugendverband auszuhandeln.

Die Beziehung zwischen dem Zentralausschuss in Prag und dem Stadtausschuss in Pilsen war demnach eine hierarchische, bei der die Organisation durchaus einmal *von oben* dirigierte. Das Beispiel der gemeinsamen Sanitäterschulungen verdeutlicht, dass die Anweisungen *von oben* jedoch häufig auf Strukturen beschränkt blieben. Auf die Umsetzung und die Inhalte einzelner Projekte auf lokaler Ebene nahm der Zentralausschuss kaum Einfluss. In den Anweisungen für die Kreisausschüsse hieß es dementsprechend auch wie folgt: »Die Anwendung und Ausnutzung ihrer Tätigkeiten [der Tätigkeiten der Jugend] muss mit den Bedürfnissen der Schulen koordiniert werden, an denen sie sich auf ihren nächsten Beruf oder die nächste Bildungsanstalt vorbereiten, und muss sie mit den Aufgaben der ČSČK-Ortsgruppen in ihren Wohnorten verbinden«[221].

Die ČSČK-Zentrale hatte folglich ein begründetes Interesse daran, dass sich die Organisation auf lokaler Ebene an den lokalen Gegebenheiten und Bedürfnissen orientierte. Sie vertraute dabei auf lokale Netzwerke – in diesem Fall zwischen dem ČSČK-Stadtausschuss und den örtlichen Schulen – denen sie sowohl die Berufsorientierung der Jugendlichen, als auch deren Mobilisierung für die Rotkreuzidee übertrug.

Selbstorganisiertes Handeln fand beim ČSČK in Pilsen also in zwei Ausprägungen statt: Zum einen dann, wenn der Zentralausschuss in Prag gezielt keine weiteren Vorgaben machte, um lokal angepasste Lösungen zu ermöglichen. Dies war gewissermaßen eine Selbstorganisation, deren Entstehung von der Zentrale abhängig war. Zum anderen fand selbstorganisiertes Handeln dann statt, wenn sich der Stadtausschuss in Pilsen ohne vorherige Absprache mit der Zentrale und mit lokal beschränkter Reichweite engagierte. Dies ist als traditionelle Selbstorganisation zu verstehen, die das ČSČK unab-

---

220 Ebd., 7.
221 Ebd.

hängig vom Prager Zentralausschuss und unabhängig vom sozialistischen Staat praktizierte.

Für das ČSČK in Pilsen blieb die Zusammenarbeit mit staatlichen Verbänden im Bereich der Jugend bis Mitte der 1970er-Jahre eine übliche Routine. Mehr noch: Im Verlauf der 1970er-Jahre verstärkte sich diese Zusammenarbeit. In ihrem Tätigkeitsbericht für die zweite Jahreshälfte 1974 formulierten der Vorsitzende MUDr. Milan Sedláček und der Geschäftsführer Miloslav Novák folgende Ziele: »(...) auch weiterhin dem SSM [*Socialistický svaz mládeže*, deutsch: Sozialistischer Jugendverband] volle Unterstützung liefern; weitere Möglichkeiten zur Gewinnung von Mitgliedern prüfen, die Betreuer für Pionierorganisationen (...) werden können; bei den Sanitäterschulungen des SSM helfen und der Entfaltung sanitätsbezogener Tätigkeiten unter Kindern und Jugendlichen volle Unterstützung widmen; mit der PO SSM [*Pionýrská organizace Socialistického svazu mládeže*, deutsch: Pionierorganisation des Sozialistischen Jugendverbands] ein Übereinkommen für die Zusammenarbeit abschließen«[222].

Anders als noch zu Beginn der 1960er-Jahre schien der ČSČK-Stadtausschuss diese Zusammenarbeit nun nicht mehr in Frage zu stellen. Nachwuchs stand weiterhin sehr weit oben auf der Jahresplanung – nicht zuletzt deswegen, weil die Organisation eine »rückläufige Tendenz bei der Mitgliederbasis« beobachtet hatte.[223] In einem Referat über die Tätigkeiten im Jahr 1974 drückte der Vorsitzende seine Besorgnis darüber wie folgt aus:

»Unser tschechischer Zentralausschuss legt großen Wert auf die Entwicklung und Bildung der Mitgliederbasis mit dem Ziel, Jugendliche für unsere Reihen zu gewinnen. Diese Aufgabe gilt noch immer und wird natürlich Gegenstand vieler weiterer unserer Beschlüsse [sein]. Zum Vergleich führe ich Angaben aus dem Jahr 1973 an. Zum 31.12.1973 hatte unsere Mitgliederbasis 11.371 Mitglieder. Zum 31.12.1974 hatte unsere Mitgliederbasis 12.680 Mitglieder. Das heißt, dass unsere Mitgliederbasis während des vergangenen Jahres um 1.309 Mitglieder geschrumpft ist. Diese vorliegende Tatsache zeigt entschieden, dass der Aufnahme neuer Mitglieder in das ČSČK (...) maximale Aufmerksamkeit zu widmen ist und dass Beschlüsse praktisch realisiert werden [müssen]«[224].

Trotz aller Bemühungen befand der Vorsitzende die Zusammenarbeit mit dem SSM in Pilsen noch für ungenügend. Er bilanzierte: »Die Zusammenarbeit mit anderen gesellschaftlichen Organisationen war im Jahr 1974 ziemlich gut. Insbesondere im Rahmen der Bezirksausschüsse des ČSČK wurden einige Aktionen in Zusammenarbeit mit anderen gesellschaftlichen Organisationen

---

222 Plan činnosti MěV ČSČK v Plzni na II. pololetí 1974, AMP, ka. 4295, 3.
223 Ebd.
224 Ebd., 1.

organisiert. Mit dem Sozialistischen Jugendverband werden die nötigen Ergebnisse auf der Ebene des Stadtausschusses noch nicht erreicht. Besser sieht die Situation in den Bereichen aus, wo Verträge über die gegenseitige Zusammenarbeit abgeschlossen werden. Von Seiten des ČSČK ergibt sich die größte Hilfe für die PO SSM [die Pionierorganisation des SSM], wo unsere (…) Organisationen Patenschaftsverträge mit dem Ziel selbstloser Hilfe (…) abschlossen«[225].

Eine gelungene Zusammenarbeit im Bereich der Jugend bedurfte in diesem Jahr also einer verstärkten Formalisierung. Dem Vorsitzenden ging es in seinem Referat nicht nur um rückläufige Mitgliederzahlen. Vielmehr bedauerte er, dass die traditionelle Freiwilligkeit des Engagements nach und nach einer formellen Verpflichtung gewichen war. Nachdem sich das ČSČK in Pilsen über viele Jahre hinweg an steigende Mitgliederzahlen gewöhnt hatte, musste es nun erstmals mit Stagnation umgehen. Da sich das Jugendrotkreuz prinzipiell auf Freiwilligkeit stützte, sah der Vorsitzende in formellen »Selbstverpflichtungen« zur Zusammenarbeit eine Falle, in die bisher nur die staatlichen Jugendverbände getappt waren. Da er für das Jahr 1974 stark rückläufige Mitgliederzahlen registrierte, beobachtete er nun mit besonderer Aufmerksamkeit jede Entwicklung, die den Nachwuchs betraf.

Das Beispiel Pilsen veranschaulicht für die 1960er- und 1970er-Jahre, wie sehr das ČSČK auf Nachwuchs angewiesen war. Ab Mitte der 1960er-Jahre verfügte es über ein ganzes System von Qualifizierungsinstrumenten, welches auf gleichmäßiger Fluktuation aufbaute. Dieses System diente einerseits dazu, möglichst viele junge Menschen zu qualifizierten Fachkräften im Gesundheitssektor auszubilden. Andererseits sensibilisierte es breite Bevölkerungsschichten für Anliegen wie z.B. Hygiene, Krankheitsprävention und Erste Hilfe. In der Logik der Organisation lohnten sich solche Qualifizierungsmaßnahmen nur dann, wenn ihre Mitglieder sie für einen möglichst langen Zeitraum, d.h. idealerweise von Kindheit an bis ins Erwachsenenalter, in Anspruch nahmen. Nur dann konnten die Mitglieder im Laufe ihres Lebens die bestmöglichen, wünschenswerten Kenntnisse erlangen, die sie zum aktiven Mitmenschen und letztlich zu einem *Rotkreuzmenschen* machten.

Zeitweise wirkt die Rekrutierung neuer Mitglieder lediglich wie eine typische sozialistische Maßnahme zur Massenmobilisierung. Doch selbst während der sogenannten Normalisierung der 1970er-Jahre, als gesellschaftliches Engagement für viele zu einer reinen Formalität wurde, hielt das ČSČK an seinem Ausbildungssystem fest. Mobilisierung ging beim ČSČK also weiterhin mit Qualifizierung einher.

Das ČSČK in Pilsen machte seinen jugendlichen Mitgliedern konkrete Angebote, die über die Teilnahme am Kollektiv und gelegentliche Freizeitbeschäftigungen hinausreichten. Dass Jugendliche in den Schulungen des ČSČK

---

225 Hodnocení činnosti MěV ČSČK v Plzni za rok 1974, AMP, ka. 4295, 3.

eine Perspektive für ihre individuelle Zukunft fanden, erklärt vermutlich, warum die Organisation bis Anfang der 1970er-Jahre so erfolgreich war. Als der Pilsener Vorsitzende Mitte der 1970er-Jahre dann zahlreiche Austritte aus der Organisation feststellte, fürchtete er wohl weniger um die absolute Zahl der Mitglieder. Vielmehr befürchtete er, dass das bewährte System von *Rekrutierung zwecks Qualifizierung* an Nachhaltigkeit eingebüßt hatte.

Vielleicht hatte das ČSČK punktuell an Attraktivität für Jugendliche verloren, seitdem es enger mit dem staatlichen Jugendverband und den staatlichen Pionierorganisationen zusammenarbeitete. Ein Blick auf die Aufgaben, die das ČSČK hierbei übernahm, spricht jedoch eher gegen eine solche *Ausdünnung* seines Profils. In Pilsen erfüllte das ČSČK weiterhin seine typischen Aufgaben – mit dem Unterschied, dass es diese teilweise auch auf Mitglieder des Jugendverbands ausweitete. Im Jahr 1974 half es deshalb beispielsweise bei Sanitäterschulungen des SSM.[226]

Ob die Zusammenarbeit mit dem Jugendverband und den Pionierorganisationen beliebt war und inwiefern die Mitgliederlisten dieser Organisationen in Pilsen übereinstimmten, kann anhand des vorliegenden Materials nicht geklärt werden. Es kann jedoch nachgewiesen werden, dass Aktivitäten der Verbände und des ČSČK im Bereich der Jugend koexistierten. Das ČSČK in Pilsen legte dabei seinen inhaltlichen Schwerpunkt auf die Schulung von Jungsanitätern. In gemeinsame Veranstaltungen mit den Jugendverbänden (ČSM, SSM, PO SSM) brachte sich das ČSČK demzufolge mit Sanitätsschulungen bzw. Sanitätseinsätzen ein.

In diesem Sinne beteiligte sich das ČSČK seit Ende der 1970er-Jahre auch an dem Programm »ABC der ganz kleinen Ärzte – das Radio-ABC der Ersten Hilfe« (*A+B+C docela malých doktorů – Rozhlasová abeceda první pomoci*). Es handelte sich dabei um Radiosendungen für Schüler der 3. und 4. Klasse, die es gemeinsam mit dem Tschechoslowakischen Rundfunk, dem Bildungsministerium und den Pionierorganisationen (PO SSM) erarbeitete. Im Konzept des Programms hieß es wie folgt: »Der Erfolg der Sendung hängt von der Zusammenarbeit vieler Lehrer und freiwilliger Mitarbeiter des ČSČK ab, von ihrer konstruktiven Herangehensweise an die Sendung«[227].

Um diese landesweite Radiosendung auch in Pilsen zu nutzen, bemühte sich das ČSČK vor allem um die aktive Unterstützung der Schulleiter. Am 19. Oktober 1981 schickte der Pilsener Stadtausschuss den Schulleitern einen Brief, indem er die Sendung wie folgt ankündigte: »Der Stadtausschuss des ČSČK Pilsen (…) arbeitet schon eine Reihe von Jahren gut mit den (…) ZDŠ [*Základní devítileté školy*, deutsch: den neunjährigen Grundschulen] zusam-

---

226 Plan činnosti MěV ČSČK v Plzni na II. pololetí 1974, AMP, ka. 4295, 3.
227 A+B+C docela malých doktorů aneb rozhlasová abeceda první pomoci (1981), AMP, ka. 4297, 1.

men, insbesondere mit dem Ziel Kindern grundlegende Sanitätskenntnisse zu vermitteln. Auch in diesem Jahr (…) für die Jüngsten in Form einer Radiosendung (…). Für das Jahr 1981 bis 1982 sind für jede Grundschule drei Instruktoren des ČSČK-Stadtausschusses Pilsen zugesichert. Zwei für die Schulungen der Jungsanitäter und einer für Rehabilitierungsübungen«[228]. Dem Brief fügte die Vorsitzende des ČSČK-Jugendkomitees, Valentová, ein Merkblatt mit dem Titel *Methodische Anweisungen für das erzieherische Bildungsspiel »ABC der ganz kleinen Ärzte« 1981/82* bei. Dieses informierte die Schulleiter darüber, dass die Radiosendungen vom 16. November bis zum 4. Dezember täglich in der Zeit von 7:55 Uhr bis 8:00 Uhr über Drahtrundfunk ausgestrahlt würden.

In der Sendung untersuchte die fiktive Figur *Doktor Filip Hojíto* verschiedene Verletzungen und erklärte den Kindern, wie jeweils Erste Hilfe zu leisten sei.[229] Aufbauend auf der Sendung sollten die Lehrer mit ihren Schülern diese Situationen im Unterricht nachstellen. Im Merkblatt schrieb das ČSČK wie folgt:»Die Schüler spielen mit ihren Freunden unter der Anleitung des Lehrers ›Doktor und Verletzter‹. Bei den anspruchsvolleren Aufgaben kommen zu dem Spiel Mitglieder des ČSČK hinzu (z. B. Übung der Wiederbelebung)«[230].

Fotos des ČSČK aus dem Pilsener Stadtarchiv dokumentieren solche Übungen beispielsweise für das Jahr 1977. Die Schwarzweißfotografien zeigen, wie sich Grundschüler gegenseitig Verbände an Armen oder Beinen anlegen. Auf einigen der Fotos sind zudem ältere Schüler in Uniformen zu sehen, die am linken Oberarm weiße Binden mit rotem Kreuz tragen. Im Hintergrund steht auf einem Foto eine Lehrerin, die ein Klemmbrett in der Hand hält. Die Fotos zeigen, dass die Teilnahme an diesem Projekt für die Schulen einen recht großen Aufwand bedeutete. Die spielerischen Übungen erforderten Platz und fanden keineswegs in den Klassenzimmern, sondern in den Gängen und in den Umkleiden der Turnhalle statt. Außerdem belegen die Fotos, dass sich die Jungsanitäter, die bei den Übungen assistieren sollten, zunächst in den Gängen versammelten. Sie trugen dabei einheitliche Hemden, Rotkreuzbinden am linken Oberarm und – zumindest auf den Fotos aus diesem Bestand – ausnahmslos Pionierhalstücher.[231]

Nach Ausstrahlung der gesamten Sendung sollten die Lehrer gemeinsam mit Ärzten der schulischen Gesundheitsdienste oder einem ČSČK-Sanitäter

---

228 Brief des ČSČK-Stadtausschusses Pilsen (Městský výbor Československého červeného kříže v Plzni) an die Schulleiter der Pilsener Grundschulen vom 19.10.1981, AMP, ka. 4297, 1.
229 Siehe *Procházka*: 80 let dorostu Českého červeného kříže, 51.
230 Metodické pokyny k yýchovně vzdělávací hře »Abeceda docela malých doktorů 1981/82«, Dokument vom 19.10.1981, AMP, ka. 4297, 1.
231 Fotografie ČSČK kolem 1977 (60k), AMP, ka. 3691.

»die Arbeit jedes Schülers individuell bewerten«. Nach erfolgreicher Teilnahme erhielten die Schüler dann ein Diplom.[232] Wie ernst die Beteiligten ihre Bewertung nahmen, war anscheinend sehr unterschiedlich. Die Fotos aus Pilsen zeigen einerseits altersangemessenes, spielerisches Lernen, bei dem sich die Schüler bewegen durften, aktiv die Übungen der Radiosendung erprobten und in Teams arbeiteten. Beim Verbinden ihrer Klassenkameraden hatten die Schüler sichtlich Spaß. Gleichfalls zeigen die Fotos aber auch Jungsanitäter, die größtenteils gelangweilt in Reihen standen, während sie auf den Beginn der Übungen warteten.

Abschließend kann hierzu festgehalten werden, dass das ČSČK in Pilsen an einigen landesweiten Kampagnen teilnahm. Die Radiosendung »ABC der ganz kleinen Ärzte« ist ein gutes Beispiel dafür, dass die lokale Organisation besonders stark aufgestellt war, wenn es um die Ausbildung von Jungsanitätern ging. Diesen Schwerpunkt verknüpfte der ČSČK-Stadtausschuss geschickt mit den Erwartungen der Prager Zentrale, als er das Projekt Ende der 1970er- und Anfang der 1980er-Jahre an einigen Grundschulen vor Ort umsetzte.

Zwar gab das ČSČK in Prag nur strategische Anweisungen, sodass die gesamte Vorbereitung, Durchführung und Nachbereitung dem Stadtausschuss oblag. Dennoch handelte es sich um eine Initiative *von oben*, die das ČSČK in Pilsen nur noch ausfüllen musste. Es liegen keine Informationen zu vergleichbaren Projekten vor, die das ČSČK in Pilsen eigenständig und ohne Vorschlag aus Prag entwickelt hat. Es kann trotzdem, wenn auch in sehr eingeschränktem Maße, von Selbstorganisation gesprochen werden. Es stand dem ČSČK in Pilsen offensichtlich frei, ob es das von der Zentrale vorgeschlagene Radioprojekt durchführen wollte. Dabei ist zu beachten, dass landesweite Projekte derzeit überaus identitätsstiftend wirkten. Sie schufen erstens eine ideelle Verbindung, zweitens überregionale Vergleichbarkeit von Leistungen und drittens ein für Jugendliche nicht unerhebliches Gefühl der Zugehörigkeit. Die Teilnahme an landesweiten ČSČK-Projekten war im Bereich der Jugend also sehr attraktiv.

Darüber hinaus ist bemerkenswert, wie sehr das ČSČK in Pilsen seinem selbstdefinierten Schwerpunkt treu blieb. Unabhängig vom ČSČK in Prag und unabhängig von den staatlichen Jugendorganisationen, konzentrierte es sich auf lokale Sanitäterausbildungen. Es ist davon auszugehen, dass sich im Laufe der Jahre eine starke lokale Expertise herausbildete, deren Träger später in verschiedensten Einrichtungen tätig waren. Vermutlich haben diese *Multiplikatoren* auch vielfach Projekte initiiert, die das ČSČK nicht schriftlich dokumentiert hat. Auf der Ebene eines weniger formal organisierten Engagements

---

232 Metodické pokyny k yýchovně vzdělávací hře »Abeceda docela malých doktorů 1981/82«, Dokument vom 19.10.1981, AMP, ka. 4297, 1.

haben sie höchstwahrscheinlich an Mikroprojekten mitgewirkt, welche die humanitären Rotkreuzideen in Pilsen nachhaltig festigten.[233]

4.7 Zwischenfazit

Ein Vergleich der Jugendaktivitäten von PCK und ČSČK bestätigt zunächst einige Gemeinsamkeiten. Beide Organisationen nutzten ihre hierarchische Struktur, um große Kampagnen von oben über die Bezirks- und Kreisebene bis in die kleineren Ortsgruppen zu verbreiten. Auch die Inhalte solcher landesweiten Kampagnen entstanden in den Zentralen Warschau und Prag, wobei beide Organisationen regelmäßig mit staatlichen Behörden, vor allem dem jeweiligen Bildungsministerium, zusammenarbeiteten.

PCK und ČSČK bewegten sich über die gesamte Dauer des Staatssozialismus vorwiegend in den Bereichen Gesundheit und Sozialfürsorge. Dies wird in ihrer Jugendarbeit besonders deutlich. Zentrale Kampagnen drehten sich in der Regel um Themen wie Hygiene, Prävention von Krankheiten (bzw. »Gesundheitsschutz«) oder Erste Hilfe. In der Praxis setzten beide Organisationen ihre Jugendarbeit an den Schulen um, indem sie mit vorhandenen Pädagogen, Betreuern und Schulschwestern kooperierten. Während diese im polnischen Fall vom Staat ausgebildet worden waren, schulte das ČSČK in der Tschechoslowakei zumeist eigene Betreuer oder bemühte sich zumindest um den Einsatz eigener Mitglieder.

Beide Organisationen entwickelten Strukturen und Leistungsstufen, die mit dem sozialistischen Design von Jugendorganisationen korrespondierten. Insbesondere in den 1950er-Jahren griffen sie aber noch auf frühere Erfahrungen zurück und tradierten Formate und Strukturen aus der Zwischenkriegszeit.

Bemerkenswert ist an dieser Stelle, dass es PCK und ČSČK gelang, ihre eigene Vision für die Jugend neben der staatlichen Vision zu etablieren. Dabei orientierten sich beide an den humanitären Prinzipien der internationalen Rotkreuzbewegung, akzentuierten jedoch unterschiedliche Eigenschaften ihres *Rotkreuzmenschen*. Zwar strebten beide Organisationen danach, Kinder und Jugendliche im Sinne humanitärer Werte zu erziehen, d. h. sie zu aktiven und hilfsbereiten Mitmenschen zu machen. Dennoch betonte das PCK ausdrücklich Eigenständigkeit und Individualität der Kinder, während das ČSČK vor allem moralische Aspekte (z. B. Disziplin, Genauigkeit, Gewissenhaftigkeit) förderte.

Trotz der engen Kooperation mit staatlichen Trägern, die sich in diesem Kapitel bis auf die Ebene der Städte Krakau und Pilsen verfolgen ließ, sind die

233 Zu dezentralen Initiativen humanitärer Arbeit siehe *Brković*: Introduction.

Jugendzirkel von PCK und ČSČK als Alternativen zu staatlichen Jugendorganisationen zu deuten. Hierzu schrieb beispielsweise Filip Pospíšil Folgendes: »The statutes of the (…) youth organization provided for direct leadership and control by the Communist Party and declared the aim of ČSM [*Československý svaz mládeže*, deutsch: Tschechoslowakischer Jugendverband] was to bring up the younger generation in the communist spirit (…). Not only was it the sole association where young people were allowed to organize and entertain themselves, but membership of ČSM also represented a necessary entry on a curriculum vitae for those who aspired to higher education or a position other than that of a manual worker«[234]. Ähnlich lautet eine Beschreibung von Marek Wierzbicki zu den Wojewodschafts-, Stadt- und Schulvertretungen des Polnischen Jugendverbands (*Związek Młodzieży Polskiej*, ZMP): »(…) sie hatten einen Fassadencharakter und ihre Rolle baute nur auf der Propagierung von oben aufgezwungener Ideen (…) auf. Kein Wunder, dass sie sich unter den Jugendlichen keiner großen Popularität erfreuten«[235].

Die Jugendzirkel von PCK und ČSČK boten hier entweder ergänzende oder sogar alternative Mitgliedschaften an, die erstens freiwillig waren und zweitens genau am kritischen Punkt der vorgezeichneten Karrierewege ansetzten. Laut Pospíšil stellte auch die Kommunistische Partei der Tschechoslowakei in den 1960er-Jahren fest, dass der ČSM nicht besonders beliebt war: »(…) most young people seemed reluctant to take an active role in the organization and avoided ideological discussions, campaigns, participation in the voluntary brigades and ›youth construction‹ projects«[236].

Der Vergleich von Krakau und Pilsen zeigt, dass das Jugendrotkreuz grundsätzlich in beiden Städten vertreten war. Auffällig ist dabei, dass das PCK in Krakau in den 1960er-Jahren eher einen Aufschwung verzeichnete, wohingegen das ČSČK in Pilsen eher Stagnation erlebte. Auch inhaltlich unterschied sich die Jugendarbeit der beiden Stadtgruppen. Im Sinne der vom PCK angestrebten Eigenständigkeit und Individualität beschäftigte sich das Krakauer PCK vorwiegend mit Problemen und Fehlentwicklungen von Jugendlichen (z. B. Alkoholkonsum, Hooliganismus, zu hohes Lernpensum usw.). Es bemühte sich dabei vor allem darum, jungen Menschen in Krakau und Nowa Huta eine zufriedenstellende Zukunftsperspektive zu geben und die von der Partei vorgesehenen starren Karrierepfade aufzuweichen. In Pilsen konzentrierte sich das ČSČK ab Mitte der 1960er-Jahre auf das zentrale Ausbildungsprogramm BPZO, in welchem es Jungsanitäter schulte. Schwerpunkt der meisten Aktivitäten bildeten hier also Hygienebewusstsein, Unfallvermeidung und gesunde Lebensführung. Aus diesem Grund fand ein Großteil der Jugend-

---

234 *Pospíšil*: Youth cultures and the disciplining of Czechoslovak youth, 477 f.
235 *Wierzbicki*: Młodzież w PRL, 22.
236 *Pospíšil*: Youth cultures and the disciplining of Czechoslovak youth, 478.

arbeit des PCK in sogenannten Schulzirkeln statt, während sich die Jugendarbeit des ČSČK in Jungsanitäterkreisen und Sanitäterpatrouillen abspielte.

Diese Unterschiede können auch anhand ihrer Aktivitäten für Kinder im
Vorschul- und Grundschulalter nachvollzogen werden. Das PCK beabsichtigte,
Kinder zu *in ihrer Umgebung aufmerksamen Individuen* zu erziehen, die sich
mit Pflanzen, Tieren und der Natur auskannten. Beim ČSČK hingegen stand
schon in der Grundschule mit dem Radioprogramm *A+B+C docela malých
doktorů* eine altersangemessene Erste-Hilfe-Ausbildung im Mittelpunkt.

Innerhalb der organisationseigenen Strukturen überließen PCK und ČSČK
ihren Ortsgruppen viel Raum für selbstorganisiertes Handeln. In Krakau
und Pilsen nahmen zwar beide Organisationen an landesweiten Großveranstaltungen teil und setzten landesweite Kampagnen ihrer Zentralausschüsse
um. Dabei oblag die Entscheidung über ihre Teilnahme allerdings weder den
Zentralausschüssen, noch der Stadtverwaltung, sondern in der Regel den
Ortsgruppen selbst. Außerdem gestalteten PCK und ČSČK ihre Anweisungen
von oben stets so, dass die Ortsgruppen selbst für die lokale Umsetzung verantwortlich waren. Mit welchen Partnern sie zusammenarbeiteten, welche
Netzwerke sie auf diese Weise ausbildeten und inwiefern sie vorgegebene
Inhalte übernahmen, lag somit in der Eigenverantwortung der Ortsgruppen.

Des Weiteren konnten in diesem Kapitel für beide Länder karitative Rotkreuztätigkeiten nachgewiesen werden, die auf lokaler Ebene stattfanden.
Diese entsprachen entweder einer lokalen Tradition oder antworteten auf
lokale Bedürfnisse, v. a. in den unmittelbaren Nachkriegsjahren. Hierbei handelte es sich meistens um Aktivitäten, die erwachsene Mitglieder von PCK
und ČSČK für Kinder und Jugendliche organisierten. Diese Aktivitäten dokumentierten beide Organisationen nur spärlich und häufig explizit abseits ihrer
schulischen Jugendaktivitäten.

Filip Pospíšil argumentiert, dass Jugendliche überall im Ostblock »do-it-
yourself techniques« entwickelten, da »The monopoly power of communist
parties; the influence of the secret police on everyday life; restrictions on
foreign travel; limited private enterprise; censorship and the state's ownership
and control of economic resources (…)«[237] ein hohes Maß an Improvisation
erforderten. Dies kann mit Hilfe des vorliegenden Materials nicht bestätigt
werden. Aus den Quellen gehen nur vereinzelt Aktivitäten (z. B. Wohltätig-
keitsbasare) hervor, die die Jugendlichen selbst initiierten. Mit PCK und
ČSČK hatten sie dabei etablierte und erfahrene Organisationen im Hintergrund, die sie materiell und ideell unterstützten. Falls also von »do-it-yourself
techniques« die Rede sein kann, so schlossen diese alle aktiven Mitglieder und
nicht nur die Jugendlichen ein.

237 Ebd., 498.

Abschließend ist festzuhalten, dass die Arrangements zwischen Staat und Organisation im Bereich der Jugend besonders sichtbar werden. Sowohl PCK als auch ČSČK öffneten den Ortsgruppen mit ihrem *socialist humanitarianism* Möglichkeiten für selbstorganisiertes Handeln. Da die Organisationen in Krakau und Pilsen nur sehr wenig über ihre eigeninitiativen Projekte dokumentierten, bleibt Selbstorganisation der Jugend leider oft eine unbewiesene – aber zumindest wahrscheinliche – Behauptung.

5. Elitenwandel und Elitenkontinuität bei PCK und ČSČK

5.1 Vorbemerkung

In diesem Kapitel verfolge ich die Personalentwicklung bei PCK und ČSČK im Staatssozialismus. Ich gehe davon aus, dass Führungskräfte in beiden Organisationen eine geschlossene Gruppe bildeten, die eigenen Normen folgte. In Hinblick auf Selbstorganisation sind organisationseigene Eliten ein wichtiger Indikator. Erstens verdeutlicht ein Blick auf die Eliten, dass die nationalen Rotkreuzgesellschaften hierarchisch strukturierte Organisationen waren, deren strategische Entwicklung von einzelnen Entscheidungträgern abhing. Im Sinne der Organisationssoziologie setze ich voraus, dass sich Organisationen nicht selbst steuerten, sondern vom Handeln und Interagieren Einzelner abhingen. Ich behandele PCK und ČSČK dementsprechend als Organisationen, die jederzeit von Einzelpersonen verändert werden konnten.

Zweitens ist es sinnvoll Personen in Leitungspositionen zu betrachten, um Beziehungen zwischen Organisation und Staat nachzuvollziehen. In diesem Kapitel beleuchte ich deshalb die Vorsitzenden von PCK und ČSČK mit ihren jeweiligen Kontakten zu staatlichen Behörden. Bei beiden Länderbeispielen sind dabei personelle Verschränkungen mit den Gesundheitsministerien von besonderer Bedeutung.

Drittens erlaubt mir ein Blick auf diejenigen Führungskräfte, die ich im Folgenden als *Rotkreuzelite* bezeichnen werde, Rückschlüsse auf Beziehungen von Organisation und Individuum. Ich benutze in diesem Kapitel unter anderem Briefwechsel der Vorsitzenden, um Kommunikationswege innerhalb und außerhalb der Organisationen offenzulegen. Dies ist insbesondere dann interessant, wenn es um die Umsetzung von (staatlichen) Anweisungen geht. Dabei versuche ich folgende Fragen zu beantworten: Auf welchem Wege kanalisierten Führungskräfte Informationen zwischen Staat, Organisation und Individuum? Welchen Einfluss hatten Parteieliten auf die Aktivitäten von PCK und ČSČK? Welchen Einfluss hatten die Rotkreuzeliten auf lokaler Organisationsebene?

Am Beispiel der Rotkreuzeliten kann ich identifizieren, wann die Organisationen wesentliche Entscheidungen selbst trafen und wann wesentliche Entscheidungen außerhalb der Organisationen getroffen wurden. Gemäß Martin Abraham liefert dies Hinweise auf die rechtliche und organisatorische

Selbstständigkeit von Organisationen, d. h. die Qualität ihrer Selbstorganisation.[1]

Kernthese dieses Kapitels ist, dass PCK und ČSČK eher Beispiele für Elitenkontinuität und weniger Beispiele für Elitenwandel im Staatssozialismus sind. Elitenkontinuität halte ich in diesem Zusammenhang für eine wichtige Voraussetzung nachhaltiger Selbstorganisation. Das Kapitel soll zeigen, dass sich Rotkreuzeliten trotz Staatssozialismus verstetigten und entscheidend zur Selbstorganisation der beiden Organisationen beitrugen.

5.2   Elitendefinition für PCK und ČSČK

Die nationalen Rotkreuzgesellschaften PCK und ČSČK bewegten sich stets zwischen den Interessen ihrer Staatsführung und den Vorgaben der internationalen humanitären Rotkreuzbewegung. Welche Personen aufgrund welcher Leistungen zu den gesellschaftlichen Entscheidungsträgern zählten und in welchem Verhältnis diese zu ihrer Arbeit standen, war daher maßgeblich für ihr Fortbestehen zur Zeit des Staatssozialismus.

Der Begriff »Elite« bezeichnet in der Forschung zum Staatssozialismus in erster Linie die kommunistische Parteielite. Da es in diesem Kapitel aber nicht nur um die Beziehungen des Roten Kreuzes mit der Partei gehen soll, sondern auch um »Eliten« innerhalb der Organisation, muss zunächst der hier verwendete Elitenbegriff konkretisiert werden.

Laut Frank Ettrich war kommunistische Herrschaft eine »Herrschaft von Parteieliten«[2]. Er schlägt jedoch vor, bei der Betrachtung von Eliten im »kommunistischen Parteistaat« zu berücksichtigten, dass drei Elemente politischer Struktur zusammenwirkten. Erstens sei dies der »institutionalisierte Mythos« von der führenden Rolle der Partei. Seines Erachtens erklärt dieser Mythos, warum sich in einem vermeintlich egalitären System überhaupt eine politische Machtelite herausbilden konnte. Die Zugehörigkeit zu dieser Elite hing zuallererst von der Parteimitgliedschaft ab, die prinzipiell aber der Masse der Bevölkerung offenstand. Elitismus und Egalitarismus schlossen sich hier also nicht unbedingt aus. Zweitens nennt Ettrich den Apparat des Parteistaats, der eigene Selektions- und Rekrutierungsmechanismen entwickelte. Drittens gab es als »intendierte oder nichtintendierte Folge der beiden ersten Komponenten« auch nichtoffizielle oder informelle Machtmechanismen.[3] Ettrich

---

1   Vgl. *Abraham*: Einführung in die Organisationssoziologie, 27.
2   *Ettrich*, Frank: Differenzierung und Eliten im Staatssozialismus, Historical Social Research (28). 2003, 39.
3   Ebd., 40.

ist der Meinung, dass es »In der Tat (…) in kommunistischen Systemen keine systemeigenen Eliten im herkömmlichen Sinne [gab]«. Allerdings seien Parteieliten vielmehr als »Organisationseliten« zu behandeln, »deren Rekrutierung, Elitenstatus und Niedergang völlig von der institutionellen Struktur des Parteistaates abhingen«[4]. Daran anknüpfend werden die folgenden Kapitel Führungskräfte im Roten Kreuz als Personen behandeln, die mit den Parteieliten in Verbindung standen und in gewissem Umfang von diesen abhängig waren.

PCK und ČSČK sind als Teile der institutionellen Struktur zu verstehen. Sie standen als intermediäre Gebilde zwischen den einzelnen Mitgliedern der Gesellschaft und der Gesamtgesellschaft. Sie waren Teil des sie umfassenden Gesellschafts- und Wirtschaftssystems und deshalb teilweise von diesem abhängig.[5] In der interdisziplinären Organisationsforschung gelten Organisationen als die »Herrschaftsinstrumente« derjenigen Akteure, die Zugang zu ihren Leitungspositionen haben. Es ist daher notwendig, die Leitungspositionen in PCK und ČSČK näher zu beleuchten. Wichtige Fragen sind dabei, ob und inwiefern die Parteielite diese Leitungspositionen durchdringen konnte und inwiefern Einzelpersonen die Beziehungen zwischen Organisation und Partei prägten.

Sofern die Führungsetage aus PCK und ČSČK als Elite betrachtet werden soll, ist sie keinesfalls als politische Elite, sondern zutreffender als »Funktionselite« oder »Leistungselite« zu bezeichnen. Ihre Zugehörigkeit zur Elite war nicht an ihre Schichtzugehörigkeit (oder Parteizugehörigkeit), sondern an ihre fachspezifischen Fähigkeiten geknüpft. Eike Bohlken formuliert, dass der Zugang zu sozial vorteilhaften Positionen in diesem Fall an »empirisch überprüfbare konkrete Individualleistungen bzw. an die Erfüllung von für das Gemeinwesen unverzichtbaren Führungsfunktionen in den gesellschaftlichen Teilsystemen« geknüpft war.[6] Diese Einschätzung lässt sich insbesondere auf die nationalen Rotkreuzgesellschaften im Staatssozialismus anwenden. Auch wenn sie Teil staatlicher Propaganda waren, so folgte ihre organisationseigene Elitenbildung doch einer streng egalitären und leistungsindizierten Logik. Der Zugang zu Führungspositionen in PCK und ČSČK stand prinzipiell jeder Person offen, die die notwendige Leistung erbringen konnte (dies auch wollte und sich ggf. einer Mehrheitswahl stellte). Bohlken spricht in diesem Zusammenhang noch von einem für den Staatssozialismus typischen »emanzipatorischen Potenzial«, das zumindest rhetorisch begründet, warum sich »benachteiligte Schichten und Gruppen« zunächst »gegen Widerstände« durchzusetzen glaubten.[7]

---

4 Ebd.
5 *Abraham*: Einführung in die Organisationssoziologie, 31.
6 *Bohlken*, Eike: Die Verantwortung der Eliten. Frankfurt/New York 2011, 58.
7 Ebd.

Die folgenden Kapitel setzen voraus, dass es neben der Parteielite auch
eine organisationseigene »Rotkreuzelite«[8] gab, die neben den Vorständen
und dem Personal in den Hauptstadtbüros auch qualifiziertes Fachpersonal
(z. B. Ärzte, Fachärzte, Chirurgen, Krankenschwestern usw.) umfasste. Im
Gegensatz zu der Parteielite, die institutionell von der Partei abhing, war die
Rotkreuzelite eine Funktionselite. Im Sinne von Eike Bohlken erfüllte sie besondere Funktionen für die Gesellschaft oder für einzelne Bereiche der Gesellschaft, die ohne ihre Existenz schlechter oder gar nicht erfüllt werden konnten. Entscheidend ist, dass die Elitenzugehörigkeit hierbei nicht nur an den
individuellen Fähigkeiten und Leistungen festzumachen war, sondern auch
an ihrer Bedeutung für das funktionale Gefüge der Gesellschaft.[9] Auf diese
Weise legitimierten sich PCK und ČSČK insbesondere Anfang der 1950er-
Jahre gegenüber der Partei. Außerdem knüpften sie so an ein übergeordnetes
sozialistisches Gemeinwohlkonzept an, dass vor allem in den traditionellen
Rotkreuzdomänen Gesundheit und Sozialfürsorge angesiedelt war. Auffällig
ist dabei, dass die Aktivitäten der Rotkreuzgesellschaften vornehmlich unter
dem Gesichtspunkt der »allgemein zur Erfüllung der betreffenden Funktion
erforderlichen Qualifikation« betrachtet wurden. Die »konkrete Erfüllung
durch den Einzelnen« trat dabei in den Hintergrund.[10] Auch hier verschränkten sich also elitäre mit egalitären Prinzipien.

Grundsätzlich kann die Rotkreuzelite nur im Zusammenhang mit den humanitären Prinzipien der internationalen Rotkreuzbewegung verstanden werden. Um solche normativen bzw. moralischen Aspekte in die Elitendefinition
einzuschließen, wird in dieser Arbeit eine Vorlage des Soziologen Peter Dreitzel berücksichtigt. Er geht davon aus, dass Eliteangehörige systemnotwendige
Leistungen erbringen und Werte durchsetzen.[11] Er formuliert wie folgt: »Eine
Elite bilden diejenigen Inhaber der Spitzenpositionen in einer Gruppe, Organisation oder Institution, die aufgrund einer sich wesentlich an dem (persönlichen) Leistungswissen orientierenden Auslese in diese Position gelangt sind,
und die kraft ihrer Positions-Rolle die Macht oder den Einfluß [!] haben, über
ihre Gruppenbelange hinaus zur Erhaltung oder Veränderung der Sozial-
struktur und der sie tragenden Normen unmittelbar beizutragen oder die auf
Grund ihres Prestiges eine Vorbildrolle spielen können, die über ihre Gruppe
hinaus das Verhalten anderer normativ mitbestimmt«[12]. Zwar geht Dreitzel
bei seiner Definition von demokratischen Systemen aus. Dennoch öffnet er

---

8   Der Begriff »Rotkreuzelite« ist kein Quellenbegriff, sondern ein Begriff, den ich selbst ge-
    wählt habe.
9   *Bohlken*: Die Verantwortung der Eliten, 62.
10 Ebd.
11 *Reitmayer*, Morten: Elite. Sozialgeschichte eine politisch-gesellschaftlichen Idee in der
    frühen Bundesrepublik. München (2009) 2014, 18.
12 *Bohlken*: Die Verantwortung der Eliten, 73.

mit seiner Definition die Diskussion über das soziale Ansehen, die öffentliche Sichtbarkeit sowie die ethische Verantwortung von Eliten. Auf Grund ihrer Verbindung zur internationalen Rotkreuzfamilie waren diese drei Aspekte für PCK und ČSČK natürlich besonders maßgeblich. Als Mitglieder der internationalen Rotkreuzbewegung verpflichteten sie sich schließlich ab Oktober 1965 offiziell den Grundsätzen Menschlichkeit, Unparteilichkeit, Neutralität, Unabhängigkeit, Freiwilligkeit, Einheit und Universalität.[13]

Bohlken ergänzt zu Dreitzels Definition, dass sich eine Verantwortung von Eliten auch daraus ergibt, dass sie über besondere Ressourcen verfügen und oftmals Schlüsselpositionen in zentralen Institutionen einnehmen, die sie mit Macht und Einfluss ausstatten.[14] Dies traf durchaus auch auf PCK und ČSČK zu. Sie hatten Personal in zahlreichen staatlichen Einrichtungen (z.B. in Krankenhäusern) und einige ihrer Mitglieder waren in Ministerien (v.a. im Gesundheitsministerium) angestellt. Eine Verantwortung für das Gemeinwohl, wie Bohlken sie formuliert, erfüllten sie sowohl im Sinne ihrer humanitären Prinzipien, als auch im Sinne der staatlichen sozialistischen Erziehung.

Unter der Prämisse, dass PCK und ČSČK gemeinwohlorientierte Akteure waren, ließe sich zudem argumentieren, dass sie Interessen aus der Gesellschaft aufnahmen, bündelten und gegenüber dem Staat artikulierten. Zum einen könnten sie diese Funktion genutzt haben, um auf die Politik Einfluss zu nehmen – um staatliche Regelungen zu erreichen, die ihre eigenen Interessen unterstützten (z.B. die Zuweisung staatlicher Gelder), oder um möglichst große Freiräume für das eigenverantwortliche Verwirklichen ihrer Ziele zu erreichen.[15] Zum anderen etablierten sich ihre Führungsspitzen auf diese Weise zu Vorbildern bei der politischen Willensbildung, beim ehrenamtlichen Engagement und den dazugehörigen öffentlichen Aktionsformen. Sehr wahrscheinlich kann auch das Interesse der sozialistischen Staaten am Überleben der nationalen Rotkreuzgesellschaften damit erklärt werden, dass ein öffentlicher Schulterschluss dabei half, ihre Politik zu legitimieren.

Ein weiterer Aspekt, den die folgenden Kapitel aufgreifen werden, ist die Frage nach lokalen Führungskräften. Ähnlich wie die Einheitsparteien waren PCK und ČSČK hierarchisch strukturiert, d.h. mit Zentralen in den Hauptstädten Warschau und Prag und mit untergeordneten Regional-, Kreis- und Ortseinheiten. Während für die Parteieliten recht offensichtlich anhand der Parteizugehörigkeit eine lokale Elite identifiziert werden kann, gelten für die Rotkreuzeliten mehrere davon abweichende Merkmale. Denkbar sind Merkmale wie z.B. Funktion in der lokalen Rotkreuzgruppe, berufliche Stellung,

---

13 Siehe International Review of the Red Cross No. 56/1965, Geneva 1965:573. In: http://
    www.loc.gov/rr/frd/Military_Law/pdf/RC_Nov-1965.pdf (letzter Aufruf: 29.05.2018).
14 Vgl. *Bohlken*: Die Verantwortung der Eliten, 76.
15 Ebd., 266.

Stellung in einer lokalen öffentlichen Einrichtung, ggf. Mitgliedschaft in der Partei bzw. politische Funktion oder auch soziales Ansehen in der örtlichen Bevölkerung. Bei der wissenschaftlichen Betrachtung lokaler Eliten stehen üblicherweise Fragen nach ihrer Zusammensetzung, nach ihrer Veränderung und nach der Art ihrer Veränderung im Mittelpunkt.[16] Die Frage nach lokalen Eliten ist daher nicht nur in der Forschung zum Staatssozialismus relevant.

In dieser Arbeit geht es vorrangig um Phasen und Orte der Selbstorganisation im Sozialismus. In der bisherigen Forschung gründen sich Annahmen zur Selbstorganisation zumeist sehr allgemein auf eine in der Gesellschaft wachsende Opposition zu den kommunistischen Parteieliten. Beispielsweise nennt Helmut Fehr – der allerdings nicht von Selbstorganisation, sondern von »Perspektiven der zivilen Gesellschaft« spricht – die Protesterfahrungen Polens und der Tschechoslowakei nach 1968 als entscheidende Mobilisierungsprozesse für die »Bildung einer neuen gesellschaftlichen Infrastruktur«. In den Jahren 1976, 1980 und 1989 formierte sich hier seines Erachtens eine Gegenöffentlichkeit, die aus »Nicht-Eliten«, d. h. aus »ausgeschlossenen Gruppierungen«, bestand.[17]

Diese Ansicht greift für die Analyse der nationalen Rotkreuzgesellschaften zu kurz. Eliten sollen hier nicht nur als Gegenpol zu einer potentiellen gesellschaftlichen Selbstorganisation behandelt werden. Vielmehr ist Selbstorganisation als ein entscheidendes Merkmal von PCK und ČSČK zu verstehen, das insbesondere durch ihre organisationseigenen Eliten Ausdruck fand. Ihre Vorstände hatten einflussreiche Positionen inne, verfügten über Ressourcen, Freiräume und gleichzeitig regelmäßige Kontakte mit dem Staatsapparat. Sie waren weder Nicht-Eliten, noch Vorstände ausgeschlossener Gruppierungen. Am Beispiel der Volksrepublik Polen und der Tschechoslowakei setzt Fehr Selbstorganisation mit sozialem Aktivismus gleich. Zwar formuliert er sehr zutreffend, dass öffentlichkeitsbezogene Aktivitäten, Vernetzungsbestrebungen und ein hohes Niveau organisatorischer und kommunikativer Infrastruktur diese Selbstorganisation kennzeichneten. Allerdings deutet er dies ausschließlich als Widerstand der »Nicht-Elite« gegenüber der »kommunistischen Machtelite«[18]. Dabei trafen diese Kennzeichen beispielsweise auf die Blutspende-Aktionen von PCK und ČSČK zu. Die Organisation einer Blutspende-Aktion erforderte Kommunikation und Zusammenarbeit der Rotkreuzeliten mit der Parteielite – also genau das Gegenteil des von Fehr beschriebenen Widerstands.

---

16 Siehe beispielsweise *Urbanitsch*, Peter: Bürgerliche Eliten, Modernisierung und Wertewandel in Klein- und Mittelstädten Cisleithaniens 1848–1918. In: *Fasora*, Lukáš: Občanské elity a obecní samospráva 1848–1948. Brno 2006, 49–65, hier 51.

17 *Fehr*, Helmut: Öffentlichkeit und zivile Gesellschaft. In: *Fehr*, Helmut: Eliten und zivile Gesellschaft. Wiesbaden 2014, 65.

18 Ebd., 77.

Angehörige des Roten Kreuzes wären in seinem Sinne lediglich Angehörige des sozialistischen Kollektivs. In den folgenden Kapiteln werden hingegen Beispiele vorgestellt, die verdeutlichen, dass gerade Führungspositionen in einer staatlichen Massenorganisation großes Potential für ein Aufbrechen der Parteielite boten. Gerade weil sie sich in einem institutionalisierten Umfeld bewegten, das kooperativ mit dem Staat umging, konnten Rotkreuzeliten gleichzeitig humanitäre und sozialistische Prinzipien bedienen. Martin Abraham argumentiert, dass die rechtliche und organisatorische Selbständigkeit von Organisationen erst dann eingeschränkt ist, wenn »wesentliche Entscheidungen der Organisation« außerhalb der Organisation getroffen werden.[19] Ein Blick auf die Entscheidungsträger kann also einen wichtigen Beitrag leisten, wenn es darum geht, die Qualität der Selbstorganisation in PCK und ČSČK zu bewerten. Zudem helfen ausgewählte Beispiele dabei, dieser Selbstorganisation Gesichter zu geben, sie zu periodisieren und zu lokalisieren.

5.3   Polnischer Fall

In Geschichte Polens im 20. Jahrhundert (München 2010) erklärt Włodzimierz Borodziej, dass der Parteiapparat der Polnischen Vereinigten Arbeiterpartei (Polska Zjednoczona Partia Robotnicza, PZPR) in den 1950er-Jahren über die wichtigsten Stellen im Partei- und Staatsapparat entschied. Diese Planstellen, die auch als »Nomenklaturstellen« bezeichnet werden, waren laut Borodziej »im Stalinismus das Herzstück jeglicher Steuerung«[20]. Die Partei vergab landesweit schätzungsweise 150.000 Stellen, davon ca. 7.000 Stellen allein über das Zentralkomitee. Außerdem entstanden im Rahmen einer umfassenden Bürokratisierung 17 neue Ministerien und 21 neue zentrale Ämter. Die Partei selbst, die 1949 bereits 7.500 hauptamtliche Funktionäre beschäftigte, wuchs bis 1954 auf 20.000 Funktionäre an. Auf diese Weise kontrollierte die PZPR Karrierewege in Politik und Wirtschaft, wobei sie ehemalige Eliten verdrängte.

Die »gesellschaftliche Neuordnung nach sowjetischem Vorbild« führte in der Regel zu ideologisch motivierten »Säuberungen«, denen auch Parteimitglieder nicht entgingen.[21] Zwar fielen diese in der PZPR »deutlich milder« aus. Dennoch mussten ehemalige Sozialdemokraten, Sozialisten und »Mitglieder bürgerlicher und kleinbürgerlicher Herkunft« die Partei verlassen.[22] Generell gewann die ideologische Überzeugung gegenüber der beruflichen Eignung

---

19   *Abraham*: Einführung in die Organisationssoziologie, 27.
20   *Borodziej*: Geschichte Polens im 20. Jahrhundert, 281.
21   *Puttkamer*, Joachim von: Ostmitteleuropa im 19. und 20. Jahrhundert. München 2010, 116.
22   Ebd., 118.

an Bedeutung. Borodziej spricht daher von einer stetigen »Deprofessionalisierung« in vielen Positionen.

Wie auch Joachim von Puttkamer in *Ostmitteleuropa im 19. und 20. Jahrhundert* (München 2010), nennt Borodziej die soziale Herkunft als wesentliches Rekrutierungskriterium der Partei: »Unerwünschter Herkunft waren im Prinzip alle, die aus besitzenden bzw. gebildeten Schichten stammten, ebenso Personen mit Verwandten im Ausland«[23]. Darüber hinaus war für Personen, denen die Partei ein »verdächtiges Verhalten« oder ein »Fehlverhalten« vorwarf, kein Platz im sozialistischen System der 1950er-Jahre. Als verdächtig galten in Polen laut Borodziej Aktivitäten außerhalb der Partei vor 1939, antikommunistische Opposition nach 1945, Zugehörigkeit zu kirchlichen oder sogenannten alten Eliten oder eine frühere professionelle Karriere in Armee oder Polizei. Auch die Zugehörigkeit zur Polnischen Heimatarmee (*Armia Krajowa*, im Folgenden mit AK abgekürzt) zählte zu den Ausschlusskriterien.[24]

Es ist daher sehr bemerkenswert, dass ausgerechnet in dieser Zeit einige frühere Angehörige der AK im PCK Karriere machten. Es handelte sich dabei um Personen, die sich sogar insbesondere durch ihre Teilnahme am Warschauer Aufstand 1944 auszeichneten. Ein Beispiel ist der Arzt Henryk Lenk, der 1944 AK-Sanitärchef des Bezirks Warschau war. Ab 1951 arbeitete er im sogenannten industriellen Gesundheitsdienst (*przemysłowa służba zdrowia*), war PCK-Sanitärchef in Warschau und sogar Vizedirektor des PCK-Hauptvorstands (*wicedyrektor ZG PCK*)[25]. Seine Vergangenheit in der AK stand offensichtlich weder einer Karriere in der staatlichen Behörde, noch seiner Karriere im PCK entgegen.

In *Powstanie Warszawskie 1944 medalami pisane* (Bydgoszcz 2003) würdigte der PCK-Historiker Zdzisław Abramek außerdem den Arzt Leon Strehl. Dieser war 1944 Sanitärchef des AK-Hauptkommandos (*Szef Sanitarny Komendy Głównej Armii Krajowej*). Während des Aufstands hatte Strehl im Krankenhaus *Szpital Maltánski* nicht nur Aufständische, sondern auch Zivilpersonen und verwundete Deutsche behandelt. Dank seiner Kontakte zum bereits erwähnten Bolesław Szarecki, erhielt er 1947 eine Stelle im Departement des Gesundheitsdienstes (*Departament Służby zdrowia MON*), das beim Verteidigungsministerium angesiedelt war (*Ministerstwo obrony narodowej, MON*). Nachdem er zwei Jahre später einen Herzinfarkt erlitten hatte, trat er von dieser Position zurück und arbeitete als Ausbilder beim PCK.[26]

Zu Ehren dieser beiden Ärzte gab die polnische Emissionsbank (*Bank emisyjny*) Mitte der 1990er-Jahre verschiedene Banknoten heraus. Die Verbindung

---

23 *Borodziej*: Geschichte Polens im 20. Jahrhundert, 281.
24 Ebd., 282.
25 *Abramek*, Zdzisław: Powstanie Warszawskie 1944 medalami pisane. Bydgoszcz 2003, 265 und *Abramek* Powstanie i działalność Polskiego Czerwonego Krzyża, 224.
26 *Abramek*: Powstanie Warszawskie 1944, 266.

der Warschauer Aufständischen in Bydgoszcz (*Związek Powstańców Warszaw-skich w Bydgoszczy*) prägte für Leon Strehl zudem eine eigene Ehrenmedaille.[27] Im PCK wurden sie jedoch schon während des Staatssozialismus zu Identifikationsfiguren. Laut Abramek trat Strehl hervor »mit ungewöhnlicher Bescheidenheit, Beherrschung, Ruhe, Intelligenz, Kollegialität, Mitgefühl für die Leidenden, sehr guten Umgangsformen im Alltagsleben sowie bei der Arbeit«[28]. Er stand exemplarisch für die Zusammenarbeit des AK-Hauptkommandos (*Komenda Główna Armii Krajowej*) und des PCK während des Warschauer Aufstands. Es ist also davon auszugehen, dass er in den 1950er-Jahren, als ihn das PCK als Ausbilder beschäftigte, die gemeinsamen Erfahrungen weitergeben konnte. Auch Lenk, der bis zu seinem Tod 1969 mehrere Führungspositionen beim PCK innehatte, konnte sicher Erfahrungen aus der Zeit der deutschen Besatzung und Erfahrungen des Warschauer Aufstands übermitteln.

Aus der Darstellung von Zdzisław Abramek geht hervor, dass die Geschichte von AK und PCK sehr eng miteinander verknüpft sind. Schon während der Besatzungszeit hatte das PCK seine Krankenhäuser und Schwesternschulen genutzt, um Schulungen für Ärzte, Schwestern und Sanitäter zu organisieren. Lehrbeauftragte waren die dort angestellten Ärzte oder lokale PCK-Mitglieder.[29]

In den Jahren 1943 bis 1944 arbeitete das PCK bereits verstärkt mit dem AK-Hauptvorstand zusammen. Laut Abramek bildete das PCK so hunderte junge Frauen zu Sanitäterinnen und Krankenschwestern aus. Hinzu kamen die sogenannten »Kaderschwestern«, die das PCK bereits in den Jahren 1938 und 1939 rekrutiert hatte. Im Rahmen des »medizinischen Aufstandsgesundheitsdienstes« (*Powstańcza medyczna służba zdrowia*) hatte das PCK anschließend jedoch nicht nur Anteil an der Rettung von Verwundeten und Kranken.[30] Im Verborgenen hatten PCK-Angehörige aus dem Warschauer Bezirk auch Material gesammelt, beispielsweise Medikamente, chirurgische Ausrüstung und Werkzeuge, Lebensmittelvorräte sowie Betten und Decken. Dank der Zusammenarbeit mit der AK war der Warschauer Aufstand für das PCK also keineswegs eine Überraschung.

Abramek berichtet sogar, dass »die Krankenhäuser des PCK in der Smolnastraße 6 und der Jaworzýńskastraße 2 vom ersten Tag an bereit waren, kranke und verletzte Aufständische aufzunehmen. Von den ersten Tagen des Aufstands an waren 7 PCK-Krankenhäuser im Einsatz, 14 Ambulanzen sowie ein Punkt des Informationsbüros [*Punkt Biura Informacji*]«[31]. Für diese

27 Ebd., 267 f.
28 Ebd., 266.
29 Ebd., 264.
30 Ebd., 271.
31 Ebd., 272.

Einrichtungen waren 1944 vermutlich insgesamt 5.000 PCK-Angehörige tätig – die meisten in den Stadtteilen Śródmieście (670), Starówka[32] (570) und Mokotow (352). In diesen Stadtteilen verzeichnete das PCK demnach auch die größten personellen Verluste, nämlich 102 Personen in Mokotow, 94 Personen in Starówka und 70 Personen in Śródmieście. Insgesamt geht Abramek von 650 Gefallenen aus den Reihen des PCK aus.[33]

Die Aktivitäten des PCK zur Zeit des Warschauer Aufstands werden heute als heldenhaft und aufopferungsvoll erinnert. Im Museum des Warschauer Aufstands in Warschau (*Muzeum Powstania Warszawskiego*) erinnert ein Aufsteller an Sanitäterinnen, die »ohne Unterlass in der ersten Frontlinie, in Krankenhäusern und medizinischen Versorgungspunkten arbeiteten«[34]. Des Weiteren thematisiert das Museum der Polnischen Heimatarmee in Krakau (*Muzeum Armii Krajowej im. Gen. Emila Fieldorfa »Nila« w Krakowie*) die Existenz des PCK zur Zeit der deutschen Besatzung.[35] Beide Beispiele bestätigen, dass das PCK heute als wichtiger Akteur der letzten Kriegsjahre wahrgenommen wird.

Dass die Organisation in der Volksrepublik trotz ihrer früheren (und z. T. fortbestehenden) Verbindungen zur AK weiterarbeiten konnte, hat zwei Begründungen. Erstens verfügte sie über wertvolle Netzwerke im Bereich medizinischer Einrichtungen, auf die der Staat zugreifen wollte. Zweitens beschäftigte sie medizinisches Fachpersonal, ohne eine politische Motivation zu verfolgen. Unter diesen Umständen duldete der Staat Personen, die sich vermeintlich »fehlverhalten« hatten, da sie mit ihren Erfahrungen zur Funktionalität der medizinischen Versorgung beitrugen.

Die Beispiele Lenk und Strehl bestätigen, dass das PCK in seiner Personalpolitik gezielt über eine vom Staat »unerwünschte Herkunft« hinwegsah und ganz im Gegenteil zur Nomenklatura die berufliche Eignung besonders berücksichtigte. Hier wird deutlich, dass der PZPR in den 1950er-Jahren in den Bereichen Gesundheit und Sozialfürsorge keine so umfassende Steuerung gelang wie im Staatsapparat und in der Wirtschaft. Dem PCK ermöglichte die Zusammenarbeit mit Lenk und Strehl jedoch nicht nur den fachlichen Austausch. Beide nahmen im PCK strategisch wichtige Positionen ein, in denen sie für die Organisationsentwicklung verantwortlich waren. Zudem waren sie an der Rekrutierung des Nachwuchses beteiligt. Deshalb ist gleichzeitig auch von einem ideellen Wissenstransfer auszugehen.

---

32 Starówka meint hier vermutlich Stare Miasto, also die historische Altstadt. Siehe dazu: Słownik języka polskiego PWN. In: http://sjp.pwn.pl/sjp/;2523921 (letzter Aufruf: 29.05.2018).
33 *Abramek*: Powstanie Warszawskie 1944, 275.
34 Zitat aus der permanenten Ausstellung, notiert im April 2017.
35 Gesehen in der permanenten Ausstellung im März 2017.

Ein weiteres Beispiel für Elitenkontinuität ist der bereits mehrfach erwähnte Bolesław Szarecki (1874–1960). In der Vorkriegszeit arbeitete Szarecki beim PCK als Sanitärchef und setzte sich unter anderem dafür ein, die Blutspende unter der Schirmherrschaft des PCK zu organisieren.[36] Im Zuge dieser Bemühungen gründete er mit dem PCK schließlich auch das Institut für Transfusion und Blutkonservierung (*Instytut Przetaczania i Konserwacji krwi*) in Warschau.[37] Von 1934 bis 1939 war er zudem Direktor des PCK-Krankenhauses in Warschau (*Szpital PCK w Warszawie*).[38] Ab 1939 war er in sowjetischer Kriegsgefangenschaft, wo er auf Grund seiner Fachkenntnisse zwischen 1941 und 1943 als Sanitärchef der polnischen Armee diente.

Nach Kriegsende machte Szarecki eine Karriere, die der von Włodzimierz Borodziej und von Joachim von Puttkamer beschriebenen stalinistischen Personalpolitik gänzlich widersprach. Zunächst ernannte ihn die polnische Armee (*Wojsko Polskie*, WP) von 1946 bis 1949 zum Chef der Gesundheitsdienste (*Szef Dep. Służby Zdrowia WP*). Von 1950 bis 1957, d.h. im hohen Alter von 76 bis 83 Jahren, übernahm er dort auch noch die chirurgische Leitung.[39] Gleichzeitig stand Szarecki der Polnischen Hämatologischen Gesellschaft (*Polski Towarzystwo Hematologiczne*) vor und saß im Wissenschaftsrat des Hämatologischen Instituts (*Instytut Hematologii*), das 1951 in Warschau entstanden war.[40]

Borodziej argumentiert, dass »die alten professionellen Eliten aus Armee und Polizei« im neuen System »völlig ausgeschlossen wurden«.[41] Dies betraf seines Erachtens nicht nur Personen, die »durch die Mitgliedschaft in der AK ›kompromittiert‹ waren«, sondern auch das Offizierskorps: »Die Entlassungen betrafen 13.500 Personen, darunter fast 6000 Berufs- und Reserveoffiziere, von denen die meisten den Krieg in deutschen Kriegsgefangenenlagern überlebt hatten (…)«[42]. Anfang der 1950er-Jahre kam es in der polnischen Armee somit nicht zu einer umfassenden Expansion, sondern auch zu drastischen Personalwechseln. Im Jahr 1950 war die Armee von ursprünglich 130.000 Angehörigen Anfang 1949 auf über 400.000 angewachsen. Laut Borodziej bestand die Spitze des Militärs aber nur noch aus 700 Sowjetoffizieren, die der damalige Verteidigungsminister, Marschall Konstanty Rokossowski,

---

36 *Paliga*: Krwiolecznictwo i krwiodawstwo, 154.
37 Ebd.
38 Siehe Encyklopedia PWN: Szarecki Bolesław. In: http://encyklopedia.pwn.pl/haslo/Szarecki-Boleslaw;3982519.html (letzter Aufruf: 29.05.2018) und *Zychowicz*: Generał Bolesław Szarecki.
39 Ebd.
40 *Zychowicz*: Generał Bolesław Szarecki, 157.
41 *Borodziej*: Geschichte Polens im 20. Jahrhundert, 282.
42 Ebd.

gleichzeitig auf alle entscheidenden Stellen im polnischen Verteidigungsministerium setzte.[43]

Dass Bolesław Szarecki diesen Säuberungen entging, hängt vermutlich
mit seiner medizinischen Spezialisierung zusammen. Über seinen Beitrag
zur Hämatologie schrieb beispielsweise Tadeusz Rożniatowski: »Er kämpfte
unermüdlich für die Errichtung eines geeigneten Organisationsniveaus der
Blutspende in Polen, besonders für die ehrenamtliche [Blutspende]. (...) Blutbehandlung war sein Hobby. (...) Ohne Übertreibungen kann man sagen, dass
die heutige (...) Entwicklung der Blutspende und der Blutdienste nicht möglich gewesen wäre ohne den Enthusiasmus und die konsequente Hartnäckig-
keit des Generals Szarecki in den späten vierziger Jahren«[44]. Diese Aussage
impliziert, dass für Szareckis Karriere insbesondere die späten 1940er-Jahre
entscheidend waren – also die Zeit vor den »Säuberungen«.

Grzegorz Zychowicz ist sogar der Meinung, dass Szarecki für das PCK besonders in den Jahren von Bedeutung war, als er gleichzeitig als Chef der Gesundheitsdienste (s. o.: *Szef Dep. Służby Zdrowia WP*) arbeitete. Zwischen 1951
und 1960, d. h. während seiner letzten zehn Lebensjahre, gehörte er mehrfach
dem PCK-Vorstand an. Seine Tätigkeit für den Staat bzw. für die polnische
Armee und sein Engagement für humanitäre Anliegen im PCK schlossen
sich offensichtlich nicht gegenseitig aus. Im PCK galt Szarecki keineswegs als
»Doppelagent«, sondern sogar als »strenger Wächter des ethischen Niveaus«.[45]
Als der erste landesweite Kongress (*I. Krajowy Zjazd*) des PCK am 4. Februar
1951 in Warschau über ein neues Statut und über die ideologische Ausrichtung
(wörtlich: *deklaracja ideowa*) der Organisation beriet, ließ sich Szarecki neben
dem Vorsitzenden Jan Rutkiewicz und der Vizevorsitzenden Irena Domańska
zum zweiten Vizevorsitzenden wählen. In dieser Position blieb er auch noch
nach dem zweiten landesweiten Kongress (*II. Krajowy Zjazd*) im September
1955. Der damalige Vorsitzende Rutkiewicz erinnert sich daran, dass die Versammlung Szarecki trotz seines hohen Alters »mit tosendem Applaus« zu einer
weiteren Amtszeit »zwang«.[46] Grundsätzlich ist Szarecki also ein geeignetes
Beispiel für Elitenkontinuität im PCK.

Hier widersprechen sich allerdings die Darstellungen. Renata Paliga geht
ähnlich wie Włodzimierz Borodziej von einem strengen Elitenwechsel Anfang der 1950er-Jahre aus. Im PCK-Vorstand saßen ihres Erachtens fortan
»hauptsächlich Kommunisten, das PCK-Archiv wurde vernichtet (z. B. in Krakau) und es wurden Personalwechsel durchgeführt«[47]. Die Verdrängung alter
Eliten betraf laut Paliga insbesondere diejenigen Personen, die bereits in der

---

43 Ebd.
44 *Zychowicz*: Generał Bolesław Szarecki, 157.
45 Ebd., 159.
46 Ebd., 160 f.
47 *Paliga*: Krwiolecznictwo i krwiodawstwo, 237.

Vorkriegszeit beim PCK aktiv gewesen waren.[48] Die Beispiele Lenk, Strehl und
Szarecki belegen hingegen, dass es für das PCK durchaus Möglichkeiten gab,
»alte Eliten« in neue Strukturen zu überführen.

Vielleicht handelte es sich hierbei nur um vereinzelte Fälle. Dennoch darf
nicht übersehen werden, dass es sich bei diesen Einzelfällen mitunter um Personen mit wertvoller Expertise handelte. Außerdem sprechen die unterschiedlichen Einschätzungen hinsichtlich der Säuberungen auch dafür, dass sowohl
der Staat, als auch das PCK selbst, in diesen Einzelfällen sorgfältig abwägten.
Des Weiteren kann davon ausgegangen werden, dass sich Säuberungen Anfang der 1950er-Jahre höchstens auf den Hauptvorstand der Organisation in
Warschau bezogen. Nur so lässt sich erklären, dass bestehende Strukturen
landesweit schon so früh nach Kriegsende wieder funktionierten und eine so
breite Mitgliederbasis zur Verfügung stand.

Während die Elitenwechsel vorwiegend zum Zeitpunkt der Systemumbrü-
che nachzuvollziehen sind, lässt sich Elitenkontinuität beim PCK über den
gesamten Zeitraum nachweisen. Von besonderer Bedeutung sind dabei natürlich die Vorsitzenden des PCK-Hauptvorstands. Sie waren die leitenden Führungskräfte der Organisation, die sich in Warschau regelmäßig mit staatlichen
Behörden sowie der Partei verständigen mussten. Sie bestimmten maßgeblich
die strategische Ausrichtung der Organisation.

Martin Abraham geht davon aus, dass Organisationen nie »naturwüchsig«,
»spontan« und »ungeplant« entstehen. Vielmehr verdanken »Organisationen
(…) ihre Entstehung, ihren Bestand und ihre Entwicklung einer gezielten
›Auswahl von Zwecken‹ (…)«[49]. Demzufolge war auch die Existenz des PCK
im Staatssozialismus keinesfalls zufällig. Die Organisationsspitze entwickelte
strategische Leitlinien, die zum einen das neue sozialistische Umfeld, zum
anderen die humanitären Prinzipien der Rotkreuzbewegung berücksichtigten.
Vorsitzende des PCK-Hauptvorstands waren ausgesprochen wichtige Vermittler, die aktiv zur Integration des PCK im Staat beitrugen.

Im Zeitraum von 1945 bis 1951 hatte das PCK insgesamt vier verschiedene
Vorsitzende: Wacław Lachert (Dezember 1944 bis April 1945), Stanisław Szep-
tycki (April 1945 bis August 1945), Ludwik Christians (August 1945 bis März
1946) und Bronisław Kostkiewicz (März 1946 bis Juli 1948 und Juli 1948 bis
Februar 1951).[50] Auf den ersten Blick scheint es in diesem kurzen Zeitraum
relativ viele Amtswechsel gegeben zu haben. Unter Berücksichtigung der gesamten Zusammensetzung des Vorstands fällt jedoch auf, dass der Vorsitz
offenbar viele Jahre lang in einem stabilen Kreis von Personen rotierte.

---

48 Ebd., 237.
49 *Abraham*: Einführung in die Organisationssoziologie, 36.
50 *Abramek* Powstanie i działalność Polskiego Czerwonego Krzyża, 223 f.

Beispielsweise gehörte die Rotkreuzschwester Maria Tarnowska (1884–1965)[51] von 1927 bis 1945 in verschiedensten Funktionen dem Vorstand an: 1939 als Leiterin des Schwesternkorpus (*Przewodnicząca Korpusu Sióstr PCK*), 1939 bis 1944 als Vizevorsitzende und Direktorin der PCK-Delegation in Krakau (*v-ce prezes i dyrektor delegatury PCK w Krakowie*) und 1945 als Generalsekretärin (*sekretarz generalny*).[52] Ähnlich verlief die Aktivität von Ludwik Christians. 1944 war er zunächst PCK-Vorsitzender in Lublin. 1945 wechselte er zum PCK-Hauptvorstand, in dem er die Funktion des Bevollmächtigten übernahm (*Pełnomocnik ZG PCK*). Vom 25. April bis 29. August 1945 war Christians Vizevorsitzender (*v-ce prezes*), woraufhin er bis März 1946 PCK-Vorsitzender wurde.[53]

Ab 1951, nachdem das PCK zu einem ersten landesweiten Kongress in Warschau zusammengekommen war, wechselten sich zunächst nur zwei Vorsitzende in ihrem Amt ab: Jan Rutkiewicz (1951 bis 1955 und 1970 bis 1974) und Irena Domańska (1955 bis 1970 und 1974 bis 1979). Zwischen 1979 und 1988 gab es nur zwei weitere Vorsitzende, nämlich Ryszard Brzozowski (1979 bis 1984) und Jerzy Bończak (1984 bis 1988).[54] Wie schon erwähnt geht Renata Paliga davon aus, dass ab 1951 »Kommunisten« das PCK leiteten. Hier lohnt daher ein kurzer Blick auf die Biografien der Vorsitzenden.

Die Vorsitzenden Rutkiewicz[55] und Domańska[56] waren ab 1948 tatsächlich Mitglieder der PZPR. Rutkiewicz unterbrach seine Vorstandstätigkeit beim PCK in den Jahren 1959 bis 1970 vorübergehend mit folgender Begründung: Er erhielt die Stelle des Vizeministers im Gesundheitsministerium, die er unter drei verschiedenen Gesundheitsministern, nämlich Rajmund Barański (1956 bis 1961), Jerzy Sztachelski (1961 bis 1968) und Jan Karol Kostrzewski (1968 bis 1972) behielt. Zweifellos erleichterte seine Parteimitgliedschaft derzeit diesen Karriereweg. Da von insgesamt 12 Gesundheitsministern in den Jahren 1945 bis 1989 aber nur zwei Mitglieder in der PZPR waren, scheint die Parteizugehörigkeit im Gesundheitsministerium eine eher nachrangige Rolle gespielt zu haben. Von den drei Gesundheitsministern, unter denen der PCK-Vorsit-

51   Siehe hierzu: Wirtualne Muzeum Pielęgniarstwa Polskiego: Maria Tarnowska 1884–1965. In: http://www.wmpp.org.pl/pl/galeria-medalistek/77-medalistki/133-maria-tarnowska (letzter Aufruf: 29.05.2018).
52   *Abramek*: Powstanie i działalność Polskiego Czerwonego Krzyża, 223f.
53   Ebd.
54   Siehe: *o. A.*: Polski Czerwony Krzyż, Prezesi Zarządu Głównego PCK w latach 1945–1988. In: https://pl.wikipedia.org/wiki/Polski_Czerwony_Krzy%C5%BC#Prezesi_Zarz.C4.85 du_G.C5.82.C3.B3wnego_PCK_w_latach_1945-1988 (letzter Aufruf: 29.05.2018).
55   Siehe: Kto jest kim w Polsce 1984. Wyd. 1. Warszawa: Wydawnictwo Interpress, 1984, s. 829. In: https://pl.wikipedia.org/wiki/Jan_Rutkiewicz_(lekarz)#cite_note-O-2 (letzter Aufruf: 29.05.2018).
56   Biblioteka sejmowa: Domańska, Irena. In: https://bs.sejm.gov.pl/F?func=find-b&request =000004083&find_code=SYS&local_base=ARS10 (letzter Aufruf: 29.05.2018).

zende Rutkiewicz tätig war, gehörte lediglich Jerzy Sztachelski der PZPR an.[57]
Ob Rutkiewicz und Domańska aus Gründen formaler Notwendigkeit oder auf
Grund einer persönlichen Motivation Parteimitglieder waren, kann an dieser
Stelle nicht geklärt werden. Ob sich ihre Einstellung zur Partei im Laufe ihrer
Mitgliedschaft wandelte, bleibt demnach ebenfalls unklar.

Dass Rutkiewicz den PCK-Vorsitz während seiner Tätigkeit als Gesund-
heitsvizeminister an Domańska abgab, lässt jedoch drei interessante Folge-
rungen zu: Erstens schlossen sich offenbar Führungspositionen im PCK und
in den Ministerien gegenseitig aus. Da gewöhnliche PCK-Mitglieder problemlos auch Parteimitglieder sein konnten, überrascht diese Unvereinbarkeit.
Sie steht sogar in starkem Kontrast zu der üblichen Korrelation von Parteimitgliedschaft und Nomenklaturstellen. Dies deutet zweitens darauf hin, dass
die Vorstandstätigkeit im PCK eine zeitaufwändige Angelegenheit war, die
Rutkiewicz nicht nebenbei erledigen konnte. Die Rotation des Vorsitzes zwischen Rutkiewicz und Domańska in den Jahren 1959 bis 1970 ist somit drittens
eher als eine pragmatische Entscheidung und weniger als ideologischer Inter-
essenkonflikt zu interpretieren.

Auch wenn Irena Domańska neben Jan Rutkiewicz zu den zwei wichtigsten
Vorsitzenden der Organisation im Staatssozialismus zählt, schreibt das PCK
über sie auffallend wenig und selektiv. Beispielsweise problematisiert Zdzisław
Abramek, dass Domańska seit 1948 Mitglied der PZPR war.[58] Dass sie außerdem zweimal Vorsitzende des PCK war verschwieg er dabei. Außerdem übergeht er, dass einer ihrer Artikel 1969 im *International Review of the Red Cross*
erschien und einem internationalen (westlichen) Publikum die Arbeit des PCK
vorstellte.[59] Des Weiteren lässt Abramek unerwähnt, dass Domańska 1975
die höchste Auszeichnung der Rotkreuz- und Rothalbmondbewegung, die
Henry-Dunant-Medaille, erhielt.[60] Bis heute ist sie die einzige Vertreterin des
PCK, die jemals diese Auszeichnung bekam. Kriterien für die Nominierung
sind die internationale Bedeutung des individuellen Engagements, sowie der
Einsatz unter schwierigen Bedingungen, die das Leben, die Gesundheit und
die persönliche Freiheit gefährden.[61] Allein diese internationale Auszeichnung hätte Irena Domańska zu einer Identifikationsfigur im PCK machen

57 *o. A.*: Ministerstwo Zdrowia, Lista ministrów. In: https://pl.wikipedia.org/wiki/Ministerst
    wo_Zdrowia_(Polska)#Lista_ministr%C3%B3w (letzter Aufruf: 29.05.2018).

58 *Abramek*: Powstanie i działalność Polskiego Czerwonego Krzyża, 171.

59 *Dománska*, Irena: The Work of the Red Cross in Poland, International Review of the Red
    Cross, Volume 9, Issue 95, Februar 1969, 59–70.

60 Vgl. *o. A.*: Standing Commission of the Red Cross and Red Crescent. In: https://en.wikipe-
    dia.org/wiki/Standing_Commission_of_the_Red_Cross_and_Red_Crescent#cite_ref-
    14 (letzter Aufruf: 29.05.2018).

61 *ICRC*: Henry Dunant Medal. In: International Review of the Red Cross, Artikel Nr. 325
    vom 31.12.1998. In: https://www.icrc.org/eng/resources/documents/article/other/57jpjv.
    htm (letzter Aufruf: 30.05.2018).

können. Ganz im Gegenteil wird sie aber nur wenig thematisiert. Ihre Partei-mitgliedschaft – die während des Staatssozialismus kein Problem war – stellt sich in der heutigen Erinnerung des PCK durchaus als problematisch dar.

Umfangreiche Briefwechsel belegen, dass Irena Domańska in den 1950er-Jahren sehr markant die Integration des PCK in den sozialistischen Staat ge-staltete. Einerseits pflegte sie den regelmäßigen Austausch mit dem IKRK, nahm Briefe aus Genf entgegen und vermittelte die Anliegen der internationa-len Rotkreuzbewegung an die nationalen Rotkreuzgruppen weiter. Anderer-seits kommunizierte sie intensiv mit dem polnischen Außenministerium. In ihren Briefen an das Außenministerium ging es beispielsweise um die Suche nach deutschen Kriegsgefangenen sowie deren Behandlung auf polnischem Gebiet, die Einhaltung der Genfer Konventionen, die Zusammenarbeit von PCK mit IKRK und DRK sowie die Teilnahme des PCK an internationalen Konferenzen. Da es sich hierbei um Aktivitäten mit deutlichem internatio-nalem Bezug handelte, verfolgte das Außenministerium ihren Schriftverkehr sehr aufmerksam. Zudem gab das Ministerium gelegentlich explizit vor, wie Domańska auf Anfragen des IKRK antworten sollte.

Diese Vermittlerrolle zwischen der nationalen und der internationalen Ebene machte Irena Domańska zu einer beobachteten, gleichzeitig aber auch machtvollen Entscheidungsträgerin für das PCK. Mitunter bestand ihre Ver-mittlung lediglich darin, IKRK und Ministerium »rhetorisch« einzubinden. Dies geht beispielsweise aus einem Brief des Außenministeriums an Domańska vom 15. Juni 1951 hervor. Hierin bestätigte der Direktor der Abteilung für internationale politische und wirtschaftliche Organisationen (Ministerstwo Spraw Zagranicznych, *Dep.Międz.Org.Polit.Gospodar.*), dass das PCK eine Ein-ladung des IKRK annehmen durfte und gleichfalls eine Einladung für eine Delegation des IKRK nach Polen aussprechen sollte. Bei der Einladung sollte sich Domańska darauf berufen, »(…) dass die Tätigkeit im Einverständnis mit den polnischen Behörden« stattfindet.[62]

Dieser Brief zeigt, dass dem Außenministerium die Beziehungen zwischen PCK und IKRK bekannt waren. Der Brief erlaubt zwar keine Aussage darüber, ob das PCK eine Genehmigung des Ministeriums benötigte, legt aber die Ver-mutung nahe, dass die Zusammenarbeit aller Beteiligten mit einer solchen (ggf. rhetorischen) Genehmigung leichter war.

Strenger verhielt sich das Ministerium in der Angelegenheit deutscher Kriegsgefangener. Am 18. Dezember 1953 leitete Domańska eine Notiz an die Auslandsabteilung (*Wydział Zagraniczny*) des Zentralkomitees der PZPR (*Komitet Centralny PZPR*) weiter, in der sie die Zusammenarbeit mit dem IKRK

---

62 Brief von K. Dorosz im Namen des polnischen Außenministeriums (Ministerstwo zpraw zagranicznych) an Irena Domańska vom 15.6.1951, AAN, 2/284/66, Blatt 13.

bezüglich der deutschen Kriegsgefangenen auf polnischem Gebiet darstellte.[63] Sie betonte darin, dass die Zusammenarbeit mit dem IKRK seit Kriegsende lückenlos bestand. Bis 1949 hatte sich zunächst eine Delegation des IKRK beim PCK in Warschau aufgehalten, die sich direkt um deutsche Kriegsgefangene kümmerte. Zu ihren Aufgaben zählten beispielsweise die Inspektion von Lagern oder die Auslieferung von Päckchen. Darüber hinaus hatte die Delegation bei der Repatriierung von deutschen Kindern, Zivilpersonen und Kriegsgefangenen mit staatlichen Behörden zusammengearbeitet.[64]

Zur Begründung der weiteren Zusammenarbeit mit dem IKRK nach 1949 berief sich Domańska in ihrer Notiz auf die Genfer Konventionen, »die Polen im Schlussprotokoll der diplomatischen Konferenz im Jahr 1949 unterzeichnete«[65]. Bis 1952 stand das PCK dementsprechend mit dem IKRK in Verbindung, das nun von Genf aus um Informationen zu deutschen Häftlingen in Polen bat, sich um die Suche nach deutschen Kriegsgefangenen bemühte und sich zu Gräbern von gefallenen Deutschen erkundigte. In ihrer Notiz kommentierte Domańska dies wie folgt: »Auf diese Suchen und oben genannten Fragen antwortet das PCK in Absprache mit dem Außenministerium negativ oder führt zu den einschlägigen konsularischen Vertretungen der PRL im Ausland (...) beginnend mit dem Jahr 1951 bezahlt die Regierung der PRL sowie auch das PCK keine Mitgliedsbeiträge an das IKRK«[66].

Seither suchte das IKRK laut Domańska andere Formen der Zusammenarbeit. Es verkündete beispielsweise die Bereitschaft, »Gräber von Polen in Deutschland zu suchen, die während des Kriegs gefallen waren oder vom Besatzer inhaftiert worden waren«[67]. Dieses Angebot wertete sie jedoch als einen rein taktischen Schritt, dessen Realisierung sie für unwahrscheinlich hielt. Gegenüber der PZPR erklärte sie, dass das PCK in eine »schwierige Situation« gerate, da das IKRK vermutlich im Gegenzug auch die Suche nach Gräbern von Deutschen in Polen fordern würde oder sogar eine Mission diesbezüglich anstrebte. Gleichzeitig informierte Domańska aber darüber, dass das IKRK ähnliche Angebote auch an das Rote Kreuz in der Sowjetunion, in Belgien, den USA, Frankreich, Großbritannien, Indien, Japan und Norwegen gerichtet hatte.[68]

Diese Notiz zeigt, dass Irena Domańska Anfang der 1950er-Jahre im Namen des PCK an die Partei Bericht erstattete. Besonders ist dabei, dass sie nicht nur die Aktivitäten von IKRK und PCK zusammenfasste, sondern gleichfalls eine persönliche Wertung anbot. Dies deutet darauf hin, dass die Partei ihre

---

63 Notatka vom 18.12.1953, AAN, 2/284/66, Blatt 30–31.
64 Ebd.
65 Ebd.
66 Ebd.
67 Ebd., Blatt 31.
68 Ebd.

Einschätzung respektierte und ernst nahm. Domańska stand in diesem Fall aber offensichtlich zwischen zwei Stühlen. Zum einen folgte sie der staatlichen Linie, indem sie (vom Staat) unerwünschte Vorstöße des IKRK bei den Repatriierungen als taktische Schritte abtat. Zum anderen betonte sie, dass die Zusammenarbeit mit dem IKRK in anderen Angelegenheiten, z. B. der Lieferung von allgemeinen und speziellen Hilfsleistungen, erfolgreich und sinnvoll war.[69]

Die Repatriierung von deutschen Kriegsgefangenen und auch die Suche nach Gräbern gefallener Deutscher auf polnischem Gebiet waren derzeit eine Angelegenheit, die Domańska an das Außenministerium weitergeben musste. Auch wenn PCK und DRK also in Kontakt standen, konnte das PCK nicht ohne Erlaubnis des Staates massenhafte und organisierte Schritte unternehmen.

Domańska empfahl in ihrer Notiz sogar explizit, nicht auf das Angebot des IKRK einzugehen. Die Suche nach polnischen Staatsangehörigen auf deutschem Gebiet wollte sie offenbar nicht mit der Suche nach deutschen Gefallenen im eigenen Land begleichen. Hier zeigt sich eine ausgeprägte antideutsche Haltung, die kurz nach dem Krieg nicht verwunderlich ist. Dass die Vizepräsidentin einer humanitären Organisation auf diese Weise argumentierte, überrascht allerdings. An dieser Stelle ist vermutlich von gewisser Bedeutung, dass Domańska Mitglied in der PZPR war.

Inwiefern diese antideutsche (wenn nicht sogar antihumanitäre) Haltung auf die gesamte Führungsetage des PCK übertragbar ist, bleibt unklar. Ob Domańska in ihrer Notiz an die Partei ihre eigene Meinung oder eine im Vorstand der Organisation abgestimmte Meinung vertrat, kann anhand der Quelle nicht abschließend geklärt werden.

In jedem Fall zeigt die Korrespondenz mit dem Außenministerium, dass Domańska die Position der PCK-Vizepräsidentin außerordentlich stark ausfüllte. Tendenziell hatte sie die Möglichkeit, auf Entscheidungen der Partei hinsichtlich der Kriegsgefangenenpolitik einzuwirken, da ihre Meinung gefragt und respektiert war. Tendenziell hatte sie zudem die Möglichkeit, für die Anliegen ihrer Organisation zu sprechen. Sie war somit ein durchaus wichtiger Kommunikationsanker zwischen dem Staat und dem PCK. Diese wichtige Rolle hatte vermutlich nicht nur mit der leitenden Position zu tun, sondern auch mit ihrem persönlichen Charakter. Vor diesem Hintergrund ist es durchaus vorstellbar, dass Domańska auf zentraler Ebene die Voraussetzungen für eine Selbstorganisation schuf, die sich dann auf niedrigerer Ebene manifestierte.

Weitere Briefwechsel der Vizevorsitzenden veranschaulichen, dass sie trotz der Kontrolle durch das Außenministerium auch geschickt an diesem vorbei handeln konnte. Ein gutes Beispiel dafür ist eine Päckchenaktion des IKRK aus

69 Ebd.

den Jahren 1951 und 1952. Das IKRK hatte in diesen Jahren regelmäßig und äußerst hartnäckig Päckchen für deutsche Häftlinge[70] in Polen gesammelt. Das polnische Außenministerium schickte diesbezüglich am 12. Juni 1951 einen Brief an den Hauptvorstand des PCK in Warschau. Darin erklärte der Direktor der Abteilung IV (*Dyrektor Departementu IV*), M. Wierna, in Bezug auf einen Brief vom 7. März Folgendes: »1. Die Antwort des PCK auf den Brief des IKRK vom 22. Februar muss in höflicher Form erklären, dass die Statuten und Konventionen des PCK nicht die Vermittlung in der Angelegenheit der Paket- und Geldzusendungen für die in Polen befindlichen deutschen Häftlinge umfassen. 2. Die diesbezüglich vom Deutschen Roten Kreuz erhaltene Anfrage muss ohne Antwort gelassen werden. 3. Die Antwort des PCK-Delegierten für Deutschland [*Delegata PCK na Niemcy*], zur Übermittlung an ihn in dieser Sache, muss im Inhalt des besagten Briefs verdeckt werden«[71].

Prinzipiell ging die Korrespondenz zwischen PCK und IKRK zu dieser Zeit also durch die Hände des Außenministeriums. Das Ministerium las dabei nicht nur passiv mit, sondern gab aktiv einen Rahmen vor, der die Kooperation beschränken konnte. Der Brief vom 12. Juni war als »geheim« (*tajne*) markiert, weil das Ministerium erstens eingestand, dass es deutsche Häftlinge in Polen gab und es zweitens verbot, die Situation der deutschen Häftlinge mithilfe ausländischer Unterstützung zu verbessern.

Ein weiterer Brief vom 9. Januar 1952 legt die Vermutung nahe, dass das IKRK mit Hilfe des PCK trotzdem eine Lieferung mit Weihnachtspäckchen an die deutschen Häftlinge zustellte.[72] In diesem Brief schlug der Vizedirektor der Abteilung IV (*Wicedyrektor Departamentu IV*) des Außenministeriums, M. Łobodycz, vor, erneut einen Brief an das IKRK zu schicken, um nochmals zu klären, dass das PCK »im Rahmen seiner Statuten« und »in Übereinstimmung mit den Konventionen« nicht befugt war Päckchen an deutsche Häftlinge in Polen zu übermitteln.[73] Zu diesem Zeitpunkt waren die Weihnachtspäckchen aber schon längst beim PCK in Warschau eingetroffen.

Trotz (oder wegen) der vorangegangenen Absagen des Außenministeriums fand folglich immer noch eine rege Kommunikation zwischen IKRK und PCK statt, die sich auf das Los der deutschen Häftlinge in Polen richtete. Dass das IKRK Weihnachtspäckchen sammelte und an das PCK schickte, deutet darauf

---

70 Der Begriff »Häftling« ist hier als Quellenbegriff zu verstehen. Aus den vorliegenden Quellen lässt sich nicht eindeutig nachvollziehen, um welche Personengruppen deutscher Nationalität es sich handelt.

71 Brief des polnischen Außenministeriums an das ZG PCK vom 12.06.1951, AAN, 2/284/66, Blatt 14.

72 Brief des Vizedirektors der Abteilung IV (*Wicedyrektor Departamentu IV*) des polnischen Außenministeriums, M. Łobodycz, an den Hauptvorstand des PCK in Warschau vom 09.01.1952, AAN, 2/284/66, Blatt 16.

73 Ebd.

hin, dass beide Organisationen es auf einen Versuch ankommen ließen, so-lange nur eine geringe Wahrscheinlichkeit bestand, das Ministerium über-gehen zu können. Zwischen den Zeilen zeigte bereits der Brief vom 12. Juni 1951, dass über Irena Domańska eine rege wechselseitige Korrespondenz zwi-schen IKRK, PCK und DRK erfolgte. Alle drei Akteure schienen gut über die Existenz und die bedürftige Lage deutscher Häftlinge in Polen informiert zu sein. Mehr noch: Alle drei Akteure hatten bis dahin sogar schon Strate-gien entwickelt, um diese miserable Lage zu überwinden. Schon in dem Brief vom 12. Juni war dementsprechend die Rede von realen Paketsendungen und Geldsendungen.

Die Bedeutung bestimmter Personen auf bestimmten Positionen lässt sich anhand der PCK-Vorsitzenden also gut sichtbar machen. Ein interessantes Detail ist, dass der Staat seine Aufmerksamkeit Anfang der 1950er-Jahre mehr auf die Vizevorsitzende Domańska als auf den Vorsitzenden Rutkie-wicz richtete. Mögliche Erklärungen dafür sind folgende: Erstens befasste sich Rutkiewicz derzeit vermutlich eher mit repräsentativen Aufgaben im Inland. Zweitens verfügte Domańska, die in den 1940er-Jahren im französischen Exil für das Rote Kreuz arbeitete, nachweislich über mehr Auslandserfahrungen bzw. internationale Kontakte im IKRK. Drittens war Domańska möglicher-weise kooperativer gegenüber der Partei als Rutkiewicz, auch wenn beide seit 1948 formal Parteimitglieder waren.

Die Nachfolger von Rutkiewicz und Domańska, Ryszard Brzozowski[74] und Jerzy Bończak, hingegen waren keine Parteimitglieder. Bończaks einzige Ak-tivität für die PZPR bestand darin, dass er 1975, d.h. vor seiner Vorstands-zeit im PCK, als Delegierter am VII. Parteikongress teilnahm (*Delegat na VII Zjazd PZPR 1975*)[75]. Ebenso wie ihre Vorgänger setzten auch diese beiden Vorsitzenden die Kontinuität fort und blieben für jeweils fünf bzw. vier Jahre in ihrem Amt.

Die Biografien aller Vorsitzenden zeigen personelle Verschränkungen zwischen dem PCK und dem polnischen Gesundheitsministerium auf. Diese bestanden für einen längeren Zeitraum, sofern es sich nicht um hohe Äm-ter handelte. Rutkiewicz ist hierfür ein gutes Beispiel, weil er seine Karriere im Gesundheitsministerium schon 1948 im Amt eines Abteilungsdirektors (*Dyrektor Departementu*)[76] begann und mit seinem Engagement im PCK-Vor-stand verknüpfte. In Korrespondenzen zwischen dem PCK und dem Gesund-

---

74 Siehe *o.A.*: Ryszard Brzozowski. In: http://www.1944.pl/powstancze-biogramy/ryszard-brzozowski,4774.html (letzter Aufruf: 29.05.2018).

75 Siehe *o.A.*: Jerzy Bończak. In: https://pl.wikipedia.org/wiki/Jerzy_Bo%C5%84czak_(gene ra%C5%82) (letzter Aufruf: 29.05.2018).

76 *Pacholczykowa*, Alicja: Jan Rutkiewicz. In: http://www.ipsb.nina.gov.pl/a/biografia/jan-rutkiewicz (letzter Aufruf: 29.05.2018).

heitsministerium aus den 1950er-Jahren tauchte sein Name daher auf beiden Seiten regelmäßig auf.[77] Gleichzeitig belegt sein Beispiel, dass sich die höchsten Führungspositionen in PCK und im Gesundheitsministerium aus praktischen Gründen ausschlossen.

Darüber hinaus verdeutlichen die Biografien von Rutkiewicz und Domańska, dass die Mitgliedschaft in einer politischen Partei generell kein Hindernis für die Mitgliedschaft in einer »apolitischen« Organisation wie dem PCK darstellte. Im Umkehrschluss bedeutete ein Engagement im PCK nicht zwangsläufig, dass die Mitglieder sich (formal) keiner Partei zuordnen wollten.

In *Elity komunistyczne w Polsce* (Warszawa/Lublin 2015) behandeln Mirosław Szumił und Marcin Żukowski diesen Zusammenhang von politischen und gesellschaftlichen Eliten am Beispiel der Volksrepublik Polen. Sie stellen dabei zunächst fest, dass wissenschaftliche Konzepte, die Begriffe wie z. B. »Elite«, »Eliten« oder »elitäre Gruppen« verwenden, kaum auf staatssozialistische Systeme übertragen werden können. In der Rhetorik der Volksrepublik gab es den Begriff »Elite« weder in der offiziellen Ideologie, die einen »gesellschaftlichen Egalitarismus« anstrebte, noch in wissenschaftlichen Veröffentlichungen.[78] Stattdessen war dort die Rede von Aktivisten (*aktywiści),* dem Aktiv (*aktyw)* oder Parteifunktionären (*dzialacze partyjni).*[79]

Laut Szumił und Żukowski hingen Eliten im Staatssozialismus untrennbar mit der Kommunistischen Partei zusammen. Sie gehen im polnischen Fall von einer »geschlossenen Elite« aus, da in den meisten Fällen nur der Beitritt zur PZPR den Zugang zu Nomenklaturstellen ermöglichte. In einigen Fällen konnten auch Verbindungen zu Jugendorganisationen, Massenorganisationen oder die Zugehörigkeit zu sogenannten »Parteiverbündeten« (stronnictwa sojusznicze) Karrierewege öffnen. Für beruflich ambitionierte PCK-Mitglieder war die Parteimitgliedschaft demnach kein ungewöhnlicher Schritt.

Zu politischen Eliten in der PRL forschten außerdem Edmund Wnuk-Lipiński und Jacek Wasilewski. Im Gegensatz zu Szumił und Żukowski zählen sie zur polnischen Elite neben Parteifunktionären, Abgeordneten, Mitarbeitern der höheren Staatsverwaltung und Mitarbeitern der Wojewodschaftsverwaltung auch die Anführer von Massenorganisationen. In diesem Sinne waren die Vorsitzenden des PCK von besonderer strategischer Bedeutung für die Organisation. Politische und gesellschaftliche Eliten konnten sich gemäß Wnuk-Lipiński und Wasilewski überschneiden.

Auch wenn die PCK-Vorsitzenden Rutkiewicz und Domańska Parteimitglieder waren, stehen sie wohl kaum repräsentativ für gesellschaftliche

---

77 Z. B. Brief vom 27.07.1950, AAN, 2/284/0/3 und 2/284/0/13.
78 *Szumił*, Mirosław; *Żukowski*, Marcin: Elity komunistyczne w Polsce. Warszawa/Lublin 2015, 16.
79 Ebd.

Vertreter in der politischen Elite. Vielmehr bekräftigen sie die Annahme von Janusz Sztumski, dass »Elite (…) als eine Sammlung von Personen verstanden werden [kann], die (…) auf Grundlage gesellschaftlicher Akzeptanz für ihre wirklichen (…) Qualifikationen und Eigenschaften die höchsten Positionen in den Hierarchien verschiedener Strukturen bekleiden«[80]. Das PCK war in der polnischen Gesellschaft traditionell stark verwurzelt und erfuhr eine breite öffentliche Akzeptanz. Die vorgestellten Biografien veranschaulichen, dass sich diese Akzeptanz auf fachliche Qualifikationen gründete – nicht etwa auf »ausgedachte Qualifikationen«, die Sztumski ebenfalls in seine Definition aufnimmt.[81]

Im Übrigen unternahm das PCK öffentlich sichtbare Schritte, um beispielsweise während des Kriegsrechts (1981–1983) auf die desolate Versorgungslage zu reagieren. Fotos aus den *Audivisual Archives* des IKRK belegen, dass das PCK in Warschau und Łódź Notfallapotheken[82] einrichtete und beispielsweise über den Hafen in Szczecin containerweise Hilfsgüter[83] des Belgischen Roten Kreuzes entgegennahm. Das PCK war für die Bevölkerung also als ein Helfer in der Not wahrnehmbar.

Szumił und Żukowski halten Versorgungsengpässe übrigens für einen bedeutenden Faktor bei der Elitendefinition, da »die PRL ein Staat andauernder Knappheit [*państwo stałego niedoboru*]« war. Die öffentliche Meinung ging ihres Erachtens davon aus, dass 80 % der Parteimitglieder aus eigenen Interessen und nur 7 % der Parteimitglieder aus Interesse am Gemeinwohl in der PZPR waren. Der Gedanke, dass Parteimitglieder erleichterten Zugang zu Mangelwaren und Dienstleistungen hatten, spielte hier also eine Rolle.[84]

Beim PCK hingegen offenbarte sich zur Zeit des Kriegsrechts, dass organisationseigene Führungskräfte internationale Hilfsgüter auftreiben, koordinieren und verteilen konnten. Ihre Positionierung in staatlichen Netzwerken – beispielsweise mit Vorsitzenden, die gleichzeitig Parteimitglieder oder Angestellte bei Ministerien waren – stellte dabei sicher, dass Hilfsgüter aus dem Westen die Grenzen passieren durften. Ihre Positionierung in der internationalen Rotkreuzfamilie öffnete gleichzeitig Kommunikationskanäle und sicherte dem PCK eine gewisse internationale Solidarität zu. Die Rolle der Rotkreuzeliten ist hierbei nicht zu unterschätzen. PCK-Vorsitzende verfügten außerdem über persönliche Netzwerke, die unter den widrigen Bedingungen des Kriegsrechts zwischen staatlichen Auflagen und humanitären Bemühun-

---

80 Ebd., 20.
81 Ebd.
82 V-P-PL-D-00008-07, V-P-PL-D-00006-16 und V-P-PL-D-00005-15, ICRC Audiovisual Archives. In: https://avarchives.icrc.org/ (letzter Aufruf: 29.05.2018).
83 V-P-PL-D-00005-02 bis V-P-PL-D-00005-07, ICRC Audiovisual Archives. In: https:// avarchives.icrc.org/ (letzter Aufruf: 29.05.2018).
84 *Szumił*: Elity komunistyczne w Polsce, 21.

gen vermitteln konnten. Insbesondere bei der Verteilung eingetroffener Hilfsgüter traten zunehmend auch lokale Eliten[85] auf.

5.4 Kontinuität beim PCK in Krakau

Am Beispiel der Familie Piotrowski aus Wieliczka (südöstlich von Krakau) lässt sich exemplarisch nachvollziehen, dass die Mitgliedschaft im PCK häufig ein generationenübergreifendes Phänomen war. Krzysztof Piotrowski berichtete 2015 in 213 Spotkanie cyklu »Wieliczka – Wieliczanie« darüber, wie sich sein Großvater (Kazimierz Piotrowski), sein Vater (Tadeusz Piotrowski), dessen Schwester (Jadwiga Zygadło) und ihr Mann (Jerzy Zygadło), sein Bruder (Piotr Piotrowski) und schließlich er selbst im Krakauer PCK engagierten.[86] Die Piotrowskis waren dabei insbesondere in den Bereichen Erste Hilfe und Jugend aktiv.

Die verschiedenen Generationen der Familie Piotrowski stehen exemplarisch für drei verschiedene Etappen der PCK-Eliten im Staatssozialismus. In der ersten Etappe repräsentiert Großvater Kazimierz Piotrowski (1918–1995) den ehemaligen antideutschen Widerstand. Im September 1939 meldete er sich in Krakau als Freiwilliger im Bataillon 3 für das Regiment 20 der Infanterie. Nach den Angaben seines Enkels verwundete und folterte ihn die Gestapo, die ihn schließlich wegen Waffenbesitzes zum Tode verurteilte. Kazimierz gelang jedoch die Flucht, sodass er nach Wieliczka zurückkehren konnte. Zur Zeit des Zweiten Weltkriegs war er unter anderem Soldat in der AK-Division *Żelbet*, die auf polnischem Gebiet agierte. Nach Kriegsende widmete er sich zunächst der Organisation von Erste-Hilfe-Kursen in Wieliczka, bevor er in den Jahren 1958 bis 1961 im PCK-Vorstand in Krakau tätig war.[87] Großvater Kazimierz Piotrowski gehörte aus Sicht des sozialistischen Staates also zu einer »alten Elite«, die leicht eines »Fehlverhaltens in der Vergangenheit« zu verdächtigen gewesen wäre.[88] Darüber hinaus gehörte er zu einer Generation, die in der Zwischenkriegszeit mit den Ideen der zweiten Republik aufgewachsen war.

Repräsentant der zweiten Etappe sind Vater Tadeusz Piotrowski (1945–1994) sowie seine Schwester Jadwiga und deren Mann Jerzy. Sie stehen für eine »neuere Elite«, die sich im Bewusstsein der Vorgängergeneration in den sozialistischen Staat einfügte. Tadeusz schlug einen derzeit typischen Karriereweg ein, indem er an der Universität für Bergbau und Hüttentechnik (*Akademia*

---

85   Zu lokalen Eliten siehe auch: *Szumił*: Elity komunistyczne w Polsce, 20.

86   *Duda*: 213 spotkanie z cyklu »Wieliczka – Wieliczanie«, 26.

87   Ebd.

88   Vgl. *Borodziej*: Geschichte Polens im 20. Jahrhundert, 282.

Górniczo-Hutnicza, AGH) im Fachbereich für Bergbaumaschinen studierte.[89] Nach der Geburt des Sohnes Krzysztof zog die gesamte Familie nach Krakau um, wo Tadeusz Mitglied des PCK wurde und Erste-Hilfe-Schulungen für Betriebe anbot.[90] In den 1960er-Jahren engagierte er sich als Jugendleiter im PCK (*Społeczny Instruktor Młodzieży PCK*, im Folgenden mit SIM abgekürzt). Diese Aktivität begann für ihn mit einem Jugendlager in Rymanów-Zdrój, wo 1965 mehrere bekannte Sanatorien für Erwachsene und Kinder gebaut worden waren. Bekannt ist Rymanów-Zdrój laut Krzysztof Piotrowski deshalb, »weil in jedem Buch über die Geschichte des PCK, in dem über die SIM (…) geschrieben wird, gerade an Rymanów-Zdrój als Entstehungsort dieser Bewegung erinnert wird«[91]. Weiter berichtete Krzysztof Piotrowski, dass sich dort damals »einige hundert Personen aus ganz Polen trafen, die fanden, dass es sich lohnt, gemeinsam etwas für die Verbreitung der Rotkreuzidee zu tun«[92].

Vater Tadeusz Piotrowski gehörte also zu einer neuen Generation von PCK-Mitgliedern, die im Rahmen des sozialistischen Systems für die Anliegen der humanitären Rotkreuzbewegung eintraten. Sie bedienten sich dabei einerseits der Erfahrungen ihrer Vorgängergeneration, die ggf. schon vor dem Krieg im PCK war. Andererseits nutzten sie Strukturen, die das PCK erst in den 1950er-Jahren aufgebaut hatte. Tadeusz Piotrowski motivierte nicht nur die PCK-Mitgliedschaft seines Vaters, sondern insbesondere auch die Zugehörigkeit zum Jugendrotkreuz zu seinem Engagement. Dass mit der ideellen Prägung bestenfalls in der Jugend begonnen wird, war eine Annahme, die sozialistische Eliten und PCK-Eliten offenbar teilten. Dabei nutzte das Krakauer PCK Einrichtungen, wie z. B. die Sanatorien in Rymanów-Zdrój, in denen auch Veranstaltungen anderer (sozialistischer) Organisationen stattfanden.

Besonders bemerkenswert ist, dass das Jugendrotkreuz in Krakau zu dieser Zeit Kontakte zu internationalen Jugendrotkreuzgruppen pflegte. Tadeusz hatte auf diese Weise gleichzeitig Kontakt mit Gruppen aus den USA und aus der Sowjetunion. Laut Krzysztof Piotrowski befand sich im »Archiv seines Vaters« auch ein Brief der Leiterin des Jugendrats des Roten Kreuzes in Japan (*Szefowa Rady Młodzieżowej w Japonii*).[93] Dies zeigt, dass Tadeusz im Rahmen seiner PCK-Mitgliedschaft gelegentlich Erfahrungen sammelte, die über lokale Jugendarbeit weit hinausgingen. Er durchlief dabei folgende Ämter: Mitglied des PCK-Stadtvorstands (*Zarząd miejski PCK*), Mitglied des Kreisvorstands in Krakau (*Zarząd okręgowy w Krakowie*), Stellvertreter des Präsidenten des Krakauer PCK (*Zastępca Prezesa Krakowskiego PCK*), Mitglied des PCK-Hauptvorstands (*Zarząd Główny PCK*) und zuletzt Mitglied

---

89 *Duda*: 213 spotkanie z cyklu »Wieliczka – Wieliczanie«, 26.
90 Ebd., 27.
91 Ebd.
92 Ebd.
93 Ebd.

des Rates der PCK-Repräsentanten (*Rada reprezentantów PCK*). Diese Liste belegt zum einen, dass Tadeusz Aufstiegschancen innerhalb des PCK von der lokalen über die regionale bis hin zur nationalen Ebene nutzte. Zum anderen steht Tadeusz mit diesem Karriereweg exemplarisch für eine Personalpolitik, die Fluktuation innerhalb der organisationseigenen Strukturen zuließ und gleichfalls aktive Mitglieder nachhaltig einband.

Vertreter der dritten Etappe sind in dieser Familie Krzysztof Piotrowski und sein Bruder Piotr (1972–2005), die beide im fortgeschrittenen Staatssozialismus aufwuchsen. Piotr leitete die SIM in Krakau und Krzysztof engagierte sich als Mitglied des Landesrats der PCK-Jugend (*Krajowa Rada Młodzieżowa PCK*) sowie in einer PCK-Gruppe beim Krakauer Rettungsdienst (*Krakowska Grupa Ratownictwa PCK*).[94] Beide stehen stellvertretend für eine Generation von PCK-Mitgliedern, die die Organisation im Kindesalter kennenlernten, ihr Engagement bereits als Jugendliche begannen, sich aber zumeist auf Jugendarbeit beschränkten. Sie nahmen keine Führungspositionen im PCK ein, sondern engagierten sich insbesondere vor Ort für ihre Heimatregion. Auch in dieser Generation gelang es dem PCK in Krakau offensichtlich sehr gut, Mitglieder nachhaltig zu binden, da die beiden Brüder selbst nach der Systemtransformation Mitglieder blieben.

5.5 Tschechoslowakischer Fall

In Eliten im Wandel (Paderborn 1998) plädiert Magarditsch Hatschikjan für eine osteuropaspezifische Elitenforschung. Dabei schlägt er vor, zwischen Ostmitteleuropa, Russland und Südosteuropa zu differenzieren. Im Gegensatz zu letzteren beiden habe sich in Ostmitteleuropa ein »einigermaßen balanciertes Verhältnis von Kontinuität und Wandel der Eliten« gehalten.[95]

Um Wandel oder Kontinuität von Eliten identifizieren zu können, orientiert sich Hatschikjan an Regimewechseln: »Die osteuropäischen Staaten haben im 20. Jahrhundert drei oder vier Regimewechsel erlebt: alle 1918–1919, 1944–1945 und 1989–1991, manche dazu noch 1938–1941. Der Ansatz zum totalen Bruch samt Einsetzung einer Gegen- und Schaffung einer neuen Elite wurde unter der nationalsozialistischen Herrschaft und zeitweilig unter der Federführung der Kommunistischen Parteien praktiziert«[96]. Nach Hatschikjan gab es nach dem Zweiten Weltkrieg einen deutlichen Bruch, während »der

---

94 Ebd., 28.
95 *Hatschikjan*, Magarditsch: Schillerndes Subjekt, bewegliches Ziel: Eliten im Wandel. In: Eliten im Wandel – politische Führung, wirtschaftliche Macht und Meinungsbildung im neuen Osteuropa. Paderborn 1998, 9–12.
96 Ebd., 255.

Bruch – über die gesamte Periode des Sozialismus betrachtet – zumindest in
einigen Ländern weder in allen Bereichen noch für alle Teileliten gar so dras-
tisch [war], wie es zeitweilig aussehen mochte«[97].

Hatschikjan ist zudem der Meinung, dass radikale Elitenwechsel eher mit
dem Machtantritt und nicht mit der Ablösung von Eliten verbunden waren. Im
Fall der Tschechoslowakei war die Machtübernahme durch die Kommunisten
im Februar 1948 jedoch »vergleichsweise reibungslos« verlaufen.[98] Trotzdem
lassen Säuberungen und Schauprozesse, die erst in den folgenden Jahren stattfanden, laut Joachim von Puttkamer auf »ein tiefes Misstrauen der Parteifüh-
rung gegenüber potentiellen Gegnern in der Verwaltung, in gesellschaftlichen
Schlüsselpositionen und (…) innerhalb der eigenen Partei« schließen.[99] Dabei
ging es in der Tschechoslowakei weniger darum, Gegner unschädlich zu machen, sondern vielmehr darum, »eine neue Elite zu etablieren und historisch
gewachsene Gesellschaftsstrukturen (…) zu zertrümmern«[100].

Hatschikjan und von Puttkamer tragen hier zwei wichtige Beobachtungen zusammen, die für die Erforschung tschechoslowakischer Eliten hilfreich
sind: Erstens vollzogen sich zum Zeitpunkt des Machtwechsels Elitenwechsel.
Zweitens bestand nach dem Machtwechsel Elitenkontinuität. In Hinblick auf
den Staatssozialismus wäre somit das Jahr 1948 der entscheidende Einschnitt
gewesen. Diese Beobachtungen mögen auf die tschechoslowakische Parteielite zutreffen. Die Kommunistische Partei der Tschechoslowakei (*Komunistická strana Československa*, kurz: *KSČ*) entwickelte sich schließlich »von der
relativ kleinen Elitepartei bei Kriegsende«, die ca. 40.000 Mitglieder hatte,
hin zu einer Massenpartei, die »im Februar 1948 (…) 1,5 Mio. Mitglieder
zählte«[101]. Für die Entwicklung von Eliten im ČSČK ergibt sich jedoch ein
etwas anderes Bild.

Eine Durchsicht des Archivbestands zum ČSČK im Prager Nationalarchiv
deutet darauf hin, dass neben dem Jahr der Machtübernahme auch das Jahr
1968 starken Einfluss auf den Status der Rotkreuzelite hatte. Wer im ČSČK
derzeit was und für wen dokumentierte, lässt Rückschlüsse auf organisationsinterne Leitungspositionen zu. Da sich außerdem das Dokumentierte selbst im
Laufe der Zeit veränderte, können auch Zeitpunkte des Wandels identifiziert
werden.

Wie bereits oben erläutert, war das ČSČK im Sozialismus ein wichtiger
Akteur im Gesundheits- und Sozialwesen. Als solcher sammelte es über den
gesamten Zeitraum seiner Existenz umfangreiche Informationen. Dies um-

---

97 Ebd.
98 *Puttkamer, von*: Ostmitteleuropa im 19. und 20. Jahrhundert, 121.
99 Ebd.
100 Ebd.
101 *Balcar*, Jaromír: Von der Rüstkammer des Reiches zum Maschinenwerk des Sozialismus.
    Wirtschaftslenkung in Böhmen und Mähren 1938 bis 1953. Göttingen 2013, 137.

fasste beispielsweise Angaben über die organisationale Entwicklung, die das ČSČK anschließend in Tabellen und Tätigkeitsberichten festhielt.

Der Zentralausschuss des ČSČK in Prag (*Ústřední Výbor ČSČK*, kurz: *ÚV ČSČK*) fungierte hierbei entweder als *registrierende Behörde*, wie z. b. bei der Registrierung von Blutspendern, oder als *dokumentierende Behörde*. In letzterer Funktion erhob der *ÚV ČSČK* in den 1950er-Jahren zunächst numerische Daten, beispielsweise über die Anzahl der Mitglieder, die Anzahl von Teilnehmern bei Veranstaltungen oder die Anzahl von Ortsgruppen. In den 1960er-Jahren nahm er vorrangig Individualdaten über die soziale Zusammensetzung der Führungsetage auf. Dabei sammelte er biografische Informationen über neue Kandidaten für den ČSČK-Vorstand in Form von Aggregatdaten.[102]

Nach dem Prager Frühling begann die KSČ zunehmend den ÚV ČSČK bei diesen Dokumentationspraktiken zu unterwandern. Infolgedessen änderte sich auch das Registrierte bzw. das Dokumentierte. Die Partei interessierte sich mehr für den Anteil an Parteimitgliedern, den Frauenanteil und den Anteil an Arbeitern in den Reihen des ČSČK.[103] Außerdem nahmen Berichte, die in den 1960er-Jahren kürzer und übersichtlicher geworden waren, nun wieder umfangreiche und formelle Züge an. Parallel fand ein intensiverer Briefwechsel zwischen Partei und ÚV ČSČK statt.

Ab 1968 war das ČSČK also eine Instanz, die den Staat bei seinen Dokumentationspraktiken unterstützte oder zumindest auf Zuruf flankierte. Allgemein richtete sich die Dokumentationsbereitschaft des ČSČK aber vor allem auf interne Zusammenhänge und Abläufe.

Insbesondere das von der Partei gewünschte *Screening* von Vorstandsmitgliedern, das erst nach dem Prager Frühling begann, deutet darauf hin, dass das ČSČK auch Potential für gänzlich nicht-staatliche und bisher nicht vom Staat erfasste Aktivitäten bot. Die innere Logik dieser Organisation, die zwar räumlich hierarchisch strukturiert war, aber ansonsten inhaltlich, projektbezogen und bedarfsorientiert funktionierte, entzieht sich somit einheitlichen Zuordnungen von staatlich und nicht-staatlich. Die Rotkreuzelite ist dementsprechend auch differenziert von der Parteielite zu betrachten.

Auf Drängen der KSČ bemühte sich das ČSČK In den 1970er-Jahren um einen Zuwachs von Parteimitgliedern und Arbeitern. Planziel war beispielsweise eine Erhöhung der Parteimitglieder in den Bezirksausschüssen von 20 % auf 40 %, sowie im Zentralausschuss und im Vorstand des Zentralausschusses auf 60 %. In der Parteibasis verzeichnete das ČSČK derzeit nur 15 % Parteimitglieder. Das ČSČK löste den »Mangel« an Parteimitgliedern mit einem ge-

---

102 Vgl. Archivní fond ČSČK,NA ka. 9, 15, 16.
103 Vgl. Archivní fond ČSČK,NA ka.18.

zielten Mitgliederzuwachs.[104] Während der ÚV ČSČK zuvor nur 50 Mitglieder hatte, setzte er sich ab 1974 aus 76 Mitgliedern zusammen. Die Anzahl der Parteimitglieder wuchs hierbei innerhalb des Jahres 1974 von 24 auf 49 an. Bemerkenswert ist, dass dadurch die absolute Zahl der Parteilosen gegenüber den Parteimitgliedern in diesem Gremium zwar abnahm, insgesamt aber stabil blieb und sogar um eine Person, d. h. von 26 auf 27 anstieg.[105]

Gleichzeitig erklärte das ČSČK in seinem Bericht an das Zentralkomitee der KSČ *Über die inhaltliche und politisch-organisatorische Ausrichtung des Treffens des Zentralaussschusses des ČSČK* das Vorhaben, in den Führungsgremien künftig einen Frauenanteil von 45 % sicherzustellen. Zu diesem Vorhaben passt auch die Angabe, dass im neuen Zentralausschuss von 76 Mitgliedern immerhin 34 Frauen waren.[106] Diese Statistik legt zudem die Vermutung nahe, dass das ČSČK 1974 bei der Auswahl neuer Mitglieder für den Zentralausschuss Frauen bevorzugte, die zugleich Parteimitglieder waren.

Ein weiteres Anliegen, das der Bericht an die KSČ dokumentiert, war der Anteil von Arbeitern gegenüber Ärzten. In der Vorstellung der Partei sollten Arbeiterklasse und Landwirte ab 1974 einen Anteil von 20 % in der Organisation ausmachen – Stand 1974 war de facto nur 5 %.[107] Zu diesem Zeitpunkt dominierten im ČSČK niedrige (10 %) und mittlere (35 %) Angestellte des Gesundheitswesens sowie Ärzte (15 %). Weitere 20 % entfielen auf Personen der Intelligenz aus politischen oder öffentlichen Ämtern.[108]

Trotz der hier kommunizierten Planziele zeigen Mitgliederlisten aus den 1970er-Jahren weiterhin eine überwiegend medizinische Elite. Beispielsweise setzte sich der Föderative Ausschuss des ČSČK (*federální výbor ČSČK*, kurz: *FV ČSČK*) 1974 aus dem slowakischen Gesundheitsminister MUDr. Inrich Hatiar, dem Vertreter des Landesgesundheitsamts MUDr. Miloslav Hlach, dem Leiter der Rechtsmedizin Košice univ. prof. MUDr. Jozef Lukáči sowie weiteren Chirurgen, Gynäkologen, Professoren und Vorständen des ČSČK zusammen.[109] Parallel zur Föderalisierung des Landes in zwei Teilrepubliken (die *Tschechische Sozialistische Republik* und die *Slowakische Sozialistische Republik*) hatte sich kurz zuvor auch der Zentralausschuss im ČSČK geteilt, sodass es formal gesehen mit dem ČÚV ČSČK einen tschechischen Vorsitz,

---

104 Zpráva o obsahovém a politicko-organizáčním zaměření sjezdu Československého červeného kříže (1974), NA, ČSČK, Praha, ka. 18, 9.
105 Ústřední výbor minulý a ústřední výbor stavající (1974), NA, ČSČK, Praha, ka. 18.
106 Zpráva o obsahovém a politicko-organizáčním zaměření sjezdu Československého červeného kříže (1974), NA, ČSČK, Praha, ka. 18, 9.
107 Ebd.
108 Ebd.
109 Přehled ústředního orgánu federálního výboru Československého červeného kříže (1974), NA, ČSČK, Praha, ka. 18.

dem SÚV ČSČK einen slowakischen Vorsitz und mit dem FV ČSČK einen gemeinsamen föderativen Vorsitz der Organisation gab.[110]

Einerseits ließ sich auf diese Weise eine weitere Erwartung des Jahres 1974 sichtbar machen, nämlich, dass mindestens 40 % der Mitglieder aus der Slowakei stammen sollten. Andererseits konnte das ČSČK in den Leitungsgremien kaum alle Planziele gleichzeitig erfüllen. Der Föderative Ausschuss erfüllte zwar eine angemessene Verteilung hinsichtlich tschechischer und slowakischer Nationalität der Mitglieder, versagte aber in der Rubrik Altersverteilung. In einem Bericht an die KSČ hatte das ČSČK zuvor versichert, Personen unter 35 Jahren einen Anteil von 15–20 % einzuräumen. Ein Blick auf die hohen Ämter, die im Föderativen Ausschuss vertreten waren, legt die Vermutung nahe, dass es sich hier eher um ältere Personen (noch dazu größtenteils Männer) handelte.[111]

An dieser Stelle zeichnet sich ein deutlicher Gegensatz zur Elitenbildung im PCK ab. Während sich die höchsten Ämter im PCK und im polnischen Gesundheitsministerium aus pragmatischen Gründen gegenseitig ausschlossen, verschränkten sich diese in der Tschechoslowakei. Hochrangige staatliche Vertreter und Beamte belegten in den 1970er-Jahren gleichzeitig Leitungspositionen im FV ČSČK. Im Jahr 1974 war beispielsweise der slowakische Gesundheitsminister Hatiar persönlich Mitglied in diesem Gremium.[112] In Polen hatte der PCK-Vorsitzende Rutkiewicz sein Amt hingegen aufgegeben, sobald er zum Vizegesundheitsminister ernannt worden war.

Planziele waren für das ČSČK in den 1970er-Jahren übrigens ein Novum. Bisher hatte sich die Organisation nur an die allgemeine sozialistische Propaganda angepasst. Im Verständnis der Kommunistischen Parteien stellte der Sozialismus aber nicht nur »den Beginn einer neuen Zeitrechnung« dar, sondern »hatte mit dem zu erreichenden kommunistischen Endstadium auch eine vorgegebene Zukunft«[113]. Das ČSČK hatte bis dahin nur sehr allgemein die Motive Wachstum und Fortschritt bedient und keine konkreten Zahlen oder relationale Zuwachsraten formuliert. Aus dem Vorhaben, diverse Gruppen in der Organisation um einen konkreten Prozentanteil zu erhöhen – also der Organisation eine planbare Zukunft zu geben – sprach nun doch eine deutliche Parteirhetorik.

---

110 Český červený kříž: Národní společnost Český červený kříž (Prezentace). In: http://www.cervenykriz.eu/cz/mhp_knihovna/MANUAL/CCK_prezentace.pdf (letzter Aufruf: 29.05.2018), 8–10.

111 Zpráva o obsahovém a politicko-organizáčním zaměření sjezdu Československého červeného kříže (1974), NA, ČSČK, Praha, ka. 18, 9.

112 Přehled ústředního orgánu federálního výboru Československého červeného kříže (1974), NA, ČSČK, Praha, ka. 18.

113 *Hensell*, Stephan: Die Willkür des Staates. Herrschaft und Verwaltung in Osteuropa. Wiesbaden 2009, 98.

Die vorliegenden Quellen weisen somit auf eine stärkere parteistaatliche Durchdringung zur Zeit der Normalisierung hin. Dennoch handelte es sich vorwiegend um rhetorische Planziele, die kurzfristig nicht die bestehende soziale Zusammensetzung der Organisation ändern konnten, sondern lediglich formale Reichweite hatten. Neue Vorgaben der KSČ erfüllte die Organisation (wenn überhaupt) durch die Rekrutierung neuer Mitglieder, nicht durch eine Eliminierung »unpassender« Mitglieder.

Da das ČSČK seine Führungskräfte vorrangig aus dem medizinischen Bereich rekrutierte, gingen Leitungspositionen in aller Regel mit hohen Positionen in medizinischen Einrichtungen einher. Dass das ČSČK insbesondere junge Personen, ohne eine allgemein bekannte Eignung, zu Entscheidungsträgern wählte, war daher nahezu ausgeschlossen. Im Gegensatz zur parteilichen Kaderelite war die Parteimitgliedschaft selbst in den 1970er-Jahren kein hinreichendes Kriterium für eine Karriere beim ČSČK.

Laut Hatschikjan sollte die Aussagekraft einer Parteimitgliedschaft – wenn auch ausschlaggebend für die Zugehörigkeit zur sozialistischen Parteielite – generell nicht überschätzt werden. In Hinblick auf die »von oben« diktierten Planziele der KSČ, die das ČSČK in den 1970er-Jahren beschäftigten, ist dem zuzustimmen. Zum einen handelte es sich unter Umständen nur um den formalen – sozusagen nachträglichen – Beitritt von bereits langjährigen ČSČK-Mitgliedern. Zum anderen war die Parteimitgliedschaft derzeit selbst für Mitglieder einer apolitischen Organisation kein ungewöhnlicher Schritt. In Bezug auf Eliten während der demokratischen Transformation formuliert Hatschikjan wie folgt: »(...) in dieser Rubrik [KP-Mitgliedschaft] begegnen wir nicht nur dem einst glühenden Anhänger des Systems, sondern auch dem karrierebewußten [!] Spezialisten, dem Reformer, dem Dissidenten. Die Person, die sich jeweils dahinter verbirgt, kann ihre Auffassungen geändert haben – schon weit vor und erst recht mit und nach der Wende«[114].

Diese Überlegungen führen zu drei Schlussfolgerungen für die tschechoslowakische Rotkreuzelite: Erstens war eine Zugehörigkeit zur Rotkreuzelite (im Gegensatz zur Parteielite) an Eignungskriterien geknüpft. Zweitens rekrutierte das ČSČK Entscheidungsträger hauptsächlich aus den Bereichen Medizin und Gesundheitswesen. Drittens war eine gleichzeitige Zugehörigkeit zur Parteielite und zur Rotkreuzelite möglich. Die Parteimitgliedschaft war dabei in den 1970er-Jahren eine Planvorgabe der Partei, die durchaus nicht ungewöhnlich war, sich jedoch nicht als ausschlaggebendes Kriterium für die Zugehörigkeit zur Rotkreuzelite durchsetzte.

---

114 *Hatschikjan*, Magarditsch: Zeitenwende und Elitenwandel in Osteuropa. In: Eliten im Wandel – politische Führung, wirtschaftliche Macht und Meinungsbildung im neuen Osteuropa. Paderborn 1998, 251–267, hier 256.

Ob mit der Machtübernahme tatsächlich Eliten wechselten, die sich anschließend stabilisierten, kann – wie schon im polnischen Fall – anhand von Vorstandswechseln nachvollzogen werden. Bis zur Machtübernahme der Kommunisten im Februar 1948 hatte das ČSČK insgesamt fünf Vorsitzende: Von 1918 bis 1938 Alice Masaryková, von 1938 bis 1940 MUDr. Vladimír Haering, ab September 1940 bis 1944 Jaroslav Činak-Znamenaček und Hana Benešová sowie ab 1944 (bis 1950) Alois Vicherek.[115] Die letzten drei Vorsitzenden agierten in diesem Zeitraum vom Londoner Exil aus. Der Februarumsturz führte 1948 offenbar nicht unmittelbar zu einem Austausch dieses Vorstands. Alois Vicherek blieb bis 1950 Vorsitzender der Organisation, die erst in den Jahren 1950 bis 1952 mit der umfassenden institutionellen (sozialistischen) Neuausrichtung begann.

Anschließend fanden Vorstandswahlen zunächst im Rahmen der regulären landesweiten Kongresse statt. Beim ersten landesweiten Kongress 1952 wählte das ČSČK Eduard Tůma zum Vorsitzenden, beim zweiten landesweiten Kongress 1956 MUDr. František Janouch. Janouch war zu diesem Zeitpunkt übrigens stellvertretender Gesundheitsminister, verstarb aber am 19. Januar 1965 bei einem Autounfall und schied somit aus dem Amt des Vorsitzenden.[116]

Ab 1959 dokumentierte das ČSČK Vorsitzende für FV ČSČK und ÚV ČSČK getrennt. Der Föderative Ausschuss (FV ÚV ČSČK) hatte zwischen 1959 und 1989 insgesamt vier Vorsitzende: Von 1959 bis 1968 MUDr. Zdeněk Štich, der zuvor stellvertretender Gesundheitsminister war und im April 1968 durch Tod aus dem Amt schied, von 1968 bis 1969 plk. MUDr. Fridrich Kuchár, von 1970 bis 1974 MUDr. František Valíček und von 1974 bis 1989 mit doc. MUDr. Imrich Hatiár erneut einen stellvertretenden Gesundheitsminister.[117] Von diesen vier Vorsitzenden blieben zwei für 9 Jahre oder länger im Amt. Brüche mit dieser Kontinuität ereigneten sich in den Jahren 1968 und 1969, d. h. parallel zu den Wechseln politischer Eliten nach dem Prager Frühling. Laut ČČK kam es »in den gewählten Organen und Apparaten der zentralen und regionalen ČSČK-Organe« zu »vielen personellen Wechseln«. Unter dem »politischen Druck« musste »eine Reihe erfahrener und hochwertiger Rotkreuzfunktionäre und Mitarbeiter (…) aus ihren Stellen (…) scheiden«[118].

Für den ÚV ČSČK dokumentiert das Tschechische Rote Kreuz (ČČK) von 1968 bis 1989 zwei Vorsitzende, nämlich von April 1968 bis 1979 MUDr. Miloslav Hlach und ab 1979 prof. MUDr. Vlastimil Vísek DrSc., der vermutlich

---

115 *Český červený kříž*: Národní společnost Český červený kříž (Prezentace). In: http://www.cervenykriz.eu/cz/mhp_knihovna/MANUAL/CCK_prezentace.pdf (letzter Aufruf: 29.05.2018), 5.

116 Ebd., 7 f.

117 Ebd., 9.

118 Ebd., 8.

bis 1989 im Amt blieb. Auch hier zeigt sich also Kontinuität, da beide Vorsitzenden zehn Jahre oder länger in ihrem Amt blieben.

Besonders auffällig sind die engen Verknüpfungen von ČSČK und Gesundheitsministerium. Rückblickend erscheint es fast so, als sei der Rotkreuzvorsitz selbstverständlich an das Amt des stellvertretenden Gesundheitsministers geknüpft gewesen. Auf drei von sechs hier genannte Personen, nämlich František Janouch, Zdeněk Štich und Imrich Hatiár, trifft diese Aussage zu.

Dass die stellvertretenden Gesundheitsminister ausgiebigen Kontakt zum ČSČK pflegten, belegen auch Dokumente zu den landesweiten Kongressen der Organisation. Beispielsweise äußerte sich prof. MUDr. Pavel Macúch – derzeit erster Stellvertreter des Gesundheitsministers – zum landesweiten Kongress am 10. Oktober 1964. Sein Beitrag mit dem Titel »Die Bedeutung der Zusammenarbeit der staatlichen Gesundheitsverwaltung mit dem ČSČK bei der Realisierung eines hochentwickelten Gesundheitsschutzes« (*Význam spolupráce státní zdravotnické správy s ČSČK při realizaci vyspělé zdravotní ochrany*) macht die Erwartungen an die Zusammenarbeit sehr deutlich: »Die staatliche Gesundheitsverwaltung hat ein eminentes Interesse daran, dass das tschechoslowakische Rote Kreuz seinen Anteil am Kampf gegen Unglücksfälle (…) besonders an den Arbeitsplätzen und in den Betrieben, auf den Feldern und in den Schulen, intensiviert und vertieft«[119]. Macúch betonte vor allem die Rolle des ČSČK bei der Bereitstellung Erster Hilfe. Hierbei sei die Organisation ein »bedeutender Faktor« und die Gesundheitsverwaltung habe »ein eminentes Interesse daran, dass diese Tätigkeit ohne Störung bleibt und auf hohem Niveau auch in großen Anlagen gewährleistet wird«[120]. Macúch meinte mit großen Anlagen beispielsweise die ostslowakischen Eisenhütten, den Braunkohlekomplex Vřesova und neue Betriebe »gleich nach ihrer Inbetriebnahme«[121].

5.6 Entscheidungswege beim ČSČK in Pilsen

Die Vorsitzenden des ČSČK in Pilsen waren zum einen verantwortlich dafür, dass ihre Rotkreuzeinheit die Vorgaben des Zentralausschusses umsetzte. Zum anderen vermittelten sie natürlich auch in Angelegenheiten, die lediglich von lokaler Relevanz waren. Die folgenden Beispiele illustrieren diese beiden Verantwortlichkeiten.

119 Broschüre »Československý červený kříž: Za nová vítězství socialismu, za zdraví lidu, za mír« vom 10.10.1964, NA, ČSČK, Praha, ka. 15, 3.
120 Ebd.
121 Ebd.

Bei seinem ersten Plenartreffen hatte der Zentralausschuss des ČSČK (ÚV ČSČK) neue Grundlagen für die Arbeit der Organisation beschlossen. Diese teilte er dem ČSČK in Pilsen am 9. Juli 1965 in einem Brief mit. Neben Vorgaben für die Haushaltsplanung, die das ČSČK ab 1966 in Abstimmung mit dem Slowakischen Ausschuss (*Slovenský výbor*) und dem Staatlichen Entwicklungsplan für die nationale Wirtschaft (*Státní plán rozvoje národního hospodářství*) erarbeiten wollte, enthielt der Brief auch neue Vorgaben für die Kreisorganisation in Pilsen.

Laut dem Zentralausschuss war eine der wichtigsten Erkenntnisse des vorangegangenen IV. landesweiten Kongresses, dass »die Planungstätigkeit in den Organen des ČSČK« vereinfacht werden müsse.[122] Deshalb hatte der Zentralausschuss bei seinem Plenartreffen allen Kreisorganisationen »weitreichende Kompetenzen und Verantwortungen« als »Entscheidungsträger leitender und organisatorischer Arbeit« zugestanden.[123] Explizit umfassten diese neuen Kompetenzen auch die »Entwicklung der Initiative von Funktionären und Mitgliedern des ČSČK« auf Kreisebene.[124]

Nach dem »top-down-Prinzip« nutzte der Zentralausschuss also die hierarchische Organisationsstruktur, um Aufgaben von der Zentrale an die Regional- und Kreisebene zu delegieren. Anders als Mitte der 1960er-Jahre zu erwarten gewesen wäre, ging es dabei nicht nur um eine Liberalisierung, wie sie sich derzeit in verschiedenen Bereichen des politischen und öffentlichen Lebens abzeichnete. Grund für die Abgabe von Kompetenzen war vielmehr die Auslastung des Zentralausschusses, der im Zuge der Verstaatlichung viele Aufgaben im Prager Hauptsitz konzentriert hatte.

Anscheinend ließ der Zentralausschuss den Kreisorganisationen fortan sogar bei der inhaltlichen und strategischen Jahresplanung mehr Freiraum. Dabei handelte es sich keineswegs um einen geheimen internen Vorgang. Über diese Anpassung hatte der Zentralausschuss in einer Ausgabe des *Pracovník* vom 5. April 1965 berichtet.[125] Das Magazin *Pracovník čs. Červeného kříže* erschien üblicherweise nach den landesweiten Kongressen der Organisation, um sowohl einer organisationsinternen, als auch einer breiteren Öffentlichkeit die Ergebnisse der Kongresse zu kommunizieren.[126] In diesem Fall ging dem Bericht im *Pracovník* der IV. landesweite Kongress im Oktober 1964 voraus, bei dem das ČSČK Perspektiven für die Jahre 1965 bis 1970 er-

---

122 Brief Nr. 12 (*Dopis č.12*) vom 09.07.1965, AMP, ČSČK Plzeň, ka. 2480.
123 Ebd.
124 Ebd.
125 Pracovník, Nr.. 7 vom 05.04.1965 und Brief Nr. 12 (*Dopis č.12*) vom 09.07.1965, AMP, ČSČK Plzeň, ka. 2480, 1.
126 Beispiel: Pracovník Čs. červeného kříže, ročník III (22.04.1956), NA, ČSČK, Praha, ka. 11 A (1956).

arbeitet hatte. Die inhaltliche Jahresplanung oblag dadurch wieder mehr den Kreisorganen.

Die Haushaltsplanung für das Jahr 1966 sollte hingegen an die strengen Vorgaben des Zentralausschusses angepasst werden. Der Brief vom 9. Juli enthielt dementsprechend hauptsächlich Informationen dazu, wie die finanziellen Mittel zu verwenden waren.

Der Brief verrät außerdem, dass der Zentralausschuss Mitte der 1960er-Jahre unter besonderer Beobachtung stand. Die Tätigkeit des ČSČK für die folgenden Jahre sollte »aus dem Beschluss des Vorstands des Zentralausschusses der KSČ [*předsednictvo ÚV KSČ*] und der Regierung der ČSSR über die weitere Entwicklung zur Sorge um die Gesundheit« hervorgehen. Hierbei sollte zudem »der Beschluss des ÚV KSČ aus dem Januar dieses Jahres über die Arbeit der gesellschaftlichen Organisationen« berücksichtigt werden.[127] Vermutlich entschied sich der Zentralausschuss des ČSČK ausgerechnet jetzt gegen eine weitere Bündelung von Kompetenzen in Prag, weil die Kontrolle der Organisation durch den Staat zunahm. Die Abgabe inhaltlicher Kompetenzen an die Kreisorganisationen scheint vor diesem Hintergrund ein plausibler Schritt. Gleichzeitig macht dieser Vorgang transparent, dass der Haushalt der Rotkreuzgesellschaft klar an die Zentrale in Prag gebunden war.

Für die Umverteilung von Kompetenzen sprachen überdies auch pragmatische Gründe. Nach Ansicht des ČSČK konnten die lokalen Rotkreuzgruppen besonders gut auf die jeweiligen lokalen Bedürfnisse reagieren. Auf Seite 2 des Briefes an das ČSČK in Pilsen hieß es deshalb wie folgt: »Ziel der Planungstätigkeit ist, dass alle geplanten Aufgaben, die die Organe des ČSČK beschlossen haben, mit Hilfe der Bezirksausschüsse nach dem Bedarf der Gesundheitsbereiche konkretisiert werden und in allen Ortsgruppen so ausgehandelt und gewährleistet werden, dass sie den Hauptinhalt ihrer täglichen Arbeit ausmachen«[128]. Planvorgaben des Zentralausschusses übersetzten die einzelnen Bezirks- oder Ortsvorstände folglich nach ihrem individuellen Ermessen. Im Sinne dieses Zitats strebte der Zentralausschuss zudem an, dass die lokalen Bedürfnisse auch das lokale Tagesgeschäft bestimmten.

Mit diesem Arrangement legitimierte sich der Zentralausschuss in Prag vermutlich auch gegenüber den slowakischen Rotkreuzgruppen. Allgemein hatten sich in den 1960er-Jahren Tendenzen zu einer Föderalisierung entwickelt, die schließlich in das Reformprogramm Alexander Dubčeks und seine Idee vom »Sozialismus mit menschlichem Antlitz« Einzug hielten. Während das Reformprogramm scheiterte und 1968 lediglich noch die Aufspaltung des Landes in zwei Teilrepubliken erfolgte, hatte das ČSČK bereits 1965 auf in-

---

127 Brief Nr. 12 (*Dopis č.12*) vom 09.07.1965, AMP, ČSČK Plzeň, ka. 2480.
128 Brief Nr. 12 (*Dopis č.12*) vom 09.07.1965, AMP, ČSČK Plzeň, ka. 2480, 2.

terne Föderalisierungsbestrebungen reagiert. Wie bereits weiter oben erläutert, verfügte die Organisation seither über einen tschechischen Zentralausschuss (ÚV ČSČK) und einen slowakischen Zentralausschuss (SÚV ČSČK).[129]

An dieser Stelle scheint die Trennung der Zentralausschüsse der gleichen pragmatischen Logik zu folgen, wie die Umverteilung von Kompetenzen auf die Kreisebene: Die lokalen Entscheidungsträger waren näher an den lokalen Leistungsempfängern und kannten deren Bedürfnisse besser als Vertreter der Zentrale. Die lokalen Rotkreuzgruppen hatten es mit Problemlagen zu tun, die sich erstens regional und lokal unterschieden und zweitens eine Unterscheidung in tschechische und slowakische Angelegenheiten rechtfertigten. Dass tschechische und slowakische Rotkreuzgruppen unterschiedliche regionale Schwerpunkte setzen wollten und dafür getrennte Zentralausschüsse etablierten, passt sehr gut zu diesem Lösungsweg.

Ein Jahr später erhielt das ČSČK in Pilsen erneut einen Brief des Zentralausschusses, der »Methodische Anweisungen für die Ausarbeitung des Aufgabenplans, der Organisationsentwicklung und des Haushalts für das Jahr 1967« kommunizierte.[130] Dieser Brief gibt Aufschluss darüber, welche Personen an der Planung tatsächlich beteiligt waren und welchen Instanzen diese formal Rechenschaft ablegten.

Zunächst gab der Zentralausschuss vor, dass der Tätigkeitsplan aller Bezirksausschüsse drei Teile umfassen sollte: Teil 1 mit den Hauptaufgaben, die der Zentralausschuss (bei slowakischen Bezirksausschüssen der Slowakische Zentralausschuss) vorgegeben hatte, Teil 2 mit den spezifischen Aufgaben des Bezirks und Teil 3 mit Zahlen zur Gewährleistung dieser Ziele. Die spezifischen Aufgaben des Bezirks sollten sich dabei nach den »Bedürfnissen des Bezirks« richten und möglichst die vorgegebenen Hauptaufgaben »ergänzen«. Die Bezirksausschüsse hatten insgesamt freie Hand bei der Auswahl ihrer Schwerpunkte. In dem Brief des Zentralausschusses hieß es explizit: Die spezifischen Aufgaben »werden vom Bezirksausschuss festgelegt«[131].

Die Ausarbeitung eines Tätigkeitsberichtes stellte für das ČSČK in Pilsen vermutlich trotzdem eine ernsthafte Herausforderung dar. Aufgabenplanung und Haushaltsplanung mussten nämlich nicht nur den formalen Vorgaben der eigenen Organisation genügen, sondern auch mehrere staatliche Träger berücksichtigen. Dazu zählten beispielsweise die Gesundheitsabteilung und die Gesundheitskommission des *Bezirksnationalausschusses* (Okresní národní výbor, ONV), der Gesundheitsdienst des Zivilschutzes des ONV (ZDRS-CO

---

129 Český červený kříž: Národní společnost Český červený kříž (Prezentace). In: http://www.cervenykriz.eu/cz/mhp_knihovna/MANUAL/CCK_prezentace.pdf (letzter Aufruf: 29.05.2018), 8–10.

130 Brief Nr. 4 (*Dopis č.4*) vom 08.07.1966, AMP, ČSČK Plzeň, ka. 2480, 2.

131 Ebd.

ONV[132]), der *Bezirksgewerkschaftsrat (Okresní odborová rada*, OOR[133]) sowie die zuständigen Kommissionen und die Fachabteilungen des ONV der Bereiche Schule und Soziales.[134] Diese Angaben deuten darauf hin, dass die Bezirksgruppen des ČSČK intensiv mit der Bezirksverwaltung zusammenarbeiteten. Wie sich diese Zusammenarbeit im Fall Pilsen gestaltete, kann leider nicht genauer beantwortet werden.

Es ist jedoch davon auszugehen, dass die Zusammenarbeit des ČSČK mit der Verwaltung auf Bezirksebene – wie auch auf Landesebene – weder freiwillig noch gleichberechtigt ablief. Des Weiteren ist davon auszugehen, dass sich die Zusammenarbeit von Ort zu Ort unterschiedlich gestaltete. Zum einen könnte es Konsens oder Dissens über die gewählten Aufgabenschwerpunkte und über die vorgesehenen Kosten gegeben haben. Zum anderen könnten personelle Überschneidungen zwischen ČSČK und ONV die Zusammenarbeit beeinflusst haben.

Die Kommunikationswege des ČSČK in Pilsen gingen natürlich auch über die Bezirksverwaltung hinaus. Die folgenden zwei Beispiele verdeutlichen, dass die Vorsitzenden der Organisation in Pilsen in den 1960er-Jahren sehr unterschiedliche Projekte leiteten, für die sie mit lokalen und staatlichen Stellen sowie ihrem Zentralausschuss in Prag in Verbindung standen.

Der Pilsener ČSČK-Vorstand (MV ČSČK Plzeň) wiederholte 1968 eines der traditionellen lokalen Projekte mit dem Titel »Unter dem Weihnachtsbaum« (*Pod vanočním stromem*). Dabei sammelte die Organisation in der Bevölkerung Geld. Der Vorstand hatte auf einer Sitzung des Stadtausschusses (MV ČSČK) vorgeschlagen, das Projekt erneut durchzuführen und den Erlös für den Wiederaufbau von SOS-Kinderdörfern (*Vystavba dětské vesničky SOS*) zu spenden.[135]

Der Vorstand aktivierte für dieses Projekt zahlreiche Kooperationen, wie z. B. mit den Staatsforsten, die eine Fichte spendeten, mit Mitarbeitern der Feuerwehren, die diese Fichte zum Platz der Republik transportierten und aufstellten, sowie mit dem Technischen Dienst der Stadt Pilsen, der die Weihnachtsbeleuchtung an der Fichte anbrachte.[136] Des Weiteren stellte die Propaganda-Abteilung *OP Škoda* eine Tafel mit Informationen über das Ziel der

---

132 Diese Abkürzung meint vermutlich: Zdravontní služba (=ZDRS) Civilní obrany (=CO) Okresního národního výboru (=ONV), Siehe: *Dejmková*, Ivana: Inventáře Archivu hlavního města Prahy 050300/03, OVN Praha 6, 1945–1990. Praha 2008, 52.
133 Der Bezirksgewerkschaftsrat (OOR) gehörte der Revolutionären Gewerkschaftsbewegung (*Revolučního odborového hnutí, ROH*) an. Siehe: Detail zkratky OOR. In: https://www.zkratky.cz/OOR/21100 (letzter Aufruf: 29.05.2018).
134 Brief Nr. 4 (*Dopis č.4*) vom 08.07.1966, AMP, ČSČK Plzeň, ka. 2480, 2.
135 Bericht »Celková zpráva o sbírce pod vanočním stromem v Plzni v r. 1968« vom 03.01.1969, AMP, ČSČK Plzeň, ka. 2480.
136 Ebd.

Sammlung unter diesen Baum. Die erforderlichen Sammelbüchsen erhielt das ČSČK wiederum von einem lokalen Holzbetrieb.[137] Die Sammlung unter dem Weihnachtsbaum betreuten täglich Mitglieder verschiedener lokaler ČSČK-Ortsgruppen.[138]

Zwischen dem 11. und 27. Dezember gewährleisteten zudem »Mitglieder des [ČSČK-] Vorstands, der [ČSČK-] Revisionskommission und Mitarbeiter des [ČSČK-] Sekretariats« die Übermittlung der Spenden an die *Staatliche Sparkasse* (*státní spořitelna*).[139] Sie hinterlegten dort die Einnahmen in »plombierten Geldtaschen«, wo sie am folgenden Tag Mitarbeiter der Sparkasse gemeinsam mit Mitarbeitern des ČSČK auszählten. Am 22. Dezember 1968 waren dies beispielsweise Jakub Herlík, Vorsitzender der Revisionskommission des ČSČK in Pilsen (MěstV ČSČK v Plzni), Václav Skala, Angestellter der Sparkasse Pilsen, sowie Hana Pípalová und Vlasta Vránová, Mitarbeiterinnen des ČSČK in Pilsen. Für den 22. Dezember zählten sie Einnahmen von insgesamt 2.603,91 Kčs aus.[140]

Neben diesen organisatorischen Dingen bemühte sich der Vorstand auch um eine angemessene öffentliche Inszenierung des Projekts. Zur Eröffnung der Aktion am 11. Dezember 1968 spielte daher eine Militärkapelle und am Heiligabend die Kapelle der städtischen Verkehrsbetriebe.[141]

Das ČSČK Pilsen baute bei der Durchführung dieses Projekts auch auf persönlichen Kontakten auf, die zwischen den derzeitigen und den ehemaligen Vorstandsmitgliedern bestanden. Václav Skala, der bei diesem Projekt als Mitarbeiter der Sparkasse dokumentiert wurde, war im Vorjahr noch Mitglied der Revisionskommission – gemeinsam mit Jakub Herlík, der 1968 als Vorsitzender der Revisionskommission den Bericht zu diesem Projekt unterzeichnete.[142]

Das Projekt »Unter dem Weihnachtsbaum« steht exemplarisch für drei Besonderheiten des ČSČK, die nicht nur auf die Kreisorganisation in Pilsen zutreffen, sondern sehr wahrscheinlich auch für andere Kreisorganisationen in dieser Zeit gelten: Erstens unterhielt das ČSČK enge Kontakte zur lokalen Verwaltung, ohne dass seine Arbeit dabei den apolitischen Charakter einbüßte. Zweitens unterhielt das ČSČK enge Kontakte zu lokalen Betrieben und anderen apolitischen Verbänden (z. B. Feuerwehr), die es für seine Aktivitäten

---

137 Ebd.
138 Ebd.
139 Ebd.
140 Protokol o přepočítání hotovosti z pokladničky u vánočního stromu v Plzni ze dne 22. prosince 1968 vom 22.12.1968, AMP, ČSČK Plzeň, ka. 2480.
141 Bericht »Celková zpráva o sbírce pod vanočním stromem v Plzni v r. 1968« vom 03.01.1969, AMP, ČSČK Plzeň, ka. 2480.
142 Zápis ze schůze MěRK-Plzeň, konané dne 19. prosince 1967, AMP, ČSČK Plzeň, ka. 2480.

mobilisierte. Drittens nutzte das ČSČK für seine Aktivitäten persönliche Kontakte, die es letztlich zu einem gut vernetzten und öffentlich sichtbaren Akteur machten.

Das Projekt »Unter dem Weihnachtsbaum« verlief 1968 sehr erfolgreich und offenbar unbeeinträchtigt von den (politischen) Nachwirkungen des Prager Frühlings.[143] Insgesamt sammelte das ČSČK 30.140,13 Kčs.[144]

Während für den Zentralausschuss des ČSČK in Prag der Kontakt zur Partei sehr relevant war, spielte die Parteizugehörigkeit für die Organisation in Pilsen keine vordergründige Rolle. Aus den Korrespondenzen zwischen ÚV ČSČK und MV ČSČK geht hervor, dass die Aktivitäten in Pilsen in den 1960er-Jahren vor allem in finanziellen Fragen von der Zentrale in Prag abhingen. Inhaltlich konnte das ČSČK in Pilsen (und formal auch auf allen anderen Regional- und Bezirksebenen) derzeit sogar besonders frei arbeiten. Das Projekt »Unter dem Weihnachtsbaum« lässt hierbei jedoch zwei Deutungen zu: Entweder steht das Projekt repräsentativ für die humanitäre und apolitische Arbeit des Roten Kreuzes in Pilsen, die von den politischen Ereignissen des Prager Frühlings nahezu unbeeinträchtigt blieb. Oder dieses Projekt ist als Hinweis darauf zu verstehen, dass sich die Organisation kurz nach dem Prager Frühling aus vermeintlich politischen Aktivitäten heraushielt und sich auf traditionelle gemeinnützige Projekte zurückbesann.

5.7 Kontakte mit internationalen Eliten

Die Präsidenten des Internationalen Komitees vom Roten Kreuz (IKRK) besuchten auch zur Zeit des Staatssozialismus regelmäßig die nationalen Rotkreuzgesellschaften. Derartige Besuche gehörten zu ihrer Geschäftsroutine. Sie nutzten Besuche in sozialistischen Staaten, um sich zu Beginn ihrer Amtszeit nationalen Entscheidungsträgern vorzustellen oder an nationalen Rotkreuzversammlungen teilzunehmen.

Neben dem jeweiligen Staatsapparat war das IKRK zweifellos der wichtigste, zumal internationale und nicht-sozialistische, Partner von PCK und ČSČK. Dass sich die Vorsitzenden der nationalen Rotkreuzgesellschaften nicht nur auf internationalem Terrain, sondern auch in ihren eigenen Ländern mit den Präsidenten und ihren Delegationen trafen, kann als Ausnahme – wenn nicht sogar als Alleinstellungsmerkmal – unter den sozialistischen Massenorgani-

---

143 Siehe *Cysařová*, Jarmila; *Sígl*, Miroslav: Kalendárium roku 1968 – prosincové údalosti (deutsch: Kalendarium 1968 – die Dezemberereignisse). In: http://www.totalita.cz/kalen dar/kalend_1968_12.php (letzter Aufruf: 29.05.2018).

144 Bericht »Celková zpráva o sbírce pod vanočním stromem v Plzni v r. 1968« vom 03.01.1969, AMP, ČSČK Plzeň, ka. 2480.

sationen bezeichnet werden. Für gewöhnlich fanden derartige Treffen nur im Kreis der sozialistischen Bruderstaaten statt.[145] Im Sinne ihrer apolitischen Prinzipien hielt die internationale Rotkreuzbewegung hier einen grenzüberschreitenden und systemüberschreitenden Kontakt, der vor den sozialistischen Staaten nicht haltmachte. Diesen Kontakt pflegten hauptsächlich die Personen in Leitungspositionen, d. h. IKRK-Präsidenten und nationale Vorsitzende.

Wie Quellen aus den *Audiovisual Archives* des IKRK zeigen, unterschieden sich die »Besuche von oben« bei PCK und ČSČK jedoch in ihrer Häufigkeit und Intensität. Dies traf vor allem auf die Besuche in den 1960er- und 1970er-Jahren zu. Für Polen lassen sich in den Jahren 1957 bis 1974 insgesamt sieben Besuche nachvollziehen: erstens 1957 ein Besuch des IKRK-Delegierten Herbert Beckh[146], zweitens 1960 der Besuch einer Delegation des IKRK in Auschwitz[147], drittens die Teilnahme des Delegierten Pierre Gaillard am VIII. Landesweiten Kongress (*Krajowy Zjazd*) des PCK in Sosnowice am 8. Mai 1963[148], viertens ein Besuch des Präsidenten Léopold Boissier[149] im April 1964 in Gdańsk[150], fünftens 1966 ein Besuch des Präsidenten Samuel Gonard[151] in Świdnica[152], sechstens 1970[153] ein Besuch des Präsidenten Marcel Naville[154] und siebtens im Mai 1974 die Teilnahme von Präsident Eric Martin[155] am VI. Landesweiten Kongress des PCK[156].

Für die Tschechoslowakei dokumentierte das IKRK ebenfalls einen Besuch im Rahmen der Mission von Herbert Beckh, der allerdings erst im September 1960 stattfand.[157] 1963 war Präsident Boissier zu Gast beim ČSČK in

---

145 Zum sowjetischen Konzept des »brotherhood of nations« siehe: *Smith*, Jeremy: Non-Russians in the Soviet Union and after. In: *Suny*, Ronald Grigor: The Cambridge History of Russia, Volume 3: The Twentieth Century. Cambridge 2008, 495–521, hier 501.

146 V-P-VIS-E-00334, 7/1957. In: https://avarchives.icrc.org/Picture/125067 (letzter Aufruf: 29.05.2018).

147 V-P-HIST-E-00158, 1960. In: https://avarchives.icrc.org/Picture/24889 (letzter Aufruf: 29.05.2018).

148 V-P-PL-E-00004, 08.05.1963. In: https://avarchives.icrc.org/Picture/122513 (letzter Aufruf: 29.05.2018).

149 Léopold Boissier war von 1955 bis 1964 Präsident des IKRK

150 V-P-PER-E-00786, 04/1964. In: https://avarchives.icrc.org/Picture/102164 (letzter Aufruf: 29.05.2018).

151 Samuel Gonard war von 1964 bis 1969 Präsident des IKRK

152 V-P-PER-E-00477, 15.04.1966. In: https://avarchives.icrc.org/Picture/101857 (letzter Aufruf: 29.05.2018).

153 V-P-PER-E-00588, 1970. In: https://avarchives.icrc.org/Picture/101968 (letzter Aufruf: 29.05.2018).

154 Marc Naville war von 1969 bis 1973 Präsident des IKRK.

155 Dr. Eric Martin war von 1973 bis 1976 Präsident des IKRK.

156 V-P-PER-E-00925, 05/1974. In: https://avarchives.icrc.org/Picture/102303 (letzter Aufruf: 29.05.2018).

157 V-P-VIS-E-00332, 09/1960. In: https://avarchives.icrc.org/Picture/125065 (letzter Aufruf: 29.05.2018).

Prag[158] und im Juni 1966 besuchte Präsident Gonard nach Polen, Bulgarien, Rumänien, Jugoslawien, der UdSSR, der DDR und Ungarn auch die Tschechoslowakei.[159] Insgesamt besuchte das IKRK die Vorsitzenden des PCK zwischen 1957 und 1974 aber häufiger als die Vorsitzenden des ČSČK.

Vermutlich ist dies unter anderem mit der intensiveren Zusammenarbeit des PCK-Suchbüros mit dem internationalen Suchdienst (*International Tracing Service*, ITS) in Bad Arolsen zu erklären. Dass sich das IKRK insbesondere anlässlich der Repatriierungsmaßnahmen und Suchoperationen engagierte, zeigt ein Vergleich mit den Besuchen in der BRD und der DDR. Zwischen November 1959 und Juni 1977 besuchte das IKRK fünfmal die BRD und dreimal die DDR. Die Hälfte der Besuche war mit dem Suchdienst verbunden: Erstens ein Besuch beim DRK-Suchdienst in München im November 1959[160], zweitens am 29. März 1963 ein Besuch des Präsidenten Léopold Boissier in (Ost-) Berlin[161], drittens ein Besuch des Delegierten Beckh in Ost-Berlin im September 1963[162], viertens im Juni 1966 ein Besuch von Präsident Samuel Gonard in Dresden[163], fünftens am 19. November 1970 ein Besuch von Präsident Marcel Naville beim DRK-Suchdienst in München[164], sechstens im Juni 1975 ein Besuch des Präsidenten Eric Martin beim Suchdienst in Bad Arolsen[165], siebtens im Juli 1975 die Teilnahme von Präsident Eric Martin bei der 25. Ordentlichen Bundesversammlung des DRK in Kiel[166] und achtens 1977 ein Besuch von Präsident Alexandre Hay[167] beim Suchdienst in Bad Arolsen[168].

Wie diese Liste zeigt, hatte das DRK wegen seiner Suchaktivitäten besonders intensiven Kontakt zu den IKRK-Präsidenten. Da DRK und PCK aus

---

158 V-P-PER-E-00831, 1963. In: https://avarchives.icrc.org/Picture/102208 (letzter Aufruf: 29.05.2018).

159 IKRK: Beziehungen zu den Rotkreuzinstitutionen, Tätigigkeitsbericht 1966:59–67, hier: 61. In: http://www.e-periodica.ch/cntmng?var=true&pid=crd-002:1966:0::12 (letzter Aufruf: 29.05.2018)

160 V-P-DE-E-00040, 11/1959. In: https://avarchives.icrc.org/Picture/95092 (letzter Aufruf: 29.05.2018).

161 V-P-PER-E-00769, 29.03.1963. In: https://avarchives.icrc.org/Picture/102147 (letzter Aufruf: 29.05.2018).

162 V-P-VIS-E-00330, 09/1963. In: https://avarchives.icrc.org/Picture/125063 (letzter Aufruf: 29.05.2018).

163 V-P-PER-E-00443, 06/1966. In: https://avarchives.icrc.org/Picture/101823 (letzter Aufruf: 29.05.2018).

164 V-P-PER-E-00633; 19.11.1970. In: https://avarchives.icrc.org/Picture/102011 (letzter Aufruf: 29.05.2018).

165 V-P-HIST-E-01853, 24.06.1975. In: https://avarchives.icrc.org/Picture/26589 (letzter Aufruf: 29.05.2018).

166 V-P-PER-E-00967, 07/1975. In: https://avarchives.icrc.org/Picture/102345 (letzter Aufruf: 29.05.2018).

167 Alexandre Hay war von 1976 bis 1987 Präsident des IKRK

168 V-P-PER-E-01017, 1977. In: https://avarchives.icrc.org/Picture/102395 (letzter Aufruf: 29.05.2018).

demselben Grund besonders engagiert zusammenarbeiteten, überraschen die häufigen Besuche des IKRK nicht. Da Polen und die Tschechoslowakei keine nationalen Suchagenturen betrieben, sondern die Suchdienste von PCK und ČSČK nutzten, wäre an dieser Stelle auch mehr formale Kommunikation mit dem IKRK zu erwarten gewesen. Schließlich hatten die Suchdienste einen bedeutenden Anteil an der Familienzusammenführung nach Kriegsende sowie an der »Aussiedlung« sog. Volksdeutscher. Eine Angelegenheit, die auf deutscher Seite zwischen 1950 und 1970 deutliche Rückendeckung durch das IKRK erhielt. Über Besuche der IKRK-Präsidenten bei den Suchdiensten von PCK und ČSČK gibt es hingegen keine Aufzeichnungen.

Die unterschiedliche Frequenz der Besuche in Polen und der Tschechoslowakei könnte in den 1970er-Jahren zudem auf die politische »Normalisierung« der Tschechoslowakei zurückzuführen sein. Allerdings war das IKRK gleichzeitig in anderen sozialistischen Staaten sehr aktiv, besuchte neben Polen auch die UdSSR und China. Beispielsweise dokumentierte das IKRK im Juni 1970 ein Treffen des IKRK-Präsidenten Marcel Naville mit dem sowjetischen Staatsoberhaupt Nikolai Podgorny[169] sowie im April 1977 einen Besuch des Vorsitzenden des Sowjetischen Roten Kreuzes in Genf[170]. Nachdem Naville im September 1971 auch in China zu Gast gewesen war, entsendete das Chinesische Rote Kreuz im Oktober 1979 eine Delegation zur Zentralen Suchagentur (Central Tracing Agency, CTA[171]) des IKRK in Genf.[172]

Eine höhere Regelmäßigkeit der Besuche in anderen sozialistischen Staaten als der Tschechoslowakei verweist natürlich nicht zwangsläufig auf eine intensivere Zusammenarbeit. Von den sieben Besuchen des IKRK in Polen waren schließlich vier Besuche eingebettet in eine längere Rundreise durch die ostmitteleuropäischen und südosteuropäischen Länder. Die Kontakte zwischen IKRK und PCK hatten also nicht unbedingt eine höhere Priorität, sondern höchstens vorübergehend eine höhere Dringlichkeit. Dennoch ist davon auszugehen, dass die Zusammenarbeit der nationalen Rotkreuzgesellschaften mit dem IKRK in jedem Fall von persönlichen Beziehungen profitierte. Dass das IKRK nach 1968 keine Besuche mehr in die Tschechoslowakei unternahm, ist somit auch ein Hinweis auf weniger Kontakt des ČSČK zur internationalen Rotkreuzfamilie.

---

169 V-P-PER-E-00600, 06/1970. In: https://avarchives.icrc.org/Picture/101980 (letzter Aufruf: 29.05.2018).

170 V-P-HIST-02720-03, 07/1977. In: https://avarchives.icrc.org/Picture/9808 (letzter Aufruf: 29.05.2018).

171 Siehe hierzu ICRC Central Tracing Agency: half a century of restoring family links (Interview, 07.04.2010). In: https://www.icrc.org/eng/resources/documents/interview/centra-tracing-agency-interview-070410.htm (letzter Aufruf: 29.05.2018).

172 V-P-VIS-N-00009-19, 10/1979. In: https://avarchives.icrc.org/Picture/105589 (letzter Aufruf: 29.05.2018).

Inwiefern sich die Besuche des IKRK an die Regierungen richteten und nicht nur an die Vertreter der nationalen Rotkreuzgesellschaften, kann anhand des Fotomaterials aus den *Audiovisual Archives* nur vermutet werden. Wenn möglich besuchten die IKRK-Präsidenten nicht nur die nationalen Rotkreuzvorsitzenden, sondern auch politische Vertreter. Gelegentlich fanden dementsprechend auch Empfänge mit hochrangigen Regierungsvertretern statt. Hinweise hierauf liefert beispielsweise ein Tätigkeitsbericht des IKRK von 1966. Dort heißt es:»In Polen wurde Herr Gonard vom Präsidenten des Ministerrats, Herrn Cyrankiewicz, und Außenminister Rapacki sowie von der Präsidentin des Polnischen Roten Kreuzes, Frau Dr. Irena Domanska, empfangen«[173]. Ähnlich lautet die Beschreibung seines Besuchs in der Tschechoslowakei, wo »Herr Gonard von dem Vizepräsidenten der Nationalversammlung, Herrn Skoda, und dem Präsidenten der nationalen Gesellschaft, Herrn Dr. Zdenek Stich, umgeben von dessen engsten Mitarbeitern, empfangen [wurde]«[174].

Besuche des IKRK entwickelten sich gelegentlich also zu politischen Ereignissen. In gewisser Weise nutzten hierbei sowohl die internationalen, als auch die nationalen Rotkreuzvertreter die Parteieliten, um ihren Anliegen Autorität, Legitimation und öffentliche Sichtbarkeit zu verleihen. Zum einen führte für internationale Vertreter vermutlich kein Weg zu PCK und ČSČK an der Partei vorbei. Die Einreise von IKRK-Vertretern erforderte schließlich Formalitäten. Zum anderen hatte das IKRK Interesse an Gesprächen mit Entscheidungsträgern. In brisanten Angelegenheiten, wie z.B. den Repatriierungsmaßnahmen, waren deshalb auch Treffen mit Vertretern der Parteielite sinnvoll.

Abschließend kann festgehalten werden, dass sich das enge Verhältnis der nationalen Rotkreuzeliten mit ihrer Parteielite auf das Verhältnis mit den internationalen Rotkreuzeliten übertrug. In *The humanitarians* (Cambridge 2005) bestätigt David Forsythe, dass Staaten im Rotkreuznetzwerk traditionell eine wichtige Rolle spielten.[175] Seines Erachtens ist die völlige Unabhängigkeit und Autonomie von Staaten »for virtually all Red Cross Societies, and not just those in totalitarian states, (…) a myth«[176]. Die Zusammenarbeit des IKRK mit Staaten sei dabei paradox, »since states can be one of the major threats to the human dignity of individuals. (…) State power is Janus-like, able to protect human dignity or harm it«[177].

---

173 *IKRK*: Beziehungen zu den Rotkreuzinstitutionen, Tätigkeitsbericht 1966: 59–67, hier: 61; In: http://www.e-periodica.ch/cntmng?var=true&pid=crd-002:1966:0::12 (letzter Aufruf: 29.05.2018)
174 Ebd., 12.
175 *Forsythe*, David: The humanitarians. Cambridge 2005, 22.
176 Ebd., 21.
177 Ebd., 19.

Letztlich arrangierte sich das IKRK ebenso wie PCK und ČSČK mit den Rahmenbedingungen des Staatssozialismus. Die Frage, inwiefern die Organisation unter diesen Umständen »apolitisch« bleiben konnte, spielte offenbar weder für das IKRK, noch für PCK und ČSČK eine große identitäre Rolle. Forsythe kommentiert an dieser Stelle, dass für das IKRK die humanitäre Arbeit im Vordergrund stand: »(...) if the organization functions well, why undergo the risk of change?«[178]. In diesem Sinne fanden Rotkreuzeliten und Parteieliten zumindest zeitweise zu einer produktiven »humanitären« Geschäftsroutine, die PCK und ČSČK Kommunikation und Zusammenarbeit mit dem nicht-sozialistischen Ausland ermöglichte.

5.8 Zwischenfazit

Organisationen wie PCK und ČSČK steuerten sich nicht selbst, sondern waren Kollektive, die in großem Ausmaß von einzelnen Personen abhingen. Ein Blick auf die Biografien und Aktivitäten ihrer Vorsitzenden hat dies sichtbar gemacht. Im Sinne der Elitendefinition von Edmund Wnuk-Lipiński und Jacek Wasilewski, die neben Parteifunktionären auch die Anführer von Massenorganisationen zur sozialistischen Elite zählen, können Entscheidungsträger in PCK und ČSČK als organisationseigene Rotkreuzelite behandelt werden. Diese Rotkreuzelite existierte als geschlossene Gruppe mit eigenen Normen neben der Parteielite, stand mit dieser aber in enger Verbindung und war in gewissem Umfang von dieser abhängig. Wie die vorangegangenen Kapitel gezeigt haben, boten Führungspositionen in beiden nationalen Rotkreuzgesellschaften gerade deswegen großes Potential für Selbstorganisation, weil es sich um Positionen in staatlichen Massenorganisationen handelte.

In beiden Ländern überstand die Rotkreuzelite den Stalinismus relativ unbehelligt. Sie folgte dabei weniger der üblichen Nomenklaturlogik, sondern eher leistungsindizierten Kriterien, die sowohl individuelle Fähigkeiten, als auch Funktionen für das gesamtgesellschaftliche Gefüge berücksichtigten. Eine Zugehörigkeit zur Rotkreuzelite war in beiden Fällen an Eignungskriterien geknüpft. Es überrascht daher nicht, dass PCK und ČSČK einen bedeutenden Teil ihrer Führungspositionen mit qualifiziertem Personal aus ihren traditionellen Tätigkeitsbereichen Medizin bzw. Gesundheit besetzten.

Bei der Erforschung von Eliten im Staatssozialismus stand bisher häufig die Frage nach der parteistaatlichen Durchdringung im Mittelpunkt. Im Fall von PCK und ČSČK hat sich gezeigt, dass Durchdringung nicht unbedingt eine Einschränkung für selbstorganisiertes Handeln bedeutete. Vielmehr ist

178 Ebd., 210.

sie als notwendige Bedingung zu verstehen, auf der ihre Selbstorganisation im Sozialismus aufbaute. Die Frage, inwiefern die nationalen Rotkreuzgesellschaften im sozialistischen Staat überhaupt »apolitisch« bleiben konnten, spielte derzeit weder für sie selbst, noch für ihre Kontakte zur internationalen Rotkreuzbewegung eine große Rolle. In beiden Fällen stellte nicht einmal die Mitgliedschaft in der Kommunistischen Partei ein Hindernis für die gleichzeitige Mitgliedschaft im »apolitischen« Roten Kreuz dar.

Beide Organisationen hielten einen regelmäßigen und gegenseitigen Kontakt mit dem Internationalen Komitee vom Roten Kreuz (IKRK) in Genf. Dieser Kontakt war grenzüberschreitend und systemüberschreitend und beruhte maßgeblich auf den derzeitigen Inhabern internationaler und nationaler Leitungspositionen. Gelegentlich unterlagen die Besuche von IKRK-Präsidenten und ihren Delegationen in beiden Ländern politischer Inszenierung. Dennoch sind diese Besuche als Alleinstellungsmerkmal zu werten, da sich PCK und ČSČK damit von anderen Massenorganisationen unterschieden. Mehr noch: Die Besuche des IKRK signalisierten, dass der sozialistische Staat für humanitäre Rotkreuzaktivitäten keineswegs ein schädliches Umfeld war. Das IKRK machte Verschränkungen zwischen der jeweiligen Parteielite und der Rotkreuzelite nicht zu einem internationalen Problem. Dass IKRK-Delegationen von hochrangigen Regierungsvertretern empfangen wurden, deutet gleichfalls darauf hin, dass die Regierungen ihre Besuche für eigene Zwecke (z. B. die Demonstration internationaler Fortschrittlichkeit) begrüßten. Die Vorsitzenden von PCK und ČSČK nutzten diese Gelegenheiten, um öffentliche Sichtbarkeit und Legitimation für die Anliegen ihrer nationalen Rotkreuzgesellschaft zu schöpfen.

Doch nicht nur im Umgang mit dem nicht-sozialistischen Ausland, sondern auch bei ihrer Zusammenarbeit im Inneren fanden Rotkreuzeliten und Parteieliten zu einer produktiven Geschäftsroutine. Bei beiden Organisationen finden sich beispielsweie enge personelle Verschränkungen mit dem Gesundheitsministerium. Allerdings gingen sie mit dieser Verschränkung unterschiedlich um. Während sich die höchsten Ämter im PCK und im polnischen Gesundheitsministerium ausschlossen, d. h. die betroffenen Personen ein Amt niederlegten, um vorübergehend ein anderes wahrzunehmen, blieben in der Tschechoslowakei oft Ämter im Gesundheitsministerium zeitgleich zu Positionen im ČSČK bestehen. Für die Zusammensetzung des ČSČK-Vorstands waren diese personellen Überschneidungen sogar besonders wichtig.

Über den gesamten Zeitraum von 1945 bzw. 1948 bis 1989 zeichneten sich die Vorstände von PCK und ČSČK durch große Kontinuität aus, die nicht nur die zentralen, sondern auch die lokalen Rotkreuzeliten umfasste. Einzelne Vorsitzende entwickelten sich dabei zu ausgesprochen wichtigen Vermittlern, die den Erhalt humanitärer Prinzipien im sozialistischen Umfeld aushandelten. Personen wie z. B. Irena Domańska verpflichteten sich in diesen Positionen sowohl der humanitären Rotkreuzbewegung, als auch dem sozialistischen Staat. Ein Arrangement, das in der gegenwärtigen Erinnerung ihrer Organisation häufig unkommentiert bleibt, obwohl gerade ihre Kooperationsbereitschaft die Bedingungen für Selbstorganisation im PCK definierte.

Auch wenn Selbstorganisation in dieser Arbeit zumeist auf regionaler und lokaler Ebene nachgewiesen wird, darf nicht unterschätzt werden, welchen Einfluss Führungskräfte in den Zentralen Warschau und Prag tendenziell auf das Zustandekommen dieser Selbstorganisation nehmen konnten.

Eine Gegenüberstellung der Aktivitäten in den Städten Krakau und Pilsen mit den Aktivitäten der Vorsitzenden in Warschau und Prag verdeutlicht, dass Spielraum für Selbstorganisation vor allem in zwei Fällen bestand: erstens im Rahmen von leitenden Positionen auf zentraler Ebene, wobei die Ergebnisse häufig geheim blieben. Und zweitens öffentlich im Rahmen von leitenden Positionen auf lokaler Ebene. Selbstorganisation der Rotkreuzeliten lässt sich vor allem dann nachweisen, wenn ihre Aktivitäten an staatlichen Behörden vorbeiliefen, ohne dass sie die formale Kooperation mit ihnen aufgaben. Eindrückliche Beispiele dafür waren die Kommunikation von PCK und IKRK, die in den 1950er-Jahren Hilfslieferungen für deutsche Häftlinge in Polen ermöglichten, sowie internationale Hilfslieferungen, die Polen über PCK und IKRK zur Zeit des Kriegsrechts erreichten. Im tschechoslowakischen Fall erfüllte das ČSČK strenge Vorgaben der Partei hinsichtlich der sozialen Zusammensetzung nicht – wie von der Partei beabsichtigt – indem es »unpassende« Mitglieder aussortierte, sondern, indem es zusätzlich eine große Zahl neuer Mitglieder rekrutierte.

Darüber hinaus kann von Selbstorganisation gesprochen werden, weil sich beide Rotkreuzgesellschaften erfolgreich dem Elitenwandel entzogen, der mit der Machtübernahme der Kommunistischen Parteien begonnen hatte. Bei der Besetzung ihrer Vorstände gaben beide Organisationen der persönlichen und fachlichen Eignung weiterhin Vorrang vor der politischen Orientierung. Zentrale Erkenntnis der vorangegangenen Kapitel ist, dass trotzdem Parteimitglieder leitende Positionen einnehmen konnten (z.B. Jan Rutkiewicz und Irena Domańska). Als Vermittler zwischen humanitären und sozialistischen Prinzipien können Rotkreuzeliten weder als Oppositionelle, noch als Gegenpol zu einer potentiellen gesellschaftlichen Selbstorganisation behandelt werden. Vielmehr ist Selbstorganisation als ein entscheidendes Merkmal von PCK und ČSČK zu verstehen, das insbesondere durch ihre organisationseigenen Eliten Ausdruck fand.

Die Gegenüberstellung der Rotkreuzgruppen in Krakau und Pilsen veranschaulicht, dass sich die Arbeit auf lokaler Ebene stark unterscheiden konnte. Selbst die Dokumentationspraktiken dieser beiden Gruppen geben schon Aufschluss darüber, wie verschieden inhaltliche und operative Prioritäten von Ort zu Ort waren. Gemeinsam war beiden Gruppen die besondere Relevanz von

Einzelpersonen, sobald sich diese entweder auf strategisch wichtigen Positionen befanden, oder über strategisch wichtige Netzwerke verfügten.

Ein gutes Beispiel dafür ist die Geschichte der Familie Piotrowski im PCK in Krakau. Natürlich ließe sich argumentieren, dass diese Familie ein Ausnahmefall war. Dennoch prägten die Piotrowskis die Krakauer Rotkreuzgruppe über mehrere Jahrzehnte nachhaltig. Da sich ihr Engagement vor allem auf Jugendarbeit und Erste Hilfe konzentrierte, stärkten die Piotrowskis die Bildung und Bindung innerer Strukturen und multiplizierten für das PCK neben Wissen auch Verbindungen. Mehrere Personen aus dieser Familie übernahmen leitende Positionen im Krakauer PCK und können daher als Mitglieder der lokalen Rotkreuzelite bezeichnet werden.

Am Beispiel des ČSČK in Pilsen wird deutlich, dass das Engagement von Einzelpersonen meistens in ein lokales Netzwerk eingebettet war. Die Selbstorganisation des Roten Kreuzes blieb nämlich selten auf die Organisation allein beschränkt. Vielmehr bezogen die Aktivitäten in Pilsen verschiedenste Akteure in der Reichweite der Organisation mit ein. Insbesondere die Aktion »Unter dem Weihnachtsbaum« zeigt, dass Selbstorganisation viel mit funktionierenden Netzwerken zu tun hatte. Wie schon auf zentraler Ebene entschied auch auf lokaler Ebene nicht nur die Position, sondern auch die persönliche Verbundenheit der Vorsitzenden über den Erfolg ihrer Kooperationen.

Abschließend kann für die lokalen Rotkreuzeliten festgehalten werden, dass sie weitestgehend unabhängig von politischen Ressentiments arbeiteten. Ihre selbstorganisierten Tätigkeiten schlossen eine projektbezogene Beteiligung lokaler Behörden aber keinesfalls aus. Anders als auf zentraler Ebene, wo die Vorsitzenden zeitweise an die Kommunistischen Parteien Bericht erstatteten, kann die Arbeit der lokalen Eliten vielmehr als eigenständiges, räumlich und zeitlich beschränktes Projektmanagement verstanden werden.

6. Schlussbetrachtung

6.1 Zum Vergleich von Selbstorganisation

In dieser Arbeit habe ich mit dem Polnischen Roten Kreuz und dem Tschechoslowakischen Roten zwei humanitäre Organisationen vorgestellt, die zur Zeit des Staatssozialismus tätig waren. Ziel des Vergleichs dieser beiden Organisationen war es, die Formen ihrer gesellschaftlichen Selbstorganisation im sozialistischen Staat sichtbar zu machen. Der Blick auf Selbstorganisation ermöglicht dabei nicht nur, die dichotomische Unterscheidung in staatliche und nicht-staatliche Aktivitäten im Sozialismus aufzubrechen. Zugleich erlaubt der Vergleich von PCK und ČSČK allgemeine Rückschlüsse auf die Handlungsfähigkeit von Organisationen im sozialistischen Staat. PCK und ČSČK können also beispielhaft für Prozesse organisationaler Entwicklung in der Region Ostmitteleuropa stehen.

Der Begriff Selbstorganisation eignete sich besonders gut für die Betrachtung von Arbeitsweisen und Strukturen. Zum einen erfasste er die Aktivitäten von PCK und ČSČK vor dem Hintergrund ihrer Entstehungszeit. Im Gegensatz zu dem Begriff Zivilgesellschaft ließ sich der Begriff Selbstorganisation somit zur Erforschung von Organisationen im Staatssozialismus anwenden. Zum anderen ermöglichte er eine analytische Unterscheidung von selbstorganisierten und fremdorganisierten Aktivitäten. Das Bild staatlicher und nicht-staatlicher Aktivitäten hat sich dabei deutlich ausdifferenziert. PCK und ČSČK standen als intermediäre Organisationen nicht, wie eingangs angenommen, nur in einem halbamtlichen Verhältnis zum Staat. Vielmehr gestaltete sich die Stellung ihrer Ortsgruppen und Mitarbeiter in Abhängigkeit vom räumlichen und strukturellen Bedingungen – und zwar mit fließenden Übergängen von staatlich zu nicht-staatlich.

Ausschlaggebend für die Qualität von Selbstorganisation waren folgende drei Faktoren: Erstens die räumliche Entfernung zur Organisationszentrale: Befand sich eine Organisationseinheit in Warschau oder Prag, so war sie eher von parteistaatlicher Einflussnahme betroffen als Ortsgruppen auf den untergeordneten regionalen Ebenen. Dies ist mit der Nähe zu staatlichen Trägern und den damit verbundenen repräsentativen Aufgaben in den Hauptstädten zu begründen. Zweitens die Stellung in der organisationseigenen Hierarchie: Befand sich eine Organisationseinheit innerhalb der hierarchischen Strukturen weit oben, so fiel strategische Planung und Kommunikation mit staatlichen Behörden in ihren Aufgabenbereich. Im Vergleich dazu behielten die Ortsgruppen in Krakau und Pilsen relativ viel Gestaltungsfreiraum. Selbstorganisation fand deshalb eher auf lokaler Ebene statt, wo die Organisationen ein eigenständiges Tagesgeschäft pflegten. Drittens die Netzwerkaktivitäten: Für die Qualität von Selbstorganisation war bei PCK und ČSČK sehr entscheidend, in welchem Netzwerk sie sich platzierten. Auf zentraler Ebene hatten beide Organisationen dominante staatliche Partner, wie z. B. die Gesundheits- und Bildungsministerien. Auf lokaler Ebene passten sie ihre Tätigkeiten hingegen lokalen Bedürfnissen und lokalen Bedingungen an, sodass recht individuelle örtlich begrenzte Netzwerke entstanden. Auch hier gab es jedoch enge Kontakte zur regionalen Verwaltung. Für zentrale und dezentrale Standorte gleichermaßen bedeutend war das Engagement von Einzelnen.

Ich halte einen sogenannten *socialist humanitarianism*[1] für die nationalen Rotkreuzgesellschaften PCK und ČSČK für zutreffend, sofern solche lokalen Bedürfnisse und individuellen Kontingenzerfahrungen berücksichtigt werden. Ich stimme an dieser Stelle Erica Bornstein und Peter Redfield zu, für die sich (*socialist*) *humanitarianism* auf verschiedene Weisen manifestiert: »(...) a structure of feeling, a cluster of moral principles, a basis for ethical claims and political strategies, and a call for action«[2]. Selbstorganisation beruhte bei PCK und ČSČK somit auf einem Charakteristikum des humanitären Arbeitens, nämlich der formalen Anpassungsfähigkeit. Gemäß Bornstein und Redfield konnte humanitäre Arbeit sehr unterschiedliche Formen annehmen. PCK und ČSČK waren humanitäre Organisationen, die traditionell daran gewöhnt waren, neue bzw. alternative Arbeitsmodi zu entwickeln. Der sozialistische Staat war für PCK und ČSČK dabei ein *Setting*, das ihre Aktivitäten einrahmte und strukturell eingrenzte, während die Ideale der Rotkreuzbewegung die inhaltlichen Motoren ihrer Aktivitäten waren. Für beide Fallbeispiele lässt sich festhalten, dass sich humanitäre Prinzipien und sozialistische Ideologie ergänzten.

Um die Art der Selbstorganisation in beiden Organisationen vergleichen zu können, habe ich zunächst nach Gemeinsamkeiten und Unterschieden gesucht. Ich habe vier thematische Zugriffe gewählt, mit denen ich ihre individuellen Entwicklungswege zwischen 1945 und 1989 nachgezeichnet habe: Suchdienste, Blutspende, Jugend und Eliten. Meine These, dass sich für Selbstorganisation im Sozialismus sowohl Phasen als auch Orte identifizieren lassen, hat sich dabei bestätigt.

---

1 Zum Begriff »socialist humanitarianism« siehe *Schwenkel*, Christina: The other veterans: Socialist humanitarians return to Vietnam, History and Memory, 27(2), 01.09.2015, 23f und *Hoffmann*, Stefan-Ludwig: Human rights in the twentieth century; Part III – Human Rights, State Socialism and Dissent. Cambridge 2010, 145–212.

2 *Bornstein*, Erica; *Redfield*, Peter: Forces of Compassion: Humanitarianism Between Ethics and Politics. Santa Fe 2010, 17.

Bei den Suchdiensten verfolgten PCK und ČSČK ähnliche Strategien. Sie setzten auf eine intensive Zusammenarbeit mit dem Staat einerseits und mit der internationalen Rotkreuzbewegung andererseits. Ihre Selbstorganisation beruhte in diesem Bereich auf drei strategischen Schritten: Zunächst institutionalisierten sie ihre Suchbüros. Mit Zustimmung des Staates etablierten sie ihre Suchbüros als zentrale Anlaufstellen für Suchende und Gesuchte. Anschließend bemühten sie sich um internationales Netzworking. Seit Beginn der 1950er-Jahre nahmen internationale Gremien, wie z. B. das IKRK, sie deshalb als erste Ansprechpartner für Suchoperationen in den beiden Ländern wahr. Außerdem entschieden sich beide Organisationen nach Ende des Zweitens Weltkriegs dafür, Personal in internationale Organisationen (z. B. UNRRA, IRO, ITS) zu entsenden. Ihren formal apolitischen Status nutzten PCK und ČSČK also gezielt, um diplomatisch bei nationalen und internationalen Suchaktivitäten zu vermitteln.

Dass die Suchdienste von PCK und ČSČK trotz ähnlicher Strategien ein unterschiedliches Maß an Selbstorganisation aufwiesen, lässt sich mit dem jeweiligen Verhältnis von Staat und Organisation erklären. Während sich der Suchdienst in der Volksrepublik Polen zu einem Vermittler mit Diplomatenstatus entwickeln durfte, agierte der Suchdienst in der Tschechoslowakei lediglich wie ein typisches Büro. Das PCK stand seit Beginn der 1950er-Jahre als Träger des Suchdienstes in der Öffentlichkeit und konnte sich auch als solcher evaluieren. Das ČSČK hingegen behandelte seine Suchaktivitäten in dieser Zeit selbst in Vorstandskreisen noch als streng geheim.

Wie eingangs erläutert existieren Organisationen wie PCK und ČSČK in einer Gesellschaft nicht zufällig. Das Beispiel der Suchdienste hat in dieser Arbeit gezeigt, dass sie auf konkrete soziale Problemlagen antworteten, die nicht von Einzelnen bewältigt werden konnten. Die Suchdienste waren Initiativen von PCK und ČSČK, an deren Gründung sich der Staat nicht beteiligte. Auch später unternahmen die Regierungen in Polen und der Tschechoslowakei keine Anstrengungen, um diese Suchdienste durch staatlich gelenkte Suchagenturen zu ersetzen. PCK und ČSČK begegneten den Bedürfnissen ihrer Gesellschaft anscheinend auf so zufriedenstellende Weise, dass selbst der Staat sie als »Problemlöser« für die Suchaktivitäten duldete. Zumindest im polnischen Fall ging dies so weit, dass der sozialistische Staat die Selbstorganisation beim PCK sogar förderte.

Am Beispiel der ehrenamtlichen Blutspende ließen sich in dieser Arbeit besonders gut Phasen der Selbstorganisation von Phasen der staatlichen Einflussnahme unterscheiden. Der sozialistische Staat konnte die Blutspendedienste von PCK und ČSČK nämlich nur zeitweise, in den 1950er-Jahren und erneut in den 1970er-Jahren, durchdringen. In den Phasen der Selbstorganisation nutzten beide Organisationen die Blutspende, um sich gegenüber dem Staat zu legitimieren. Dass dies potentiell auch in anderen Tätigkeitsbereichen

selbstorganisiertes Handeln begünstigte, konnte vor allem für den tschechoslowakischen Fall gezeigt werden. Hier führten Phasen der Selbstorganisation
dazu, dass sich die Organisation als Ganzes weiterentwickelte.

Phasen der Fremdorganisation hingegen zeichneten sich dadurch aus, dass
der Staat in organisationsinterne Abläufe eingriff und eine dynamische Organisationsentwicklung unterband. Beispielsweise wurde das ČSČK zur Zeit der
Normalisierung zum Spielball politischer Strategien, als der Staat versuchte,
über Blutspendepropaganda eine gesellschaftliche Mobilisierung herbeizu-
führen, die sonst nicht mehr zu erreichen war.

Im Sinne eines *socialist humanitarianism* erwiesen sich beide Organisationen auch im Bereich der Blutspende als äußerst anpassungsfähig. Die Blutspende war dabei umgeben von einer eigenen Metaphorik, die sowohl nationale Rhetorik, moralische Prinzipien, politische Strategien oder im Sinne
von Bornstein und Redfield auch einen »call for action« umfassen konnte.[3]
Dass die Blutspende im Staatssozialismus einige Bedeutungswechsel durchlief, ist vor allem am polnischen Beispiel deutlich geworden. Eine Bewegung
ehrenamtlicher Blutspender, die beim PCK ursprünglich aus Solidarität mit
dem Volksaufstand in Ungarn und dem Posener Arbeiteraufstand begann,
konnte auf diese Weise schließlich zur »systematischen Initiative« umgedeutet
werden.[4]

Die Organisation der ehrenamtlichen Blutspende, d. h. die Rekrutierung
und Registrierung von Spendern, die administrativen, technischen und medizinischen Abläufe, oblagen stets dem PCK bzw. ČSČK. Auch als der Staat
die Blutspende für seine Propaganda des *neuen Menschen* entdeckte, konnte
er deshalb nur rhetorisch intervenieren. Um das Bild von Gisela Bolbrügge
noch einmal aufzugreifen: Mitarbeiter von PCK und ČSČK waren bei der
Blutspende nicht die Akteure einer Militärparade, sondern die Akteure eines
Fußballspiels. Der Staat hatte lediglich am Spielfeldrand eine gewisse Autorität, konnte auf dem Spielfeld jedoch keinen Einfluss nehmen.[5]

Suchdienste und Blutspende gehörten zu den Aufgaben, bei denen der Staat
auf das Rote Kreuz angewiesen war. Der Vergleich der Städte Krakau und
Pilsen hat zudem gezeigt, dass es in diesen beiden Bereichen Potential gab,
Veränderungen »von unten« anzustoßen.

Das Kapitel zur Jugendarbeit hingegen verdeutlicht, dass inhaltliche Selbstorganisation auch mit struktureller Fremdorganisation einhergehen konnte.
Die Arrangements zwischen den sozialistischen Staaten und den beiden Organisationen sind im Bereich der Jugend besonders sichtbar. Obwohl PCK
und ČSČK Strukturen entwickelten, die mit dem sozialistischen Design von

---

3 Ebd.
4 Vgl. *Maciejewski*: PCK w Okręgu Łódzkim, 97.
5 Siehe *Bolbrügge*: Selbstorganisation und Steuerbarkeit sozialer Systeme, 64 f.

Jugendorganisationen korrespondierten, griffen sie wiederholt auf frühere Erfahrungen zurück. Neben dem Leitbild des sozialistischen *neuen Menschen* etablierten sie so ihre eigene Vision für die Jugend, eine Art *Rotkreuzmenschen*. Beim PCK erforderte der *Rotkreuzmensch* Eigenschaften wie z. B. Eigenständigkeit und Individualität. Das ČSČK betonte hier vor allem moralische Aspekte, wie z. B. Disziplin, Genauigkeit und Gewissenhaftigkeit. In den Städten Krakau und Pilsen entwickelten sich die Jugendzirkel von PCK und ČSČK mit dieser Vision sogar zu ernstzunehmenden Alternativen zu den staatlichen Jugendorganisationen. Sie boten nämlich ergänzende oder sogar alternative Mitgliedschaften zu den staatlichen Jugendverbänden an. Die Mitgliedschaft bei ihnen war freiwillig und ermöglichte genau dort individuelle Persönlichkeitsentwicklung und Berufsqualifizierung, wo die staatlichen Träger nur vorgezeichnete Karrierewege zuließen.

Insbesondere das Beispiel Krakau (Nowa Huta) veranschaulicht, dass das PCK Jugendliche mit ihren individuellen Bedürfnissen wahrnahm. Zu allgemeinen Kampagnen gegen Alkoholismus oder Hooliganismus steuerte die Organisation in den 1960er-Jahren Lösungsvorschläge bei, die sich an konkreten lokalen Gegebenheiten orientierten. Anders als die Stadtverwaltung plädierte das PCK dafür, jungen Menschen Zukunftsperspektiven zu geben, die auch von den vorgesehenen starren Karrierepfaden abweichen durften.

Im Bereich der Jugend bewegten sich PCK und ČSČK grundsätzlich in sehr engen Strukturen, auf die der Staat jederzeit Einfluss nehmen konnte. Um trotzdem flexibel auf lokale Gegebenheiten reagieren zu können, gestalteten die Zentralausschüsse ihre Anweisungen »von oben« stets so, dass die Ortsgruppen auf den niedrigeren Ebenen für deren Umsetzung verantwortlich blieben.

Selbstorganisation gründete sich also auch hier auf dem Engagement Einzelner sowie auf den ortsspezifischen Netzwerken und Möglichkeiten. Meines Erachtens ist dies teilweise als ein strategischer Schritt der Zentralausschüsse zu verstehen, die ihren Ortsgruppen gezielt Raum für selbstorganisiertes Handeln schaffen wollten.

Ein Blick auf eben diese Entscheidungsträger in Warschau und Prag hat bestätigt, dass sich Organisationen wie PCK und ČSČK nicht selbst steuerten. Vielmehr waren sie Kollektive, die in großem Ausmaß von einzelnen Personen abhingen. In dem Kapitel zu den Eliten habe ich deswegen Beziehungen von Rotkreuzelite und Parteielite beleuchtet. Dabei habe ich festgestellt, dass Führungspositionen in beiden Rotkreuzgesellschaften gerade deswegen großes Potential für Selbstorganisation boten, weil es sich um Positionen in staatlichen Massenorganisationen handelte. Parteistaatliche Durchdringung bedeutete für sie keine unbedingte Einschränkung ihres selbstorganisierten Handelns, sondern kann eher als notwendige Bedingung für ihre Selbstorganisation verstanden werden.

Regelmäßige Besuche der internationalen Rotkreuzelite in Polen und der Tschechoslowakei signalisierten der Öffentlichkeit, dass PCK und ČSČK mehr als nur sozialistische Massenorganisationen waren. Gleichzeitig suggerierten sie, dass sozialistische Staaten für humanitäre Rotkreuzaktivitäten keineswegs ein schädliches Umfeld waren. Letztlich fanden PCK und ČSČK im Umgang mit dem nicht-sozialistischen Ausland ebenso zu einer produktiven Geschäftsroutine, wie bei ihrer Zusammenarbeit mit den nationalen Parteieliten.

Aus diesem Grund gelang es ihnen, sich dem Elitenwandel zu entziehen, der andere zivilgesellschaftliche Akteure im sozialen Bereich erfasste. Beide Organisationen wählten Vorsitzende weiterhin auf Grund ihrer persönlichen und fachlichen Eignung und nicht auf Grund ihrer politischen Orientierung. Entscheidungsträger bei PCK und ČSČK sind dabei als Vermittler zwischen humanitären und sozialistischen Prinzipien zu würdigen. Sie können weder als Oppositionelle, noch als Gegenpol zu einer potentiellen gesellschaftlichen Selbstorganisation behandelt werden. Selbstorganisation ist als ein Merkmal von PCK und ČSČK zu verstehen, das insbesondere durch ihre organisationseigenen Führungskräfte Ausdruck fand.

Meine These, dass PCK und ČSČK Beispiele für Elitenkontinuität sind, hat sich in dieser Arbeit vor allem deswegen bestätigt, weil ich weder für die kommunistische Machtübernahme, noch für den Systemumbruch 1989, einen relevanten Elitenwandel feststellen konnte. Die personelle Kontinuität betraf in beiden Organisationen zunächst die zentrale Ebene. Im polnischen Fall entwickelte sich beispielsweise die Vorsitzende Irena Domańska zu einer wichtigen Vermittlerin, die den Erhalt humanitärer Prinzipien im sozialistischen Umfeld aushandelte. Spielraum für Selbstorganisation bestand bei den zentralen Führungskräften hauptsächlich dann, wenn ihre Aktivitäten an staatlichen Behörden vorbeiliefen. Beispiele dafür waren die Kommunikation von PCK und IKRK, die in den 1950er-Jahren Hilfslieferungen für deutsche Häftlinge in Polen ermöglichten, sowie internationale Hilfslieferungen zur Zeit des Kriegsrechts. Aber auch auf lokaler Ebene kam es nicht zu den typischen politisch motivierten Personalwechseln. Eine Ausnahme davon stellt für den tschechoslowakischen Fall das Jahr 1968 dar. Der Prager Frühling ging für das ČSČK zwar nicht zwangsläufig mit Personalwechseln einher. Allerdings nahm die Kommunistische Partei deutlich mehr Einfluss auf die Besetzung der Vorstände, um vermeintlich »apolitische« Reformer im Auge zu behalten. Ende der 1960er-Jahre sammelte das ČSČK daher Informationen über seine Vorsitzenden und Mitglieder, die es direkt an die Partei übermittelte.

6.2 Zu Selbstorganisation im Sozialismus

Insgesamt lässt sich Selbstorganisation bei PCK und ČSČK gut an Prozessen der Institutionalisierung nachvollziehen. Auf welchem Wege sich Suchdienste, Blutspende und Jugendarbeit organisierten und auf wessen Initiative hin, gibt substantielle Hinweise auf selbstorganisiertes Handeln. Dabei zeigt sich, dass der sozialistische Staat deutlich offener für die Vorhaben von Organisationen war als bisher angenommen. Aktivitäten der nationalen Rotkreuzgesellschaften, wie z. B. die Suchdienste, die Blutspende und die Jugendzirkel, entstanden in Polen und der Tschechoslowakei nicht auf Anweisung des Staates. Die Organisationen selbst übertrugen sie aus ihrem ursprünglichen Aufgabenrepertoire in den Sozialismus. Darüber hinaus konzipierten beide Organisationen einige Arbeitsabläufe auch erst mit den Bedürfnissen der sozialistischen Gesellschaft. Das System staatlicher Massenorganisationen folgte in den Bereichen Gesundheit und Sozialfürsorge also keinem reinen »top-down-design«, sondern bot durchaus Gelegenheiten zur »bottom-up«-Verwirklichung.

Zu Beginn dieser Arbeit bin ich von vier möglichen Ursachen für Selbstorganisation bei PCK und ČSČK ausgegangen. Erstens war dies die Traditionsbindung dieser Organisationen, zweitens die dringende Erforderlichkeit ihrer Leistungen, drittens ihr Prestigecharakter und viertens ihr apolitisches Selbstverständnis. Die Traditionsbindung nutzte den Organisationen auf zwei verschiedene Weisen. In den 1950er-Jahren bauten beide zunächst auf Erfahrungen der Vorkriegszeit auf. Wie ich in dem Kapitel zu den Rotkreuzeliten argumentiert habe, verfügten PCK und ČSČK zu dieser Zeit über qualifiziertes Fachpersonal, das solche Erfahrungen mitbrachte. Organisationale Kontinuität ermöglichte Wissenstransfer und Zuverlässigkeit und legitimierte PCK und ČSČK schließlich in den neu entstehenden sozialistischen Strukturen. Dieser strukturelle Vorteil verblasste jedoch kontinuierlich. In den 1960er-Jahren, als der Staat bereits Zeit und Möglichkeiten aufgewendet hatte, um eigene Strukturen (z. B. im Bildungssektor) auszubilden, war die Traditionsbindung eher ideeller Natur. Ein Blick auf die pädagogischen Konzepte der Organisationen hat offenbart, dass ihre Zugehörigkeit zur internationalen Rotkreuzbewegung besonders in den 1960er-Jahren ein wichtiges Identifikationsangebot war. Die These, dass organisationale Tradition eine Voraussetzung für Selbstorganisation war, ist somit bestätigt. Allerdings erklärt dies noch nicht, warum sich andere Traditionsvereine, wie z. B. die tschechoslowakische Pfadfinderbewegung (*Junak*), nicht so erfolgreich bzw. reibungslos im Sozialismus behaupteten. Traditionsbindung kann daher höchstens eine von vielen Voraussetzungen sein, die Selbstorganisation im Sozialismus begünstigten.

Ein weiterer Umstand, der Selbstorganisation bei PCK und ČSČK erleichterte, war sicherlich, dass sie dringend erforderliche Leistungen anboten. An den Beispielen Suchdienste und Blutspende konnte ich in dieser Arbeit Institutionalisierungsprozesse sichtbar machen, die weit über die unmittelbaren Nachkriegsjahre hinaus wirkten. Beiden Organisationen gelang es, sich nachhaltig in die staatlichen Strukturen und Planvorhaben zu integrieren und sich gewissermaßen unersetzlich zu machen. Ihre starke Stellung lässt sich aber nur teilweise mit der Dringlichkeit ihrer Dienste begründen. Wichtiger war vermutlich, dass sie bereit waren sich als halbamtliche Akteure zwischen sozialistischen und humanitären Partnern zu platzieren.

Die öffentliche Wahrnehmung von PCK und ČSČK halte ich hingegen für eine sehr entscheidende Bedingung ihrer Selbstorganisation. Hier profitierten beide Organisationen davon, dass die Gesellschaft sie bereits mit bestimmten Aufgaben und Leistungen assoziierte und einen traditionell üblichen, bereits erprobten Umgang mit ihnen fortsetzte. Dass sie mit ihrem *Rotkreuzmenschen* einen subtilen alternativen Entwurf zum sozialistischen *neuen Menschen* anboten, stärkte ihren Rückhalt zumindest unter jungen Menschen noch zusätzlich. Allerdings konnte internationales Prestige auch dazu führen, dass der Staat die Rotkreuzaktivitäten für seine Zwecke inszenierte. In ihren Selbstdarstellungen bezeichnen sich PCK und ČSČK deshalb regelmäßig deutlich als apolitische Organisationen.

Ob Aktivitäten von PCK und ČSČK zur Zeit des Staatssozialismus tatsächlich apolitisch waren, ist eine Frage, die auf sehr unterschiedliche Weisen beantwortet werden kann. Grundsätzlich bin ich in dieser Arbeit davon ausgegangen, dass humanitäre Arbeit apolitisch ist. Eine Mitgliedschaft in einer der nationalen Rotkreuzgesellschaften konnte natürlich aber auch politisch motiviert sein oder zumindest die Mitgliedschaft in der Kommunistischen Partei substituieren. Interessanter ist deshalb die Frage, inwiefern der apolitische Charakter dieser Organisationen ihr selbstorganisiertes Handeln bedingte. Auf diese Frage gibt meine Arbeit sehr konkrete Antworten.

Die Aktivitäten von PCK und ČSČK waren unabhängig von einer ausdrücklich politischen oder apolitischen Überzeugung, auch wenn sie von einer Rhetorik des Apolitischen begleitet wurden. Die Städtebeispiele Krakau und Pilsen liefern dafür folgende Charakteristika: Erstens beruhten Rotkreuzaktivitäten in Krakau und Pilsen gleichermaßen auf Netzwerken mit politischen wie mit apolitischen Akteuren. Zweitens konnte es dabei personelle Überschneidungen mit der städtischen Verwaltung geben, die aber keine notwendige Bedingung waren. Drittens betrieben beide Organisationen Propaganda für die ehrenamtliche Blutspende – also für ein freiwilliges Engagement – sowohl mit Hilfe staatlicher Einrichtungen, als auch unabhängig von diesen. Viertens konnte Jugendarbeit in Krakau und Pilsen innerhalb städtischer Einrichtungen (z. B. Schulen) stattfinden, durfte sich aber auch außerhalb davon entwickeln. Ein Blick auf die Organisationsgeschichte von PCK und ČSČK belegt weitere Verschränkungen mit der Politik. Seit ihrer Gründung hatten beide

Organisationen sogar typischerweise prominente und politisch involvierte Vorsitzende (z. B. Alice Masaryková, Hana Benešová, Helena Paderewska). Trotzdem bildeten apolitische und humanitäre Akteure stets den Kern ihres Selbstverständnisses.

Was sich im Einzelfall hinter einer »apolitischen« Haltung verbarg, wann und warum diese artikuliert wurde, ist nur schwer zu rekonstruieren. Im Staatssozialismus bedeutete »apolitisch« zu sein zweifellos einen Sonderweg. In diesem Sinne machten sich PCK und ČSČK ihren »apolitischen« Status für eigene Initiativen (Sonderwege) nutzbar. Diese sind jedoch treffender als selbst-organisierte Aktivitäten zu bezeichnen denn als »apolitische«, weil die Organisationen sie durchaus mit den zuständigen staatlichen Behörden abstimmten.

Diese vier möglichen Ursachen für Selbstorganisation lassen sich sowohl beim PCK als auch beim ČSČK beobachten. Länderspezifische Begleitumstände von Selbstorganisation, wie z. B. die Rolle der katholischen Kirche in Polen oder der Nationalitätendiskurs in der Tschechoslowakei, habe ich in dieser Arbeit hingegen kaum gefunden. Vielmehr ließen sich länderspezifische Unterschiede – wenn überhaupt – entlang politischer Ereignisse verfolgen. Ein Beispiel dafür ist die ehrenamtliche Blutspende. Wie bereits erwähnt entstand in Polen eine Bewegung ehrenamtlicher Blutspender, die sich nicht nur bei den Blutspendeterminen des PCK traf, sondern in eigenen Clubs organisierte. Auslösendes Moment war dabei der Posener Arbeiteraufstand. In der Tschechoslowakei hingegen fehlte ein solches Solidarität stiftendes Moment, sodass sich Blutspender nur im Rahmen der vom ČSČK vorgegebenen Strukturen versammelten. Eine erste ernsthafte Erschütterung der Blutspende fiel beim PCK nicht zufällig mit der Ausrufung des Kriegsrechts zusammen. Und für beide Organisationen endete die Erfolgsgeschichte ihrer Blutspendedienste zumindest vorübergehend aus politischen Gründen, nämlich mit dem Systemwechsel, d. h. mit dem Wegfall ihrer staatlichen Finanzierung.

Des Weiteren spiegeln Dokumentationspraktiken beim ČSČK die allgemeine Entwicklung rund um den Prager Frühling wider. Bis Mitte der 1960er-Jahre liberalisierten sich zuerst organisationsinterne Vorgänge (d. h. Berichte wurden knapper, Lebensläufe unwichtiger, Gleichberechtigung der Nationalitäten wichtiger usw.). Nach dem Einmarsch der Truppen des Warschauer Pakts nahm die Bürokratie wieder zu und Vorsitzende durchliefen eine Art *Screening*. Das PCK erfuhr zu dieser Zeit keinen derartigen Wandel. In den Städten Krakau und Pilsen rezipierten PCK und ČSČK nur gelegentlich politische Ereignisse, z. B. Jubiläen und Parteikongresse.

An dieser Stelle darf nicht vergessen werden, dass sich die Arbeit von PCK und ČSČK von Ort zu Ort sehr stark unterschied. Viele Projekte ließen sich in Einzelschritte zerlegen, die das selbstorganisierte Handeln mehrerer Akteure erforderten – auch wenn der Anlass ein landesweites Jubiläum war. Dies begrenzte die Reichweite zentraler Steuerung erheblich.

Diese Arbeit kann für Selbstorganisation bei PCK und ČSČK keine allgemeingültige Periodisierung anbieten. Die zunächst klar und hierarchisch strukturierten Organisationen bargen erstaunlich vielfältige Arbeitsweisen, Kommunikationsgewohnheiten und herausragende (oder weniger herausragende) Persönlichkeiten. Zwar fallen einige Entwicklungen mit politischen Umbrüchen zusammen. Insbesondere die Aktivitäten in den Ortsgruppen lassen sich jedoch kaum pauschalisieren. Meine anfängliche Vermutung, dass sich die Rotkreuzaktivitäten im Sozialismus kontinuierlich und unabhängig von der Politik fortsetzten, hat sich demnach nur mit Einschränkungen erwiesen. Trotzdem eignen sich PCK und ČSČK als Beispiele für Selbstorganisation im Sozialismus. Bei beiden Organisationen gab es in meinem Untersuchungszeitraum Orte der Selbstorganisation und Zeiträume der Selbstorganisation. Rückblickend habe ich diese sogar dort gefunden, wo ich sie am ehesten vermutet habe, nämlich erstens in der Arbeit der Ortsgruppen auf lokaler Ebene und zweitens in der Zusammenarbeit mit der internationalen Rotkreuzbewegung.

In der Theorie scheinen Staatssozialismus und Zivilgesellschaft zwei Konzepte zu sein, die sich gegenseitig ausschließen. Am Beispiel der nationalen Rotkreuzgesellschaften in Polen und der Tschechoslowakei hat sich jedoch gezeigt, dass die praktische Umsetzung »proto-zivilgesellschaftlicher« Strukturen im Sozialismus möglich war. Eine dauerhafte politische Durchdringung der humanitären Rotkreuzarbeit war dabei sogar eher unwahrscheinlich. Die Beispiele PCK und ČSČK belegen, dass »apolitische« humanitäre Prinzipien auch auf der Grundlage stark politisierter Umstände bestehen konnten. Eine materielle und gelegentlich personelle Überschneidung von Staat und Organisation war den humanitären Aktivitäten im Sozialismus nicht schädlich, sondern ermöglichte sie erst. Für den Zeitraum zwischen 1945 und 1989 sind PCK und ČSČK deshalb als Vertreter einer regionaltypischen Selbstorganisation zu behandeln.

Dank

Dieses Buch ist die überarbeitete Version meiner Dissertationsschrift, die ich im November 2018 an der Ludwig-Maximilians-Universität München verteidigt habe. Für die Ermutigung zur Promotion und die aufmerksame Betreuung dieser Arbeit möchte ich zuerst meinem Doktorvater, Prof. Dr. Martin Schulze Wessel, herzlich danken. Besonderen Dank möchte ich auch meiner Zweitgutachterin, Prof. Dr. Jana Osterkamp, aussprechen, deren Hinweise zur Wissenschaftlichkeit und Lesbarkeit meiner Texte beigetragen haben.

Zahlreiche Institutionen haben meine Forschung begleitet. An dieser Stelle danke ich in alphabetischer Reihenfolge dem Adalbert Stifter Verein, dem Collegium Carolinum – Forschungsinstitut für die Geschichte Tschechiens und der Slowakei, dem Deutschen Historischen Institut in Warschau, dem Deutschen Polen Institut in Darmstadt, der Gemeinschaft für studentischen Austausch in Mittel- und Osteuropa e. V. und dem International Tracing Service in Bad Arolsen.

Ohne die Unterstützung der Mitarbeiterinnen und Mitarbeiter in den Archiven und Bibliotheken wäre meine Forschung nicht möglich gewesen. Besonderen Dank möchte ich folgenden Einrichtungen ausdrücken: dem tschechischen Nationalarchiv in Prag (*Národní archiv v Praze*), dem Stadtarchiv Pilsen (*Archiv města Plzně*), dem Archiv des Masaryk-Instituts und der Akademie der Wissenschaften (*Masarykův ústav a Archiv Akademie věd České republiky*), der tschechischen Nationalbibliothek (*Národní knihovna ČR*), dem polnischen Nationalarchiv in Krakau (*Archiwum Narodowy*), dem *Archiwum Akt Nowych* in Warschau, der polnischen Nationalbibliothek (*Biblioteka narodowa*) und den *ICRC Audiovisual Archives*.

Herzlich danken möchte ich außerdem allen Mitarbeiterinnen und Mitarbeitern der Graduiertenschule für Ost- und Südosteuropastudien in München und Regensburg, sowie der Studiengruppe »Social sorting« unter der Leitung von Prof. Dr. Ger Duijzings und Prof. Dr. Rainer Liedtke.

Zum Schluss danke ich Anne Hachmeister für das sorgfältige und scharfsinnige Lektorat meiner Texte und unzähligen weiteren Personen, die meine Arbeit im Hintergrund unterstützt haben.

Abkürzungen

AAN	*Archiwum Akt Nowych* Archiwum Akt Nowych in Warschau
AK	*Armia Krajowa* Polnische Heimatarmee
AMP	*Archiv města Plzně* Stadtarchiv Pilsen
ANK	*Archiwum Narodowy w Krakowie* Nationalarchiv in Krakau
ARC	*American Red Cross* Amerikanische Rote Kreuz
BDK	*Bezpříspěvkové dárce krve* ehrenamtliche Blutspender
BPZO	*Buď připraven k zdravotnické obraně* Ausbildungs- und Schulungsprogramm für Jungsanitäter beim ČSČK (wörtlich: »Sei bereit für den Gesundheitsschutz«)
BRD	Bundesrepublik Deutschland
CRF	*Croix-Rouge française* Französisches Rotes Kreuz
CRI	*Croce Rossa Italiana* Italienisches Rote Kreuz
CTA	*Central Tracing Agency* Zentrale Suchagentur in Genf
CTB	*Central Tracing Bureau* Zentrales Suchbüro
ČČK	*Český červený kříž*, Tschechisches Rotes Kreuz (Nachfolgeorganisation des ČSČK in der Tschechischen Republik nach 1990)
ČSČK	*Československý červený kříž* Tschechoslowakisches Rote Kreuz
ČSM	*Československý svaz mládeže* Tschechoslowakischer Jugendverband
ČSR	*Československá republika* Tschechoslowakische Republik
ČSSR	*Československá socialistická republika* Tschechoslowakische Sozialistische Republik
ČÚV ČSČK	*Český ústřední výbor Československého červeného kříže* Tschechischer Zentralausschuss des Tschechoslowakischen Roten Kreuzes
DDK	*Dobrovolné dárce krve* ehrenamtliche Blutspender
DDR	Deutsche Demokratische Republik
DK	*Dárce krve* Blutspender
DPs	DP Displaced Persons
DRK	Deutsches Rotes Kreuz
DS	*Dobrovolné stestry* Freiwillige Schwestern
FV ČSČK	*Federální výbor ČSČK* Föderativer Ausschuss des ČSČK
HDK	*Klub honorowych dawców krwi* Blutspenderclub
CHF	Schweizer Franken
IKRK	Internationales Komitee vom Roten Kreuz
IRK	Internationales Rotes Kreuz siehe IKRK
IRO	International Refugee Organization
ITS	International Tracing Service in Bad Arolsen
K. G. M. O.	*Komenda Główna Milicji Obywatelskiej* Hauptkommando der Bürgermiliz

KC PZPR	*Komitet Centralny PZPR* Zentralkomitee der PZPR (siehe: PZPR)
Kč	(auch: CZK) Tschechische Krone
Kčs	Tschechoslowakische Krone
KF PZPR	*Komitet Fabryczny* Fabrikkomitee der PZPR
KM PZPR	*Komitet Miejski PZPR w Krakowie* Stadtkomitee der PZPR in Krakau
KP	*Kommunistische Partei*
KSČ	*Komunistická strana Československa* Kommunistische Partei der Tschechoslowakei
LK	*Liga Kobiet Frauenliga*
LPŻ	*Liga Przyjaciół Żołnierza* Liga der Soldatenfreunde
LSSR	*Lettische Sozialistische Sowjetrepublik*
MON	*Ministerstwo obrony narodowej* Verteidigungsministerium
MUDr.	*(von lat. medicinae universae doctor) akademischer Grad des Doktors der Medizin*
MÚNZ	*Městský národní ústav zdraví* Städtisches Amt für nationale Gesundheit
MV ČSČK Plzeň	*(auch: MěV ČSČK v Plzni oder: MěstV ČSČK v Plzni) Městský výbor Československého červeného kříže Plzeň* Stadtausschuss des ČSČK in Pilsen
MV	*Městský výbor Stadtausschuss (auch: MěV)*
NA	*Národní archiv v Praze* Nationalarchiv in Prag
NTB	*National Tracig Bureau* Nationales Suchbüro
NTBs	*National Tracig Bureaux* Nationale Suchbüros
NTS	*Národní transfuzní služba* Nationaler Transfusionsdienst
ONV	*Okresní národní výbor* Bezirksnationalausschuss
OOP	*Oddziałowe organizacje partyjne* Abteilungen der Partei
OOR	*Okresní odborová rada* Bezirksgewerkschaftsrat
PCIRO	*Vorläuferorganisation der IRO (siehe IRO)*
PCK	*Polski Czerwony Krzyż* Polnisches Rotes Kreuz
PKOS	*Powiatowy komitet opieki społecznej* Kreiskomitee für Sozialfürsorge
PO SSM	*Pionýrská organizace Socialistického svazu mládeže Pionierorganisation des Sozialistischen Jugendverbands*
POLIN	*Muzeum Historii Żydów Polskich* Museum der Geschichte der polnischen Juden in Warschau
PRC	*Polish Red Cross Polnisches Rotes Kreuz siehe PCK*
PRL	*Polska Rzeczpospolita Ludowa Volksrepublik Polen*
PUR	*Państwowy Urząd Repatriacyjny Staatliches Repatriierungsamt*
PÚV	*Předsednictvo Ústředního výboru Vorstand des Hauptausschusses*
PZPR	*Polska Zjednoczona Partia Robotnicza* Polnische Vereinigte Arbeiterpartei
RA	*Rote Armee*
ROH	*Revoluční odborové hnutí/Revolučné odborové hnutie)* Gewerkschaftsbund

SČK	*Slovenský červený kříž, Slowakisches Rote Kreuz (Nachfolgeorganisation des ČSČK in der Slowakischen Republik nach 1990)*
SNB	*Sbor národní bezpečnosti Staatssicherheit der Tschechoslowakei*
SSM	*Socialistický svaz mládeže Sozialistischer Jugendverband*
SÚV ČSČK	*Slovenský ústřední výbor Československého červeného kříže Slowakischer Zentralausschuss des Tschechoslowakischen Roten Kreuzes*
SVAZARM	*Svaz pro spolupráci s armádou Verband für die Zusammenarbeit mit der Armee*
T/D-Fälle	*Tracing/Documentation-Fälle*
TPD	*Towarzystwo Przyjaciół Dzieci Gesellschaft der Kinderfreunde*
UdSSR	*Union der Sozialistischen Sowjetrepubliken (Sowjetunion)*
UNRRA	United Nations Relief and Rehabilitation Administration
ÚV ČSČK	*Ústřední výbor Československého červeného kříže* Zentralausschuss des Tschechoslowakischen Roten Kreuzes
ÚV KSČ	*Ústřední výbor KSČ* Zentralausschuss der KSČ (siehe: KSČ)
VRP	Volksrepublik Polen (siehe PRL)
WP	*Wojsko Polskie* Polnische Armee
ZD	*Zdravotnická družina* wörtlich: Sanitätergarde
ZDRS-CO ONV	*Zdravontní služba civilní obrany Okresního národního výboru* Gesundheitsdienst des Zivilschutzes des ONV (siehe: ONV)
ZDŠ	*Základní devítileté školy* neunjährige Grundschulen
ZG	*Zarząd Główny* Hauptvorstand des PCK
ZHP	*Związek Harcerstwa Polskiego* Verband der Feuerwehren Polens
ZM PCK	*Zarząd miejski PCK* PCK-Stadtvorstand
ZMP	*Związek młodzieży polskiej* Polnische Jugendverband
ZMS	*Związek młodzieży socjalistycznej* Sozialistischer Jugendverband
ZO	*Základní organizace* Grundorganisation
ZZP	*Základní zdravotnická příprava* Grundsanitäterausbildung

Quellen- und Literaturverzeichnis

I. Archivquellen

Národní archiv (NA), Praha

ČSČK, Praha, ka. 8 (1952)
ČSČK, Praha, ka. 9 (1952)
ČSČK, Praha, ka. 10 (1952)
ČSČK, Praha, ka. 11 (1956)
ČSČK, Praha, ka. 12 (1956)
ČSČK, Praha, ka. 15 (1965)
ČSČK, Praha, ka. 16
ČSČK, Praha, ka. 17 (1969)
ČSČK, Praha, ka. 18 (1974)
ČSČK, Praha, ka. 19 (1974)
Eduard Tůma, Č. sbírky 1208 (1920–1965)

Archiv města Plzně (AMP), Plzeň

ČSČK Plzeň, ka. 2839
ČSČK Plzeň, ka. 2840
ČSČK Plzeň, ka. 3690
ČSČK Plzeň, ka. 3691
ČSČK Plzeň, ka. 4295
ČSČK Plzeň, ka. 4296
ČSČK Plzeň, ka. 4297
ČSČK Plzeň, ka. 4298

Masarykův ústav a Archiv AV ČR (MÚA), Praha

Hana Benešová, ka. 10, inv. č. 967, 968
Hana Benešová, ka. 11, inv. č. 980, 981
Hana Benešová, ka. 17, inv. č. 1086
Arnold Jirásek, ka. 32, sig. IIb, inv. č. 2822

Archiwum narodowy (ANK), Kraków

ANK III, PCK Oddział w Krakowie, 1241/47
ANK III, PCK Oddział w Krakowie, 1241/49
ANK III, PCK Oddział w Krakowie, 1241/64

ANK III, PCK Oddział w Krakowie, 1241/65
ANK III, PCK Oddział w Krakowie, 1241/67
ANK IV, Państwowy Urząd Repatriacyjny Wojewódzki Oddział w Krakowie 29/723/0
    (1945–1950)
ANK IV, PUR, 29/723/0/1.1/17
ANK IV, Komitet Fabryczny PZPR przy Hucie im Lenina, 29/2484/139
ANK IV, PCK Klub Honorowych Dawców Krwi w przy Drukarni Narodowej im.
    W. Anczyca Krakowie, 29/3029/42
ANK IV, PCK Klub Honorowych Dawców Krwi w przy Drukarni Narodowej im.
    W. Anczyca Krakowie, 29/3029/65
ANK IV, PCK Klub Honorowych Dawców Krwi w przy Drukarni Narodowej im.
    W. Anczyca Krakowie, 29/3029/74
ANK IV, PCK Klub Honorowych Dawców Krwi w przy Drukarni Narodowej im.
    W. Anczyca Krakowie, 29/3029/78
ANK IV, Urząd Wojewódzki Krakowski, UW II/2404
ANK IV, Urząd Wojewódzki Krakowski, UW II/2638
ANK IV, Urząd Wojewódzki Krakowski, UW II/2803

Archiwum Akt Nowych (AAN), Warszawa

Ministerstwo Oświaty w Warszawie, 2/283/665
PCK Zarząd Głowny, 2/284/2 (1955)
PCK Zarząd Głowny, 2/284/13 (1950)
PCK Zarząd Głowny, 2/284/18 (1954, 1955)
PCK Zarząd Głowny, 2/284/19 (1955, 1956)
PCK Zarząd Głowny, 2/284/39 (1956)
PCK Zarząd Głowny, 2/284/49 (1951–1954)
PCK Zarząd Głowny, 2/284/50 (1946–1952)
PCK Zarząd Głowny, 2/284/51 (1951–1956)
PCK Zarząd Głowny, 2/284/63 (1946)
PCK Zarząd Głowny, 2/284/65 (1948–1956)
PCK Zarząd Głowny, 2/284/66 (1949–1956)
Zbiór dla Stefana Uhma do historii PCK w latach 1939–1945, 2/762/14
Delegatura PCK na Austrię, 2/788/38
Delegatura Główna PCK na Niemcy, 2/788/68
Ministerstwo Zdrowia i Opieki Społecznej, 2/1939/19–843
Ministerstwo Zdrowia i Opieki Społecznej, 2/1939/19–844
Ministerstwo Zdrowia i Opieki Społecznej, 2/1939/19–845
Czerwony Krzyż MCK T.1, 2514/2/274
Czerwony Krzyż PCK T.2, 2514/2/275
Czerwony Krzyż PCK T.3, 2514/2/276

Archiv des International Tracing Service (ITS), Bad Arolsen

0.1/50633124/ITS Digital Archives, Bad Arolsen.

0.1/51311950/ITS Digital Archives, Bad Arolsen.
0.1/51385791/ITS Digital Archives, Bad Arolsen.
0.1/51421166/ITS Digital Archives, Bad Arolsen.
0.1/51467734/ITS Digital Archives, Bad Arolsen.
0.1/51609062/ITS Digital Archives, Bad Arolsen.
0.1/51620747/ITS Digital Archives, Bad Arolsen.
0.1/51643014/ITS Digital Archives, Bad Arolsen.
0.1/51733211/ITS Digital Archives, Bad Arolsen.
0.1/51856988/ITS Digital Archives, Bad Arolsen.
0.1/51912592/ITS Digital Archives, Bad Arolsen.
0.1/51960053/ITS Digital Archives, Bad Arolsen.
0.1/52040500/ITS Digital Archives, Bad Arolsen.
0.1/52054140/ITS Digital Archives, Bad Arolsen.
0.1/52659583/ITS Digital Archives, Bad Arolsen.
0.1/52760440/ITS Digital Archives, Bad Arolsen.
0.1/53289272/ITS Digital Archives, Bad Arolsen.
0.1/53436848/ITS Digital Archives, Bad Arolsen.
0.1/53629514/ITS Digital Archives, Bad Arolsen.
0.1/53796046/ITS Digital Archives, Bad Arolsen.
Annual Report IRO (1948), 6.1.1/82503479/ITS Digital Archives, Bad Arolsen.
Annual Report IRO (1950), 6.1.1/82503958/ITS Digital Archives, Bad Arolsen.
Brief des ZG PCK an das Bureau de Recherches de la Zone Américaine von 1946, 6.1.1/82518994/ITS Digital Archives, Bad Arolsen.
Child Search and Registration (1947), 6.1.2/82488335/ITS Digital Archives, Bad Arolsen.
Child Search and Tracing (1947), 6.1.1/82506218/ITS Digital Archives, Bad Arolsen.
Child Search and Tracing (1947), 6.1.1/82506219/ITS, Digital Archives, Bad Arolsen.
Child Tracing and Registration (1947), 6.1.2/82488340/ITS Digital Archives, Bad Arolsen.
CICR, Addresses for tracing displaced persons (1946), 6.1.1/82510062 bis 6.1.1/82510064/ ITS Digital Archives, Bad Arolsen.
Czechoslovakian Red Cross participation in Child Search (1947), Rotes Kreuz – Institutionelle Ablage 11.21, Ordner: B 6/2-1, ITS Bad Arolsen.
File 21 (1949), Records of Foreign Nationals held by Polish NTB, 6.1.1/82512229/ITS Digital Archives, Bad Arolsen
Final Summary vom 07.06.1949, 6.1.1/82512352 bis 6.1.1/82512364/ITS Digital Archives, Bad Arolsen.
IRO Area Team 1066 (1947), 6.1.2/82487900/ITS Digital Archives, Bad Arolsen.
ITS Mission to Poland 1949 (Major van Banning), 6.1.1/82510271/ITS Digital Archives, Bad Arolsen.
Languages used in correspondence, Dokument vom 14.06.1951, 6.1.1/82507425/ITS Digital Archives, Bad Arolsen.
Letter from Mrs. Benes (1946), 6.1.1 / 82519464, Digital Archive, Bad Arolsen.
Minutes of inter-zonal conference on child search and repatriation (1946), 6.1.1/ 82502661/ITS Digital Archives, Bad Arolsen

Minutes of the meetings von, 1949, 6.1.1/82512519/ITS Digital Archives, Bad Arolsen.

Office Memorandum vom In 12.06.1951, 6.1.1/82507423, Digital Archives, Bad Arolsen.

Przemówienie delegata PCK na konferencji międzynarodowych biur poszukiwań w Arolsen (1949), 6.1.1/82519149 bis 6.1.1/82519164/ITS Digital Archives, Bad Arolsen.

Relations with Eastern European Countries (Report von 1945), 6.1.1/82498081 bis 6.11/82498083/ITS, Digital Archives, Bad Arolsen.

Report on Trip to Poland, 1946, 6.1.1/82512098/ITS Digital Archives, Bad Arolsen.

Rotes Kreuz – Institutionelle Ablage 11.21, Ordner B6/2-1, ITS Bad Arolsen.

Second conference of the National Tracing Bureaux (1949), 6.1.1/82512518/ITS Digital Archives, Bad Arolsen.

Section E, Voluntary Agencies (1947), 6.1.1/82522113/ITS Digital Archives, Bad Arolsen.

Statement von 1947, 6.1.2/82486400/ITS Digital Archives, Bad Arolsen.

Supplement No 3 (1948), 6.1.2/82491736/ITS Digital Archives, Bad Arolsen.

Tracing Section A (1947), 6.1.1/82522116/ITS Digital Archives, Bad Arolsen.

Voluntary Agency Personnel & Liaison Officers Tracing/Child Search Division (1948), 6.1.2/82491598/ITS Digital Archives, Bad Arolsen.

Voluntary Agencies Representatives attached to this unit, Rotes Kreuz – Institutionelle Ablage 11.21, Ordner: B 6/2-1, ITS Bad Arolsen

Archivbeschreibung: DEITS6.3.1.1, Suchanfragen 1945–1946, Teilbestand, ITS und CTB, Bad Arolsen:1

ICRC Audiovisual Archives (https://avarchives.icrc.org)

V-P-DE-E-00040, 11/1959. In: https://avarchives.icrc.org/Picture/95092 (letzter Aufruf: 29.05.2018)

V-P-HIST-02720-03, 07/1977. In: https://avarchives.icrc.org/Picture/9808 (letzter Aufruf: 29.05.2018)

V-P-HIST-E-00158, 1960. In: https://avarchives.icrc.org/Picture/24889 (letzter Aufruf: 29.05.2018)

V-P-HIST-E-01853, 24.06.1975. In: https://avarchives.icrc.org/Picture/26589 (letzter Aufruf: 29.05.2018)

V-P-HIST-E-01853, 24.06.1975. In: https://avarchives.icrc.org/Picture/26589 (letzter Aufruf: 29.05.2018)

V-P-PER-E-00443, 06/1966. In: https://avarchives.icrc.org/Picture/101823 (letzter Aufruf: 29.05.2018)

V-P-PER-E-00477, 15.04.1966. In: https://avarchives.icrc.org/Picture/101857 (letzter Aufruf: 29.05.2018)

V-P-PER-E-00588, 1970. In: https://avarchives.icrc.org/Picture/101968 (letzter Aufruf: 29.05.2018)

V-P-PER-E-00600, 06/1970. In: https://avarchives.icrc.org/Picture/101980 (letzter Aufruf: 29.05.2018)

V-P-PER-E-00633; 19.11.1970. In: https://avarchives.icrc.org/Picture/102011 (letzter Aufruf: 29.05.2018)

V-P-PER-E-00769, 29.03.1963. In: https://avarchives.icrc.org/Picture/102147 (letzter Aufruf: 29.05.2018)

V-P-PER-E-00786, 04/1964. In: https://avarchives.icrc.org/Picture/102164 (letzter Aufruf: 29.05.2018)

V-P-PER-E-00831, 1963. In: https://avarchives.icrc.org/Picture/102208 (letzter Aufruf: 29.05.2018)

V-P-PER-E-00925, 05/1974. In: https://avarchives.icrc.org/Picture/102303 (letzter Aufruf: 29.05.2018)

V-P-PER-E-00967, 07/1975. In: https://avarchives.icrc.org/Picture/102345 (letzter Aufruf: 29.05.2018)

V-P-PER-E-01017, 1977. In: https://avarchives.icrc.org/Picture/102395 (letzter Aufruf: 29.05.2018)

V-P-PL-D-00005-02, 01/1982. In: https://avarchives.icrc.org/Picture/80479 (letzter Aufruf: 29.05.2018)

V-P-PL-D-00005-03, 01/1982. In: https://avarchives.icrc.org/Picture/80480 (letzter Aufruf: 29.05.2018)

V-P-PL-D-00005-04, 01/1982. In: https://avarchives.icrc.org/Picture/80481 (letzter Aufruf: 29.05.2018)

V-P-PL-D-00005-05, 01/1982. In: https://avarchives.icrc.org/Picture/80482 (letzter Aufruf: 29.05.2018)

V-P-PL-D-00005-06, 01/1982. In: https://avarchives.icrc.org/Picture/80483 (letzter Aufruf: 29.05.2018)

V-P-PL-D-00005-07, 01/1982. In: https://avarchives.icrc.org/Picture/80484 (letzter Aufruf: 29.05.2018)

V-P-PL-D-00005-15, 01/1982. In: https://avarchives.icrc.org/Picture/80489 (letzter Aufruf: 29.05.2018)

V-P-PL-D-00006-16, 01/1982. In: https://avarchives.icrc.org/Picture/80498 (letzter Aufruf: 29.05.2018)

V-P-PL-D-00008-07, 08/1982. In: https://avarchives.icrc.org/Picture/80527 (letzter Aufruf: 29.05.2018)

V-P-PL-E-00004, 08.05.1963. In: https://avarchives.icrc.org/Picture/122513 (letzter Aufruf: 29.05.2018)

V-P-VIS-E-00330, 09/1963. In: https://avarchives.icrc.org/Picture/125063 (letzter Aufruf: 29.05.2018)

V-P-VIS-E-00332, 09/1960. In: https://avarchives.icrc.org/Picture/125065 (letzter Aufruf: 29.05.2018)

V-P-VIS-E-00334, 7/1957. In: https://avarchives.icrc.org/Picture/125067 (letzter Aufruf: 29.05.2018)

V-P-VIS-N-00009-19, 10/1979. In: https://avarchives.icrc.org/Picture/105589 (letzter Aufruf: 29.05.2018)

II. Publizierte Quellen

Bloch, Štefan: Roky záslužnej práce. Pred konferenciou ČSČK. In: Zora Gemera, Band Nr. 26, Ausgabe Nr. 7 vom 17.2.1977, 1.

Domańska, Irena: The Work of the Red Cross in Poland. In: International Review of the Red Cross, Band Nr. 9, Ausgabe Nr. 95 vom Februar 1969, 59–70.

ICRC: Head of Polish Red Cross Training Service visits ICRC. In: International Review of the Red Cross, Band Nr. 17, Ausgabe Nr. 200 vom November 1977:477. In: https://www.loc.gov/rr/frd/Military_Law/pdf/RC_Nov-1977.pdf (letzter Aufruf: 30.05.2018).

ICRC: Henry Dunant Medal. In: International Review of the Red Cross, Artikel Nr. 325 vom 31.12.1998. In: https://www.icrc.org/eng/resources/documents/article/other/57jpjv.htm (letzter Aufruf: 30.05.2018).

ICRC: The XXth international conference of the Red Cross. In: International Review of the Red Cross, Band Nr. 5, Ausgabe Nr. 56 vom November 1965:573. In: http://www.loc.gov/rr/frd/Military_Law/pdf/RC_Nov-1965.pdf (letzter Aufruf: 30.05.2018).

Noviny ČČK: Medaile Henry Dunanta: r. 14 (34), č. 5–2007. In: http://www.cck-cr.cz/docs/noviny/5-2007m.pdf (letzter Aufruf: 30.05.2018), 12.

Noviny ČČK: O vztazích, právech, povinnostech, r.15 (35), č. 6- 2008. In: http://www.cck-cr.cz/docs/noviny/6-2008.pdf (letzter Aufruf: 30.05.2018).

Noviny ČČK: Svěží jubilant doktor Miloslav Hlach, r.19 (39), č. 1–2012. In: http://cervenykriz.eu/cz/noviny/NovinyCck_2012_1.pdf (letzter Aufruf: 30.05.2018), 2.

o. A.: Darcovia krvi. In: Zora Gemera, Band Nr.18, Ausgabe Nr. 2 vom 17.1.1969, 1.

o. A: Za socialistickú humanitu, za mier. Z okresnej konferencie ČSČK v Rožňave. In: Zora Gemera, Band Nr.28, Ausgabe Nr. 9 vom 1.3.1979, 1, 4.

Pracovník Čs. červeného kříže, č. 7 vom 05.04.1965.

III.   Literatur

Abłamowicz, Dominik: Z historii katyńskiej. Casus Ferdynanda Goetla, Acta Archaeologica Lodziensia/53, 143–149.

Abraham, Martin; Büschges, Günter: Einführung in die Organisationssoziologie. Wiesbaden 2009

Abramek, Zdzisław: Powstanie i działalność Polskiego Czerwonego Krzyża 1912–1951. Warszawa 2001.

Abramek, Zdzisław: Powstanie Warszawskie 1944 medalami pisane. Bydgoszcz 2003.

Anděl, Michal; Kraml, Pavel: Blut aus nichthämatologischer Sicht. In: Pešek, Jiří: Blut Perspektiven in Medizin, Geschichte und Gesellschaft. Essen 2011, 175–177.

Balcar, Jaromír: Von der Rüstkammer des Reiches zum Maschinenwerk des Sozialismus. Wirtschaftslenkung in Böhmen und Mähren 1938 bis 1953. Göttingen 2013, 137.

Baske, Siegfried: Bildungspolitik in der Volksrepublik Polen 1944–1986. Wiesbaden 1987.

Bečková, Hedviga: Darcovia života. Výberová regionálna bibliografie k 70. výročiu založenie ČSČK. Rožňava 1989.

Bliźniewski, Roman: Poradnik pracy instruktora PCK; Hg. Bliźniewski, Roman; Respondek, Maksymilian; Polski Czerwony Krzyż. Warszawa 1961.

Boehling, Rebecca: Displaced Persons. Leben im Transit: Überlebende zwischen Repatriierung, Rehabilitierung und Neuanfang; Jahrbuch des International Tracing Service Band 3. Göttingen 2014.

Bohlken, Eike: Die Verantwortung der Eliten. Frankfurt/New York 2011.

Bolbrügge, Gisela: Selbstorganisation und Steuerbarkeit sozialer Systeme. Weinheim 1997.

Borodziej, Włodzimierz: Geschichte Polens im 20. Jahrhundert. München 2010, 360–374.

Boryta-Nowakowska, Jadwiga: A chciałam być tylko aktorką. Warszawa 1995, 195–202.

Brandes, Detlef: Flucht und Vertreibung (1938–1950). 2011. In: http://ieg-ego.eu/de/threads/europa-unterwegs/ethnische-zwangsmigration/detlef-brandes-flucht-und-vertreibung-1938-1950#Einfhrung (letzter Aufruf: 23.05.2017).

Brázdová, Zdeňka: Mladý zdravotník. Praha 1958.

Breckenridge, Keith; Szreter, Simon: Registration and recognition. Documenting the person in world history. Oxford 2012.

Brenner, Christiane: Das »totalitäre Zeitalter«? Demokratie und Diktatur in Tschechiens Erinnerungspolitik. In: Osteuropa, 6/2008, 103–116.

Brenner, Christiane: Jugend in der Tschechoslowakei: Konzepte und Lebenswelten (1918–1989); Vorträge der Tagung des Collegium Carolinum in Bad Wiessee vom 7. bis 10. November 2013. Göttingen 2016, 359–388.

Brković, Čarna: Introduction: Vernacular #Humanitarianisms, Thematic thread (25.09.2017). In: http://allegralaboratory.net/vernacular-humanitarianisms/ (letzter Aufruf: 06.03.2018).

Caplan, Jane; Torpey, John: Documenting individual identity. The development of state practices in the modern world. Princeton 2001.

Český červený kříž: Národní společnost Český červený kříž (Prezentace). In: http://www.cervenykriz.eu/cz/mhp_knihovna/MANUAL/CCK_prezentace.pdf (letzter Aufruf: 29.05.2018).

Český statistický úřad (ČSU): Historický lexikon obcí České republiky – 1869–2011, III. Počet obyvatel a domů podle krajů, okresů, obcí, částí obcí a historických osad / lokalit v letech 1869–2011, hier: Plzeň. In: https://www.czso.cz/csu/czso/iii-pocet-obyvatel-a-domu-podle-kraju-okresu-obci-a-casti-obci-v-letech-1869-2011_2015 (letzter Aufruf: 11.10.2017).

Czerwony Krzyż: Młodzieży w czynie. Komisji Oddziałowej Czerwonego Krzyża Młodzieży. Warszawa 1924.

Dechert, Fabienne: Bluttransfusionen früher – warum wir glücklich sein können, dass heute alles anders ist (10.01.2014) In: https://www.blutspendedienst.com/gegengleichgueltigkeit/beitraege/blog/bluttransfusionen-fruher-warum-wir-glucklich-sein-konnen-dass-heute-alles-anders-ist (letzter Aufruf: 07.11.2016).

Dejmková, Ivana: Inventáře Archivu hlavního města Prahy 050300/03, OVN Praha 6, 1945–1990. Praha 2008, 52.

Dobrý, Eduard; Fiala, Jaroslav: Dárcovství krve, SZdN. Praha 1957.

Dobrzyńska, Beata: PCK w Tomaszowie otworzyły punkt pomocy charytatywnej. Tomaszow Mazowiecki 29.08.2013. In: http://tomaszowmazowiecki.naszemiasto.

pl/artykul/pck-w-tomaszowie-otworzyly-punkt-pomocy-charytatywnej,1978212, art,t,id,tm.html (letzter Aufruf: 30.05.2018).

Domańska, Irena; Grynberg, Zygmunt: The Health Service in the People's republic of Poland. Warsaw 1953, 41.

Dorazil, Otakar: Mezinárodní Červený kříž v historii světové, Českoslov. Červený kříž. Praha 1946.

Duda, Jadwiga: 213 spotkanie z cyklu »Wieliczka – Wieliczanie«. Wieliczka 2015, 26–28.

Dyukov, Aleksandr: Divided Eastern Europe: Borders and Population Transfer, 1938–1947. Newcastle upon Tyne 2012.

Ebeling, Werner: Selbstorganisation in Wissenschaft und Technik. Berlin 2009.

Ettrich, Frank: Differenzierung und Eliten im Staatssozialismus, Historical Social Research (28) 2003.

Favez, Jean-Claude: Warum schwieg das Rote Kreuz? Eine internationale Organisation und das Dritte Reich. München 1994.

Fehr, Helmut: Öffentlichkeit und zivile Gesellschaft. In: Fehr, Helmut: Eliten und zivile Gesellschaft. Wiesbaden 2014.

Felchner, Andrzej: Pod znakiem Eskulapa i Marsa służba zdrowia Wojska Polskiego (od jesieni 1918 r. do mobilizacji w 1939 r.). Oświęcim 2016.

Forsythe, David: The humanitarians. Cambridge 2005.

Freiová, Eliška: The cultural orientation of Czechoslovak youth; European Journal of Sociology, Volume 10, issue 02. November 1969, 259–270.

Fuchs-Kittkowski, Klaus: Selbstorganisation und Gestaltung informationeller Systeme in sozialer Organisation. In: Ebeling, Werner: Selbstorganisation in Wissenschaft und Technik. Berlin 2009, 121–184.

Fundowicz, Sławomir: Decentralizacja administracji publicznej w Polsce. Lublin 2005, 234–235.

Hatschikjan, Magarditsch: Schillerndes Subjekt, bewegliches Ziel: Eliten im Wandel. In: Eliten im Wandel – politische Führung, wirtschaftliche Macht und Meinungsbildung im neuen Osteuropa. Paderborn 1998, 9–12, 251–267.

Hatschikjan, Magarditsch: Zeitenwende und Elitenwandel in Osteuropa. In: Eliten im Wandel – politische Führung, wirtschaftliche Macht und Meinungsbildung im neuen Osteuropa. Paderborn 1998, 251–267, hier 256.

Hensell, Stephan: Die Willkür des Staates. Herrschaft und Verwaltung in Osteuropa. Wiesbaden 2009, 98.

Hirszfeld, Ludwik: Historia jednego życia. Warszawa 1957.

Hlach, Miloslav: Mezinárodní Červený kříž, Čes. ÚV ČSČK. Praha 1975.

Hrabar, Roman: Jakim prawem?. Katowice 1962.

Hüdepohl, Astrid: Organisationen der Wohlfahrtspflege. Eine ökonomische Analyse ausgewählter nationaler und internationaler Institutionen. Berlin 1996.

ICRC Central Tracing Agency: half a century of restoring family links (Interview, 07.04.2010). In: https://www.icrc.org/eng/resources/documents/interview/centra-tracing-agency-interview-070410.htm (letzter Aufruf: 29.05.2018).

IKN: Materiały pomocnicze dla nauczycieli-opiekunów szkolnych kół Polskiego Czerwonego Krzyża / Instytut Kształcenia Nauczycieli im. Władysława Spasowskiego w Warszawie; red. nauk. Rena Brzęk-Piszczowa. Warszawa 1986, 89 f.

IKRK: Beziehungen zu den Rotkreuzinstitutionen. Tätigkeitsbericht 1966, 59–67, hier 61. In: http://www.e-periodica.ch/cntmng?var=true&pid=crd-002:1966:0::12 (letzter Aufruf: 29.05.2018).

Ings, Simon: Stalin and the Scientists. A history of triumph and tragedy 1905–1953. London 2016.

International Tracing Service: Die Geschichte des ITS als internationale Einrichtung. Die Entwicklung des Suchbüros nach der Befreiung. In: https://www.its-arolsen. org/ueber-its/geschichte-des-its/#c1484 (letzter Aufruf: 02.10.2017).

ITS: Die Geschichte des ITS als internationale Einrichtung. Die Entwicklung des Suchbüros nach der Befreiung. In: https://www.its-arolsen.org/ueber-its/geschichte-des-its/#c1484 (letzter Aufruf: 25.05.2018).

Johanovská, Marta: Československý Červený kříž za míru a za války. Společnost Čs. Červeného kříže. Praha 1946.

Jukl, Marek: Činnost ČSČK po druhé světové válce. In: http://www.cervenykriz.eu/cz/ historiepovalce.aspx (letzter Aufruf: 25.05.2018).

Junas, Ján: 80 rokov činnosti Červeného kríza na Slovensku. Bratislava 1999.

Juračková, Alice: Vznik ČSČK a co mu předcházelo, Kroměříž 2011. In: http://www.cer venykrizkm.cz/o-nas/historie-ceskeho-cerveneho-krize/ (letzter Aufruf: 30.05.2018).

Kemper, Claudia: Organisation als Kommunikation und soziale Praxis: Zur Historisierung von Nichtregierungsorganisationen. Halle (Saale) 2016.

Khan, Daniel-Erasmus: Das Rote Kreuz Geschichte einer humanitären Weltbewegung. München 2013.

Khan, Daniel-Erasmus: Solferino und die Humanisierung des Krieges – 150 Jahre Rotkreuzbewegung und Modernes Humanitäres Völkerrecht. In: Vollmuth, Ralf: 150 Jahre Schlacht bei Solferino Vorträge des 1. Wehrmedizinischen Symposiums vom 22. Juni 2009. Bonn 2014, 85–99.

Kobacka, Barbara: PCK w Tomaszowie Mazowieckim. In: Szyszkowska, Maria: Polska bez Polskiego Czerwonego Krzyża?!. Warszawa 2011, 99–111.

Kott, Sandrine; Kula, Marcin; Lindenberg, Thomas: Socjalizm w życiu powszednim. Dyktatura a społeczeństwo w NRD i PRL. Warszawa 2005.

Kowalczyk, Danuta: Materiały pomocnicze dla opiekunów klubów »Wiewiórka« PCK. Warszawa 1989.

Krajowa rada HDK (ZG PCK): Dni Honorowego Krwiodawstwa PCK, 21.11.2016. In: http://www.oddajkrew.pl/aktualnosci.php?id=681 (letzter Aufruf: 07.06.2017).

Králová, Květoslava: Činnost doprovdených zdravotníiku při Čs. spartakiádě, Naše vojsko. Praha, 1975.

Králová, Květoslava: Pokyny pro doprovodné zdravotníky ČSČK při Československé spartakiádě 1980, Naše vojsko. Praha 1980, 3

Lánik, Jaroslav: Československo a poválečná pomoc UNRRA, Vojenský historický ústav Praha. In: http://www.vhu.cz/ceskoslovensko-a-povalecna-pomoc-unrra/ (letzter Aufruf: 30.05.2018).

Leibling, Regine: Zeitgeschichtliche Einflüsse auf die Organisation von Blutspendediensten 1926–1945. Würzburg 1997.

Lieser, Jürgen: Handbuch Humanitäre Hilfe. Berlin 2013.

Łosińska, Rita: Działalność koła PCK w szkole i w środowisku. Warszawa 1970.

Mach, Vladimír: Normalizace (konsolidace). In: http://www.totalita.cz/vysvetlivky/normalizace.php (letzter Aufruf: 05.03.2018).

Maciejewski, Stanisław: PCK w Okręgu Łódzkim. In: Szyszkowska, Maria: Polska bez Polskiego Czerwonego Krzyża?!. Warszawa 2011, 91–98.

Město Humpolec: Humpolec v zrcadle času. Humpolec 2012.

Micuła, Irena: Rola i zadania szkolnych kół PCK w realizacji zadań wychowawczych; Polski Czerwony Krzyż. Warszawa 1969.

Mintalová, Zora: Červený kríž na Slovensku – významná súčasť Medzinárodného hnutia Červeného kríža a Červeného polmesiaca v medzivojnovom období. Múzeum SČK Martin 2006. In: http://www.akademickyrepozitar.sk/sk/repozitar/Historia-cerveneho-kriza.pdf (letzter Aufruf: 30.05.2018).

Mintalová, Zora; Telgarský, Bohdan: Červený kríž na Slovensku v rokoch 1939–1947 [pri príležitosti 85. výročia vzniku Červeného kríža na Slovensku]. Martin (Bratislava) 2005.

Mintalová-Zubercová, Zora: Červený kríž, Alica G. Masaryková a Slovensko pri príležitosti 40. výročia smrti PhDr. Alice G. Masarykovej, prvej predseníčky ČsČK a 125. výročia vzniku prvých spolkov ČK na území Slovenska; zborník príspevkov z medzinárodnej vedeckej konferencie, Ústav Milana Rastislava Štefánika. Martin, 23. – 24. November 2006.

o. A.: Geschichte des Blutspendens. In: http://www.roteskreuz.at/blutspende/blut-im-detail/wissenswertes-ueber-blut/geschichte-des-blutspendens/ (letzter Aufruf: 07.11.2016).

o. A.: Rys historyczny. Powstanie Polskiego Czerwonego Krzyża. In: http://www.pck.szczecin.pl/index.php/rys-historyczny-pck (letzter Aufruf: 30.05.2018).

o. A.: Výroční zpráva Českého červeného kříže za rok 2006. In: http://www.cerveny-kriz.eu/cz/archiv_vyroc_zpr/VZ_CCK_2006.pdf (letzter Aufruf: 30.05.2018), 2.

Oltmer, Jochen: Zwangswanderungen nach dem Zweiten Weltkrieg, 15.03.2015. In: http://www.bpb.de/gesellschaft/migration/dossier-migration/56359/nach-dem-2-weltkrieg (letzter Aufruf: 02.05.2017).

Oschlies, Wolf: ›Verlorene Generation‹ Polens Jugend im ›Kriegszustand‹ 1981–1983. Köln 1983.

Oschlies, Wolf: Jugend in Osteuropa. Einführung. Anspruch und Realität kommunistischer Jugendpolitik. Köln 1980.

Oschlies, Wolf: Jugend in Osteuropa. Jugend in der Tschechoslowakei. Köln 1985.

Oschlies, Wolf: Jugend in Osteuropa. Polens Jugend – Kinder der Solidarność?. Köln 1982.

Ostrowska, Wanda: Poradnik dla propagatorów honorowego krwiodawstwa. Warszawa 1973.

Otáhal, Milan: K některým otázkám dějin »normalizace«. Soudobé dějiny 1995, r.2, č.1, 7.

Pacholczykowa, Alicja: Jan Rutkiewicz. In: http://www.ipsb.nina.gov.pl/a/biografia/jan-rutkiewicz (letzter Aufruf: 03.07.2017).

Paczkowski, Andrzej: Wojna polsko-jaruzelska, Stan wojenny w Polsce 13 XII 1981–22 VII 1983. Warszawa 2006, 244–258.

Paliga, Renata: Krwiolecznictwo i krwiodawstwo w medycynie polskiej XIX i XX wieku (1830–1951) od powstania listopadowego do utworzenia Instytutu Hematologii. Zielona Góra 2014.

Paxton, Robert: Der Faschismus in Europa. Wege der Forschung. München 2014.

PCK: Szkolenie sanitarne młodzieży. Warszawa 1967.

Pešek, Jiří: Blut Perspektiven in Medizin, Geschichte und Gesellschaft. Essen 2011.

Pludro, Krzysztof: Kronika Bielawy. Wrocław 2005, 47, 56 f.

Polańska, Maria: Koło PCK w realizacji planu dydaktyczno-wychowawczego. Warszawa 1966.

Polska YWCA: Związek Dziewcząt i Kobiet Chrześcijańskich Polska YWCA. In: http://ywca.pl/polska-ywca (letzter Aufruf: 30.05.2018).

Polski Czerwony Krzyż. Zarząd Główny: Wybór materiałów świetlicowych dla szkolnych kół PCK w szkołach podstawowych / [teksty Maria Kowalewska et al.]. Warszawa 1975.

Pospíšil, Filip: ›Vraťte nám vlasy!‹: první máničky, vlasatci a hippies v komunistickém Československu, Hg. Pospíšil, Filip; Blažek, Petr. Praha 2010.

Pospíšil, Filip: Youth cultures and the disciplining of Czechoslovak youth in the 1960s. Social History Band Nr. 37, Ausgabe Nr. 4 vom 4.11.2012, 477–500.

Procházka, Jiří; Švejnoha, Josef: 80 let dorostu Českého červeného kříže. Praha 2000, 40–75.

Puttkamer, Joachim von: Ostmitteleuropa im 19. und 20. Jahrhundert. München 2010.

Regulamin klubu ›Wiewiórka‹ PCK działającego w przedszkolu. In: Kowalczyk, Danuta: Materiały pomocnicze dla opiekunów klubów ›Wiewiórka‹ PCK [Polskiego Czerwonego Krzyża]. Warszawa 1989, 63.

Reitmayer, Morten: Elite. Sozialgeschichte eine politisch-gesellschaftlichen Idee in der frühen Bundesrepublik. München (2009) 2014.

Ruchniewicz, Krzysztof: Die polnische Geschichtspolitik nach 1989. In: polen-analysen, 20/07, 2–8, hier 3. In: http://www.laender-analysen.de/polen/pdf/Polen Analysen20.pdf (letzter Aufruf: 30.05.2018).

Schwesternschaft München vom Bayerischen Roten Kreuz e.V.: Entstehung und Entwicklung der Rotkreuzbewegung. In: http://www.swmbrk.de/swm_orga_historie_entstehungrk.html (letzter Aufruf: 25.05.2018).

Skovajsa, Marek: Independent and Broader Civil Society in East-Central European Democratizations. Taiwan Journal of Democracy 4 (2) 2008, 47–73.

Smith, Jeremy: Non-Russians in the Soviet Union and after. In: Suny, Ronald Grigor: The Cambridge History of Russia, Volume 3: The Twentieth Century. Cambridge 2008, 495–521.

Spieker, Manfred: Katholische Kirche und Zivilgesellschaft in Osteuropa. Postkommunistische Transformationsprozesse in Polen, Tschechien, der Slowakei und Litauen. Paderborn 2003.

Staněk, Tomáš: Internierung und Zwangsarbeit, Das Lagersystem in den böhmischen Ländern 1945–1948. München 2007.

Statut Polskiego Czerwonego Krzyża, Rozdzial 4 (Struktura organizacyjna), § 23 (3). In: ZG PCK: Ustawa o Polskim Czerwonym Krzyżu i Statut Polskiego Czerwonego Krzyża. Warszawa 1980, 24.

Stola, Dariusz: Kraj bez wyjścia? Migracje z Polski 1949–1989. Warszawa 2010.

Štrbáňová, Soňa: Blood as a Research Object at the Prague Medical Faculties. History Mingled with Politics. In: Pešek, Jiří: Blut Perspektiven in Medizin, Geschichte und Gesellschaft. Essen 2011, 205–217.

Střítecký, Jan: Za zdravím. Praha 1958, 1.

Suchdienst des Deutschen Roten Kreuzes: Suchen. Verbinden. Vereinen. Suchdienst – Im humanitären Mandat des Roten Kreuzes. Berlin 2015.

Švanda, Miloslav: Co vás zajímá o krvi a dárcovství krve. Praha 1978.

Švanda, Miloslav: Člověk člověku dárcem krve. Praha 1988.

Švejnoha, Josef: Alice Masaryková; Český červený kříž. Praha 2003.

Švejnoha, Josef: Červený kříž a Červený půlměsíc, 3., aktualiz. vyd., Český červený kříž. Praha 2006.

Švejnoha, Josef: Červený kříž a červený půlměsíc. Z dostupných pramenů zapracoval Mgr. Josef Švejnoha, vyd. Český Červený Kříž. Praha 2006.

Švejnoha, Josef: Hana Benešová: čestná předsedkyně Československého červeného kříže. Praha 2005.

Svobodný, Petr: Die Hämatologie an den Prager Medizinischen Fakultäten vom Ausgang des 19. bis zur Mitte des 20. Jahrhunderts. In: Pešek, Jiří: Blut Perspektiven in Medizin, Geschichte und Gesellschaft. Essen 2011, 219–230.

Szołtysek, Marek: 80 lat Polskiego Czerwonego Krzyża Rybnik 1919–1999. Rybnik 1999.

Szostek, Danuta: Informacje o działalności miejskiego klubu honorowych dawców krwi w Bielawie w latach 1981–2015. PCK Bielawa, 07.10.2015. In: http://bip.um.bielawa.pl/pl/bip/artykuly/px_zal4_do_protokolu_10.15.kom.promocji.pdf (letzter Aufruf: 07.96.2017).

Szumił, Mirosław; Żukowski, Marcin: Elity komunistyczne w Polsce. Warszawa/Lublin 2015.

Szymoniczek, Joanna: Działalność Biura Informacji i Poszukiwań Polskiego Czerwonego Krzyża. Wybrane zagadnienia, Rocznik Polsko-Niemiecki 2007, 125–143.

Szymoniczek, Joanna: Międzynarodowy Czerwony Krzyż wobec stanu wojennego w Polsce. In: Świder, Małgorzata: Polityka i Humanitaryzm 1980–1989. Toruń 2010.

Szymoniczek, Joanna: Polski Czerwony Krzyż w latach 1945–1989: między misją a wymaganiami władzy. In: Wyzwoleni, ale nie wolni (1945–1989): studia z historii najnowszej. Band 2, 2015, 33–44.

Szyszkowska, Maria: Polska bez Polskiego Czerwonego Krzyża?!. Warszawa 2011.

Świder, Małgorzata: Polityka i humanitaryzm 1980–1989. Toruń 2010.

The Polish Red Cross: The Polish Red Cross 1944–1956. Warsaw 1956.

Tuwim, Julian: My, Żydzi polscy (1944). In: Fundacja Szalom. Warszawa 1993, 16.

Urbanitsch, Peter: Bürgerliche Eliten, Modernisierung und Wertewandel in Klein- und Mittelstädten Cisleithaniens 1848–1918. In: Fasora, Lukáš: Občanské elity a obecní samospráva 1848–1948. Brno 2006, 49–65.

Vaňková, Irena: Blut im tschechischen Weltbild. In: Pešek, Jiří: Blut Perspektiven in Medizin, Geschichte und Gesellschaft. Essen 2011.

Vollmuth, Ralf: 150 Jahre Schlacht bei Solferino. Vorträge des 1. Wehrmedizinischen Symposiums vom 22. Juni 2009. Bonn 2014.

Wierzbicki, Marek: Młodzież w PRL; Instytut Pamięci Narodowej – Komisja Ścigania Zbrodni przeciwko Narodowi Polskiemu.Warszawa 2009.

Wirtualne Muzeum Pielęgniarstwa Polskiego: Maria Tarnowska 1884–1965. In: http:// www.wmpp.org.pl/pl/galeria-medalistek/77-medalistki/133-maria-tarnowska (letzter Aufruf: 03.07.2017).

Wiśniewska, Jadwiga: Co aktywista PCK powinien wiedzieć o krwiodawstwe. Warszawa 1952.

Wiśniewska, Jadwiga: Pięć obrazów scenicznych dla młodych sanitariuszy PCK; wybór Jadwiga Wiśniewska. Warszawa 1961, 3–7.

Zarząd Główny (Polski Czerwony Krzyż): Materiały pomocnicze do działalności grup społecznych instruktorów młodzieżowych PCK. Warszawa 1972.

Zatrieb, Ursula; Knorr, Lorenz: Polen und seine Jugend, Gewerkschaftliche Monatshefte 09/1960:525–533. In: http://library.fes.de/gmh/jahresin.html (letzter Aufruf: 28.05.2018).

ZG PCK: Instrukcja do regulaminu kół młodzieży Polskiego Czerwonego Krzyża. Warszawa 1945. 12–13.

Zídek, Petr: Hana Benešová – Neobyčejný příběh manželky druhého československého prezidenta (1885–1974). Vážany 2014.

Zimmer, Bernd Joachim: International Tracing Service Arolsen. Von der Vermisstensuche zur Haftbescheinigung. Die Organisationsgeschichte eines »ungewollten Kindes« während der Besatzungszeit. Bad Arolsen 2011.

Zychowicz, Grzegorz: Generał Bolesław Szarecki 1974–1960. Warszawa 1988

Register